ALLERGIE UND PRAXIS

EINE EINFÜHRUNG IN DIE ALLERGIELEHRE FÜR ÄRZTE UND STUDIERENDE

VON

DR. GEORG ALEXANDER ROST

EMER. ORD. PROFESSOR DER DERMATOLOGIE
DERZ. DIRIG. ARZT DER DERMATOLOGISCHEN KLINIK
AM STÄDT. KRANKENHAUS BERLIN-SPANDAU
HONORARPROFESSOR AN DER FREIEN UNIVERSITÄT BERLIN

MIT 16 ABBILDUNGEN

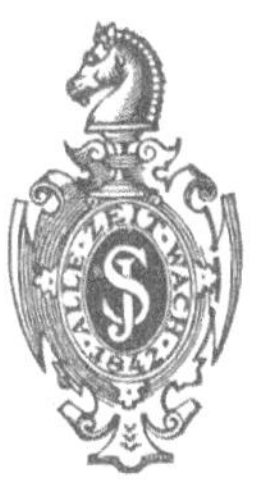

BERLIN · GÖTTINGEN · HEIDELBERG
SPRINGER-VERLAG
1950

ISBN-13: 978-3-540-01491-1 e-ISBN-13: 978-3-642-85541-2
DOI: 10.1007/978-3-642-85541-2

Vorwort.

„Wenn man eine Theorie erfolgreich weiterentwickeln will, muß man vor allem die Ergebnisse der früheren Untersuchungen vereinfachen und auf eine dem Verstande möglichst leicht zugängliche Form bringen“. Dieser Ausspruch des englischen Physikers MAXWELL bildet das Leitmotiv für das vorliegende Werk. Die Allergie ist und bleibt fürs erste noch eine Theorie. Sie in ihren vielfältigen Erscheinungen und Auswirkungen für die klinische Medizin verständlich zu machen, war mein Bestreben. Die bisher dieses Thema behandelnden Lehrbücher erfüllen diesen Zweck nur teilweise. Ihr Studium wird, abgesehen von ihrem großen Umfange, auch dadurch erschwert, daß sie die Immunität einbeziehen. Allergie und Immunität sind aber, wie neuerdings mehr und mehr anerkannt wird, zwar miteinander „verschwägerte“ Phänomene, aber nicht identisch. Auf Grund langjähriger Unterrichtserfahrungen bin ich zu der Überzeugung gelangt, daß sich das Verständnis für die Erscheinungen der Allergie viel leichter und sicherer erreichen läßt, wenn man sie ohne die Belastung mit dem Immunitätsproblem und damit teleologischer Gedankengänge darstellt. Ich habe mich daher in dem vorliegenden Buch darauf beschränkt, das Allergieproblem in einer „dem Verstande möglichst leicht zugänglichen Form“ zur Darstellung zu bringen. Dies geschah ferner bewußt vom Standpunkte des Klinikers und der von mir vertretenen causalgenetischen Betrachtungsweise aus. Die tierexperimentelle Forschung wurde zwar nicht unberücksichtigt gelassen, aber doch in den Hintergrund gestellt. Derjenige, der tiefer in die Materie einzudringen wünscht, findet in dem relativ ausführlich gehaltenen Literaturverzeichnis die notwendigen Hinweise. Es wurde mit besonderer Sorgfalt aus der heute schon unübersehbaren Zahl von Veröffentlichungen ausgewählt. Zur Erzielung einer möglichst flüssigen Darstellung wurden Erläuterungen, Strittiges und sonstiges als Ballast Empfundenes in den Anhang verwiesen.

Daß das Allergieproblem in vieler Beziehung heute noch als medizinisches Neuland angesehen werden muß, ist niemandem besser bewußt, als dem, der sich über zwei Jahrzehnte mit ihm vorwiegend beschäftigt hat. Abschließendes und Endgültiges konnte daher nicht geboten werden. Den derzeitigen Stand der Forschung aufzuzeigen und die jetzt schon überragende Bedeutung der Allergie für fast alle Fächer der klinischen Medizin dem Arzte in der Praxis näher zu bringen, war das Ziel. Ob es einigermaßen erreicht wurde, muß dem Urteil der Leser überlassen bleiben.

Berlin, im Frühjahr 1950. G. A. ROST.

Inhaltsverzeichnis.

Einleitung . . . 1

Allgemeine Übersicht über das Allergieproblem . . . 1

Erster Teil: Theoretische Grundlagen und Generelles . . . 5

Die allergische Reaktion . . . 5

Allgemeines . . . 5
Antigen-Antikörper-Reaktion und Sensibilisierung . . . 5
Auslösung . . . 11
Zentralnervensystem und Allergie . . . 13
Endokrines System, Vitamine . . . 16
Blutveränderungen bei Allergie . . . 17

Humorale Veränderungen . . . 17
Celluläre Veränderungen . . . 18

Magensaft . . . 20
Gewebliche Veränderungen bei Allergie im allgemeinen (Histologie) . . . 20
Disposition . . . 23
Allergie und Konstitution . . . 28

Die Allergene . . . 31

Allgemeines . . . 31
Bakterielle Allergene . . . 33
Idiosynkrasische Allergene . . . 34

Allgemeines . . . 34
Nahrungsallergene . . . 36
Gewerbliche und ihnen nahestehende Allergene . . . 39
Arzneistoffe und Kosmetika . . . 40
Aeroplankton (Luftallergene) . . . 41
Stoffe tierischer Herkunft . . . 44
Körpereigene Stoffe . . . 46

Die Beziehungen zwischen Infektionsallergie und Idiosynkrasie . . . 47

Allgemeines . . . 47
Fokalinfektion und Allergie . . . 51

Allergie und physikalische Faktoren . . . 52

Allgemeines . . . 52
Licht als Allergen . . . 53
Wärme- und Kältestrahlung . . . 53
Mechanische Einwirkungen . . . 54

Die Desensibilisierung . . . 54

Zweiter Teil: Die Diagnostik der Allergie . . . 55

Allgemeines . . . 55

Die Anamnese . . . 56
Das Hämogramm . . . 56
Die diagnostischen Hautproben oder Teste . . . 57

Allgemeines . . . 57
Epidermale Teste . . . 57
Intracutanteste . . . 59

Die Kammerprobe . . . 60
Die Diätproben . . . 62

Die Eliminationsdiät . . . 62
Die Aufbaudiät . . . 62
Der leukopenische Index (Leukotest) . . . 63

Dritter Teil: Klinik der Allergie . . . 66
Allgemeines zur Pathogenese allergischer Krankheiten. Toxergie und Allergie . . 66
Haut . . . 71
Allgemeines . . . 71
Die vorwiegend idiosynkrasisch bedingten Hautkrankheiten . . . 71
Pruritus, Juckreiz . . . 71
Urticaria, Nesselsucht . . . 73
Serumkrankheit . . . 74
QUINCKEsches Ödem . . . 75
Purpura allergica . . . 76
Erytheme und Exantheme . . . 77
Dermatitis allergica und Ekzem . . . 78
Exsudatives und spätexsudatives Ekzematoid . . . 83
Die vorwiegend infektionsallergisch bedingten Hautkrankheiten . . . 84
Allgemeines . . . 84
Die rheumatoiden Hauterkrankungen . . . 85
Erythema nodosum und exsudativum multiforme . . . 86
Purpura rheumatica — Erythematodes acutus . . . 88
Respirationstrakt . . . 89
Allgemeines . . . 89
Rhinitis allergica . . . 89
Heufieber, Heuschnupfen . . . 90
QUINCKEsches Ödem . . . 92
Asthma . . . 93
Pneumonie . . . 99
Serositis, Polyserositis . . . 100
Verdauungstrakt . . . 100
Allgemeines . . . 100
Stomatitis — Glossitis . . . 101
Gastritis . . . 102
Ulcus ventriculi et duodeni . . . 103
Enteritis und Colitis . . . 104
Appendicitis . . . 105
Leber und Gallenblase . . . 106
Allgemeines . . . 106
Hepatitis . . . 106
Cholecystitis . . . 108
Urogenitalsystem . . . 108
Harnorgane . . . 108
Nephritis . . . 109
Cystitis . . . 110
Urethritis . . . 111
Nervensystem . . . 111
Allgemeines . . . 111
Kopfschmerz . . . 112
Migräne . . . 112
Menière-Syndrom — Epilepsie . . . 113
Meningitis — Encephalitis — Myelitis . . . 114
Neuritis — Polyneuritis . . . 115
Auge . . . 117
Blepharitis — Conjunctivitis . . . 117
Keratitis . . . 118
Iridocyclitis — Uveitis — Chorioiditis . . . 118
Katarakt . . . 119
Glaukom — Sympathische Ophthalmie . . . 119
Herz und Gefäßsystem . . . 119
Allgemeines . . . 119
Funktionelle Störungen . . . 120

Allergischer Schock 120
Angina pectoris 122
Hypertonie — Paroxysmale Tachykardie 122
Organische Veränderungen 122
Infektionskrankheiten 123
Allgemeines 123
Akute Infektionskrankheiten 124
Chronische Infektionskrankheiten 124
Allgemeines 124
Tuberkulose 125
Rheuma 132
Gicht 136
Vierter Teil: Behandlung 137
Allgemeines 137
Allgemeine Richtlinien 137
Allergen-Ausschaltung 137
Antiallergische Behandlung 139
Allgemein umstimmende Methoden 139
Antihistamin-Mittel 142
Die spezielle Behandlung einzelner allergischer Affektionen 151
Vorbemerkung 151
Haut 151
Respirationstrakt 157
Verdauungstrakt 161
Leber und Gallenblase 162
Urogenitalsystem 162
Nervensystem 162
Auge 163
Herz und Gefäße 163
Tuberkulose 165
Rheuma 166
Schlußbetrachtung 167
Anmerkungen 168
Anhang 172
Alphabetische Liste der als Allergene in Betracht kommenden Pflanzen 172
Fragebogen für Allergieanamnese 174
Literaturverzeichnis 175
Sachverzeichnis 183

Einleitung.

Allgemeine Übersicht über das Allergieproblem.

Was wir wissen, ist wenig;
aber was wir nicht wissen,
ist ungeheuer viel.
(P. S. Laplace).

Der menschliche Organismus ist dauernd gewollten oder ungewollten Einwirkungen der Umwelt ausgesetzt. Zu den ersteren gehören außer physikalischen und mechanischen Faktoren eine Vielzahl chemischer Substanzen, so unter anderem Luft, Nahrung, Arzneimittel. Zu den ungewollten Einwirkungen sind zu rechnen die „Gifte" von Krankheitserregern (Toxine, Enzyme) oder höher organisierter Lebewesen (Insekten, Milben usw.), also letzten Endes Substanzen ebenfalls von — bekannter oder unbekannter — chemischer Konstitution. Physiologisch aufgefaßt stellen alle diese genannten Stoffe „*Reize*" dar (M. VERWORN). Entsprechend ihrer Natur wird ihre Wirkung auf das lebende Gewebe als eine chemische oder physikochemische aufzufassen sein. Unter letzterem ist das zu verstehen, was H. SCHADE (*1*)[1] als Störungen bzw. Veränderungen der Isotonie, der Isoionie, wahrscheinlich auch der Isohydrie und Isothermie definiert hat. Grundlage für diese Wirkung ist auch bei biologischen Vorgängen das *Massenwirkungsgesetz* (*2*). Allerdings nicht schlechthin, sondern mit der Einschränkung, daß die Reaktionsgeschwindigkeit — analog der Wirkung von Katalysatoren — durch im Organismus vorhandene Enzyme geändert, insbesondere beschleunigt werden kann. Auch die Bedeutung des Zeitfaktors darf nicht übersehen werden, wie das kürzlich M. KIESE (*3*) in anderem Zusammenhange dargetan hat und wie es in der Strahlenbiologie schon seit langem bekannt war. In Betracht kommt fernerhin für die Reizwirkung das ARNDT-SCHULZsche *Grundgesetz* (*4*) in sinngemäßer Anwendung.

Daß bei allen den genannten Gesetzen auch die *Art* der einwirkenden Substanz wesentlich und inbegriffen ist, das Quale neben dem Quantum, mag erläuternd zugefügt werden. Aber auch bezüglich der Reaktion der jeweils in Betracht kommenden lebenden Gewebe setzen diese Gesetze ein „normales" Verhalten innerhalb einer gewissen Variationsbreite voraus.

Für unsere Betrachtungen möge als *normale Reaktion* verstanden werden: Wenn nach allgemeiner Erfahrung bei einer Vielzahl von Individuen unter *gleichen* Bedingungen auf die *gleiche* Menge eines Stoffes in der *gleichen* Zeit stets die *gleiche* Reaktion auftritt.

Vielfach wird hierfür auch die Bezeichnung „Normergie" benutzt. Aus den im Anhang (5) angeführten Gründen verzichten wir auf ihre Anwendung.

Der Kliniker wird aber immer wieder die Beobachtungen machen, daß sich in der Masse Individuen finden, die nicht „normal", also in der üblichen Weise, sondern „andersartig" reagieren. Andersartig deshalb, weil die Reaktion schon auf ein sehr viel geringeres Quantum der betreffenden Substanz als im „Normalfall" in Gang gesetzt wird, weil sie ferner in völlig anderer Form auftritt, als sie

[1] Die beigesetzten Zahlen beziehen sich auf die Anmerkungen im Anhang.

physiologischerweise zu erwarten ist (qualitative Änderung) und weil sie sich schließlich vielfach oder meist an anderen Organen oder Organsystemen manifestiert als „normalerweise".

Es braucht hier nur als Beispiel an die Wirkung des Hg erinnert zu werden: *Calomel* (Hydrargyrum chloratum) wirkt in einer Größenordnung von 0,1 g bis 0,3 g als Laxans, also auf den Darm, bis 0,5 g auch als Diureticum; bei weiterer Steigerung treten Vergiftungserscheinungen in der für Hg-Vergiftungen bekannten Form auf. Bei einem „anders Reagierenden" tritt dagegen schon auf ganz geringe Mengen, welche klinisch keinerlei Wirkung erkennen lassen, meist ein universeller Hautausschlag, ein Exanthem auf, u. U. sogar von Fieber begleitet.

Diese andersartige Reaktion unterliegt offenbar nicht den eingangs erwähnten Gesetzen. Sie ist sicher schon seit Jahrhunderten den Ärzten bekannt und wurde den damaligen Anschauungen entsprechend auf eine — angeborene — „falsche Säftemischung" zurückgeführt, daher die Bezeichnung *Idiosynkrasie*.

Die wissenschaftliche Bearbeitung dieses Phänomens begann um die Jahrhundertwende. Sie kam von der damals im Aufschwung begriffenen Bakteriologie und Serologie.

Schon 1891 hatte R. KOCH durch seinen bekannten Grundversuch gezeigt, daß die Reaktion der Meerschweinchenhaut auf die Einimpfung von Tuberkulose-Erregern dann eine grundsätzlich andere ist, wenn das Tier eine gewisse Zeit vorher mit diesem Erreger parenteral infiziert worden war: statt der beim unvorbehandelten Tier auftretenden Geschwürsbildung fand sich Entwicklung eines Granuloms. Es hatte sich also die Reaktion des Gewebes durch die vorausgeschickte Infektion geändert. 1902 machte TH. SMITH die Beobachtung, daß die minimale Menge von 0,02 cm³ Pferdeserum bei einem Meerschweinchen einen tödlichen Schock auslöst, wenn diesem Tier 2 Wochen vorher 1 cm³ des gleichen Serums eingespritzt worden war. Während die erste Injektion bei dem Tier keinerlei sichtbare Reaktion ausgelöst hatte, führte die Reinjektion einer fünfzigmal geringeren Menge innerhalb weniger Minuten zum Tode. Diese Beobachtung wurde von R. OTTO als „spezifische Serumüberempfindlichkeit" aufgeklärt und als THEOBALD SMITH*sches Phänomen* bezeichnet.

Etwa um die gleiche Zeit fand M. ARTHUS ähnliches bei der subcutanen Einspritzung eines artfremden Serums. Reinjektion eines solchen Serums nach einer gewissen Zeit (6—11 Tage) führt zu lokalem Ödem bzw. Gangrän der Subcutis (ARTHUSsches Phänomen). In besonders schöner Weise brachten RÖSSLE und FRÖHLICH die veränderte Reaktionsfähigkeit des Gewebes am Froschnetz zur Darstellung (*6*). Auch die von O. SANARELLI (1924) bzw. G. SHWARTZMAN (1933) gemachten Beobachtungen (SANARELLI-SHWARTZMAN-Phänomen) sind hier zu erwähnen (*6a*). CH. RICHET hat für diese Vorgänge die Bezeichnung *Anaphylaxie* geprägt. Aus den im Anhang näher ausgeführten Gründen glauben wir, auf die Verwendung dieses Begriffes verzichten zu können (*7*).

Beim *Menschen* war es wohl v. PIRQUET, welcher als erster auf eigentümliche Krankheitserscheinungen im Anschluß an die wiederholte Einspritzung von Heilserum aufmerksam gemacht hat und ihnen die Bezeichnung „Serumkrankheit" gab. Auf Grund weiterer Beobachtungen schlug er dann (1906) für die Erscheinungen, welche nach einer „Vorbehandlung" auftreten, die Benennung *Allergie* vor. Er verstand darunter die veränderte Reaktionsfähigkeit, welche der menschliche (oder tierische) Organismus durch das Überstehen einer Krankheit oder durch Vorbehandlung mit körperfremden Substanzen erwirbt (zit. nach KÄMMERER). Diese Definition ist in ihrer einfachen und klaren Formulierung auch heute noch die brauchbarste, wie dies auch SULZBERGER neuestens hervorhebt.

Sie ist anwendbar auf die beiden großen Formenkreise, unter denen uns die Allergie beim Menschen entgegentritt: die durch Bakteriengifte und die durch nichtbakterielle Substanzen bedingte.

Die erstere wird als bakterielle oder *Infektionsallergie* bezeichnet. Für die zweite wählten wir nach DOERRs Vorschlag den Namen *Idiosynkrasie (9)*.

Darüber, wie sich diese beiden Formen zueinander verhalten, sind derzeit die Akten keineswegs geschlossen. Sicher ist, daß beide viel Gemeinsames, klinisch wie anatomisch, aufweisen. Ob und wie sie sich gegenseitig beeinflussen, ist ein bisher wenig studiertes Problem. Auf Grund langer Beschäftigung mit dieser Frage als Kliniker wird in unseren späteren Ausführungen versucht werden, einiges zur Lösung dieses Problems beizutragen.

Aus der von v. PIRQUET gewählten Formulierung geht weiter hervor, daß *Allergie* einen *Zustand* bedeutet: die veränderte Reaktionsfähigkeit eines „vorbehandelten" Organismus. Die Erzeugung dieses Zustandes wird als *Sensibilisierung*, die dadurch entstandenen Änderungen der Reaktionsfähigkeit als *allergische Reaktionslage* bezeichnet. Die Entstehung einer *allergischen Reaktion* erfolgt erst durch die *Auslösung*.

Von ganz seltenen Ausnahmefällen *(10)* abgesehen sind die allergischen Reaktionen für den normalen Ablauf der Lebenstätigkeit schädlich und daher als *Krankheit* anzusehen. Wir übersehen dabei nicht, daß parallel mit solchen Reaktionen auch in bestimmten Fällen Vorgänge im Organismus statthaben können, die für ihn nützlich sind. Das bezieht sich auf die Entstehung von sog. Schutzstoffen oder *Immunkörpern*. Diese Stoffe erzeugen unter bestimmten Voraussetzungen den *Immunität* genannten Zustand. Dieser wird vielfach als identisch mit Allergie aufgefaßt. Dieser Ansicht können wir nicht beitreten.

Ich habe am Beispiel der Tuberkulose *(11)* schon vor bald 20 Jahren darauf aufmerksam gemacht, daß die beiden Begriffe Allergie und Immunität zu zwei ganz verschiedenen logischen Kategorien gehören: Allergie ist ein rein naturwissenschaftlich beschreibender Begriff, er gehört der kausalen Betrachtungsweise an. Immunität ist dagegen ein teleologischer Begriff, dessen Ursprung in die Gedankengänge des Vitalismus zurückreicht. Er liegt jenseits des exakt-induktiv-naturwissenschaftlichen Denkens. Durch die Verquickung des Allergieproblems mit dem der Immunität ist daher eine große Verwirrung entstanden.

Wir werden im folgenden *vermeiden, auf immunbiologische Fragen einzugehen*. Das Allergieproblem ist — vor allem in seiner theoretischen Fundierung — kompliziert genug. Eine Verstrickung mit dem der Immunität vermehrt lediglich die an sich schon großen Schwierigkeiten für das Verständnis und führt zu weiteren Unklarheiten. Daß diese Ansicht auch anderwärts geteilt wird, geht u. a. aus den eingehenden Versuchen von A. R. RICH hervor. Ähnlich äußerten sich H. HUTH („Allergie und Immunität sind weitgehend voneinander unabhängig"), ferner HÖRING, JOPPICH, SCOLARI u. a. E. VOLHARD stellt fest, daß Allergie und Immunität nicht parallel gehen, ja sich nach den Versuchen von BOEHNING und SWIFT [Arch. of Path. **15**, 611 (1933)] direkt gegensinnig verhalten. Nach BIRKHAUG sind Anaphylaxie, Allergie und Immunität voneinander unabhängige Phänomene. LJUNG: „Allergie ist nicht Immunität und schützt nicht gegen Tbc.-Infektion, sondern disponiert dazu, daß diese einen bösartigen Verlauf nimmt".

Ein weiterer wichtiger Grund für unsere Auffassung geht aus folgender Überlegung hervor: Wenn wir mit vielen anderen die inneren Vorgänge, den „Mechanismus", bei den idiosynkrasischen und infektionsallergischen Reaktionen für im wesentlichen identisch ansehen, so ergibt sich die Tatsache, daß die idiosynkrasischen von keinerlei Immunitätsphänomenen begleitet sind, wie dies bei den infektionsallergischen vielfach, aber wohl nicht immer, der Fall ist. — Ist aber der Mechanismus bei beiden Formen der gleiche, so ergibt sich logischerweise, daß bei der Infektionsallergie auftretende Immunitätsphänomene Begleiterscheinungen sind, die direkt mit Allergie nichts zu tun haben.

Das Angeführte dürfte genügen, um die Berechtigung unserer Anschauung darzutun[1].

Nach dieser notwendigen Klarstellung kommen wir darauf zurück, daß allergische Reaktionen im allgemeinen als körperschädlich und daher als krankhafte Erscheinungen anzusehen sind. Es gibt eine Reihe von Krankheitsbildern, bei denen pathogenetisch die *allergische Reaktion das* Wesentlichste ist. Sie werden vielfach als *allergische Krankheiten* schlechthin, als *Allergosen* (E. HOFFMANN), auch als „*klassische*" *allergische Krankheiten* (W. BERGER) bezeichnet. Wir bezeichnen sie als *obligat allergische Krankheiten*. Daneben wird aber heute in zunehmendem Maße erkannt, daß in der Pathogenese einer großen Zahl von Erkrankungen, namentlich solcher, die man als „idiopathische" zu bezeichnen pflegte, die allergische Reaktionsbereitschaft einen mehr oder minder wichtigen Faktor darstellt. In diesen Fällen liegt mithin ein komplexer Vorgang vor. WESTERGREN spricht daher von *komplexer Ätiologie*.

Nun gibt es aber auch noch eine dritte Gruppe von Affektionen. Das sind solche, bei denen dasselbe klinische Bild sowohl auf Grund einer allergischen Pathogenese wie auf einer andersartigen entstehen kann. Wir wollen sie *fakultativ allergische Krankheiten* nennen. Zu ihnen würden z. B. Pneumonie, Nephritis, Magendarm-Affektionen, Appendicitis usw. gehören (Näheres s. klinischer Teil).

Als gleichbedeutend mit Allergie wurde und wird auch jetzt noch das Wort „Überempfindlichkeit" benutzt. Diese Bezeichnung ist irreführend; sie wird den tatsächlichen Verhältnissen nicht gerecht. Wir vermeiden sie daher hier. Im gewöhnlichen Sprachgebrauch, besonders zur Verständigung mit Laien ist dieses Wort allerdings schwer zu entbehren. Die einzige richtige Bezeichnung „Andersempfindlichkeit" (PREISICH) würde nicht verstanden werden (*12*).

Daß auch bei *Tieren* spontane Allergie beider Formenkreise vorkommt, ist in der Tierheilkunde bekannt.

Von idiosynkrasischen sei u. a. erwähnt das Auftreten von Urticaria mit gastrointestinalen Erscheinungen bei Rindern und Ziegen, hervorgerufen durch Grünfutter (WYSSMANN); von Urticaria sowie Heuschnupfen bei Hunden (WITTICH). Zu den infektionsallergischen gehört nach GOERTTLER der akute und chronische Schweinerotlauf. EBERBECK und HEMMERT-HALSWICK beschrieben allergisch bedingte Herzveränderungen bei Pferden infolge Streptokokkeninfektion (s. a. NIEDEREHE). Als allergische Reaktion auf das Virus der Warzen beim Pferde (sog. multiple Fibromatose) hat LÖFSTEDT einen einschlägigen Fall beschrieben. Bei diesen traten Sehnenscheiden- und Gelenkerscheinungen auf, die als allergische bedingt aufzufassen waren.

---

[1] *Nachtrag bei der Korrektur:* Auch R. ABDERHALDEN nimmt den gleichen Standpunkt in seinem soeben erschienenen „Grundriß" ein, allerdings ohne nähere Begründung.

Erster Teil.

Theoretische Grundlagen und Generelles.

Die allergische Reaktion.

Allgemeines.

Wie im vorhergehenden Abschnitt bereits angedeutet wurde, wollen wir mit v. PIRQUET unter Allergie die veränderte Reaktionsfähigkeit verstehen, welche der menschliche Organismus durch Überstehen einer Infektion oder einer Vorbehandlung mit körperfremden Substanzen erwirbt. Dadurch entsteht zunächst nur ein *Zustand*, den wir als allergische Reaktionslage bezeichnen. Zu einem Vorgang, einer klinisch manifesten Reaktion des Körpergewebes, kommt es erst, wenn diese auf Grund der vorhandenen Reaktionslage in Gang gesetzt, ausgelöst wird.

Die Erzeugung der *geänderten* — also *allergischen* — *Reaktionslage*, wird als *Sensibilisierung* („sensitization“ im anglo-amerikanischen Schrifttum) bezeichnet. Sie setzt das Vorhandensein einer dazu befähigten Substanz und einen entsprechend reaktionsfähigen Organismus, eine spezielle *Disposition* voraus (s. d.). Die *Auslösung* kann durch die gleiche Substanz — homolog — erfolgen, durch welche die Sensibilisierung hervorgerufen war, braucht es aber nicht, sie kann auch auf andere Weise — heterolog — zustande kommen (s. später).

Die zur Sensibilisierung befähigten Substanzen werden nach v. PIRQUET als *Allergene* bezeichnet. Der ältere, aus der Bakteriologie/Serologie stammende Name ist *Antigene*. Beide Worte bezeichnen also denselben Begriff und werden im Schrifttum nebeneinander gebraucht. Ein gewisser Unterschied ist nur insofern festzustellen, als der Kliniker meist von Allergenen spricht, während in der bakteriologischen, namentlich tierexperimentellen Forschung, fast ausschließlich die Bezeichnung Antigene gebraucht wird.

Antigen-Antikörper-Reaktion und Sensibilisierung.

Die *Sensibilisierung* ist klinisch an sich nicht erkennbar, auch durch chemische oder physikalische Methoden nicht nachweisbar. Sie kann nur biologisch erschlossen werden. Das geschieht relativ leicht im Tierversuch mit der SCHULTZ-DALEschen Methode (*13*), in der Klinik und Praxis im allgemeinen durch gewisse Proben, *Teste*.

So kann die durch Infektion erzeugte allergische Reaktionslage durch intracutanes Einbringen einer Vaccine des im Einzelfalle in Betracht kommenden Erregers sichtbar gemacht werden. Davon machen wir häufig Gebrauch, wenn es sich z. B. darum handelt, eine Infektion durch Fadenpilze (Hyphomyceten) nachzuweisen. Während beim „Gesunden“ eine Trichophytin-Injektion keinerlei Erscheinungen hervorruft, tritt beim Vorliegen einer Pilzinfektion eine mit Schwellung verbundene Rötung, eine Entzündung, der Injektionsstelle, oft auch eine Reaktion am Erkrankungsherd auf. Bei der durch nichtbakterielle Allergene erzeugten Sensibilisierung genügt schon ein etwa 24stündiger Kontakt der in Betracht kommenden Substanz (z. B. Hg, J, Terpentin) mit der Haut, eine sog. Läppchenprobe, um die vorhandene Sensibilisierung sichtbar zu machen. Sie manifestiert sich in der gleichen Weise, wie eben beschrieben. In anderen Fällen (bei Nahrungs- oder Arznei-Allergie) kann aus dem Auftreten bestimmter Veränderungen im Blut nach oraler Einführung eines Allergens auf die Sensibilisierung durch eine bestimmte Substanz geschlossen werden. In einem späteren Abschnitt (S. 57) wird über die Teste noch eingehend zu sprechen sein. Das bisher Vorgebrachte soll lediglich zur vorläufigen Orientierung dienen.

Weitgehend umstritten ist die Frage nach dem „Mechanismus" der Sensibilisierung. Eine gewisse Einigkeit besteht insofern, als nahezu allgemein angenommen wird, daß sie mit der Entstehung von *Antikörpern*, „Reaktionsprodukten" bestimmter Zellen, zusammenhängt. Soweit diesen Antikörpern eine *immunbiologische* Bedeutung zugeschrieben wird, sind sie im Zuge unserer Betrachtung *ohne* Interesse. Daß sie in ihrer relativen Vielzahl für den Sensibilisierungsvorgang in Betracht kommen sollten, ist von vornherein nicht anzunehmen. Wahrscheinlich sind es lediglich die *Präcipitine*, sowie die Agglutinine und komplementbindenden Antikörper oder ihnen nahestehende Substanzen, welche in Frage kommen. Sie werden als „degenerierte", richtiger wohl „modifizierte" Globuline oder als Anlagerungen an die γ-Fraktion des Globulins aufgefaßt. Die Antikörperproduktion ist stets von einer Vermehrung normalen Globulins begleitet und kommt wahrscheinlich durch die Wirkung eines oder mehrerer Enzyme auf das Cytoplasma zustande (Stallybrass).

Die Frage, ob Antikörper auch außerhalb des Gewebes, also nicht nur von der lebenden Zelle produziert werden können, schien durch Versuche von Pauling und Campbell [J. exper. Med. **76**, 211 (1942)] gelöst. Sie konnten angeblich durch Zusammenbringen verschiedener Polysaccharide mit γ-Globulin bei 2wöchiger Bebrütung in vitro Antikörper erzeugen. Eine Nachprüfung durch Kusin und Nevrajeva [Biochemia **12**, 49 (1947)] hat eine Bestätigung dieser Ergebnisse nicht erbracht.

Wichtig und allgemein anerkannt ist die Eigenschaft der Antikörper, daß sie in ausgesprochener Weise „spezifische" sind. Damit ist gemeint, daß einem bestimmten Allergen auch ein bestimmter Antikörper entspricht. Diese Spezifität ist allerdings nicht vollkommen: es gibt auch Antikörper, welche gegen ein oder mehrere andersartige Antigene „eingestellt" sind. Forssmann nannte sie *heterogenetische Antikörper*. Das Phänomen der Parallergie (s. später) dürfte z. T. hierauf beruhen.

Die Tatsache, daß die Antikörper spezifisch sind, setzt logischerweise voraus, daß den *Zellen*, welchen sie ihre Entstehung verdanken, die Eigenschaft innewohnt, *spezifisch* auf die an sie herantretenden Antigene *zu reagieren*. Diese Reaktion kann sich kaum anderswo — wenigstens primär — als an der Kontaktstelle des Allergens mit dem Organismus vollziehen. Sie ist also zunächst ein *lokaler* Vorgang. Das trifft bestimmt auf die Haut zu. So kennen wir z. B. beim Ekzem eine „abgestufte" Sensibilisierung im zunehmenden Abstande von dem primären Sensibilisierungsort (Miescher).

Ein Teil der Antikörper wird im Zuge der Reaktion an die Zelle gebunden, das sind die *fixen* Antikörper. Ein anderer Teil wird — ob stets oder fallweise, kann hier dahingestellt bleiben — an die Körperflüssigkeit abgegeben, das sind die *freien* Antikörper. Für diese Annahme spricht unter anderem der positive Prausnitz-Küstner-Versuch (S. 60), ferner die von Garver beobachtete Sensibilisierung durch Bluttransfusion.

Denker und Schwartz konnten bei 21 Patienten Allergie gegen Sojabohnen von einem hochgradig gegen diese allergisch Reagierenden durch Bluttransfusion übertragen. — Sehr interessant ist ein von R. Abderhalden mitgeteilter Fall:

Eine Patientin erhielt wegen Anämie Blut von einem Manne übertragen, der gegen Erdbeeren allergisch war. 8 Std. später wurde eine zweite Transfusion mit dem Blute einer Frau gemacht, welche einige Stunden vorher 1 Pfd. Erdbeeren verzehrt hatte. Unmittelbar nach der Übertragung trat bei der Patientin eine heftige Urticaria am ganzen Körper auf.

In diesem Falle hat es sich offenbar um eine *passive Sensibilisierung* gehandelt. Es ergibt sich aus dieser und ähnlichen Beobachtungen, daß Blutspender bei der Transfusion möglichst nüchtern sein sollten.

In besonders schöner Weise hat HAXTHAUSEN die Existenz der Antikörper sowohl im Parabiose-Versuch wie am Menschen dargetan:

Er sensibilisierte bei zwei Paaren von eineiigen Zwillingen die Haut des einen Paarlings mit Dinitrochlorbenzol. Übertrug er dann durch Transplantation ein Stück der Haut des einen Paarlings auf den Nichtsensibilisierten, so verlor dieses seine Reaktionsfähigkeit auf das Allergen. Transplantierte er umgekehrt Haut vom nichtsensibilisierten Paarling auf den sensibilisierten, so erwarb diese bei jenem eine spezifische Reaktionsfähigkeit auf das genannte Allergen.

Auch die erwähnte abgestufte Sensibilisierung läßt sich kaum anders erklären, als daß sie auf dem Blut- oder Lymphwege durch Antikörpertransport im Sinne einer „Ausbreitung" zustande kommt. Etwa so, wie sich ein Ölfleck auf Fließpapier ausbreitet.

Ehe wir weiter gehen, ist noch kurz zu erörtern, an *welchen Zellen* des Organismus sich die Antikörperbildung vollzieht. Von der überwiegenden Mehrzahl der Forscher wird eine Entstehung in den zum retikuloendothelialen System gehörigen Zellen angenommen. Das sind demgemäß die Gefäßendothelien, die retikulären Gerüstzellen in Milz, Lymphknoten und Knochenmark, die KUPFERschen Sternzellen, bestimmte Zellen des Bindegewebes usw., alles dem *Mesenchym* angehörige Elemente.

Wenig geklärt erscheint dagegen die Frage, ob alle *Organe* gleichmäßig an der Antikörperbildung teilnehmen oder ob da Unterschiede bestehen. Das letztere dürfte der Fall sein. Vieles spricht dafür, daß eines der wichtigsten Organe in diesem Sinne die *Haut* ist. Auch Knochenmark, Milz und Leber scheinen hierher zu gehören, während die Muskulatur, vor allem die quergestreifte, ferner die Augen anscheinend weniger in Betracht kommen. Bezüglich der Genitalorgane beider Geschlechter muß es vorläufig noch offen gelassen werden, ob an ihnen allergische Reaktionen statthaben können. Es sind immerhin Vermutungen erlaubt, daß dies möglich sei (s. klinischer Teil).

Während darüber Einigkeit herrscht, daß die Antikörper zum Zustandekommen des Sensibilisierungsvorganges eine unbedingte Voraussetzung sind, gehen die Ansichten über das weitere Geschehen noch sehr auseinander. DOERR hatte (1921) das Wesentliche der Sensibilisierung darin erblickt, daß eine an der Zellmembran statthabende Bindung des Antigens an den zellständigen — fixen — Antikörper erfolge (Membranhypothese).

Mit dieser Annahme konnten jedoch spätere Beobachtungen nicht in Einklang gebracht werden. Es wurde die „Histaminhypothese" entwickelt, die sich vor allem an die Namen von ACKERMANN, DALE, LEWIS, MANWARING, knüpft. Nach dieser Theorie übt die Antigen-Antikörper-Reaktion auf die in Betracht kommenden Zellen einen Reiz aus, als dessen Folge *Histamin* entsteht und danach in das Blut abgegeben wird. Dieser Stoff ist es dann, welcher die allergische Reaktion hervorruft. So einleuchtend diese Formulierung klingt, stimmt sie doch nicht völlig mit der Erfahrung überein. Es kann nämlich keinem Zweifel unterliegen, daß *zwischen* Antigen-Antikörper-Reaktion und allergischer Reaktion noch ein weiterer Vorgang statthaben muß: die *Auslösung*, wie DOERR das genannt hat. Was darunter zu verstehen ist, wird nachher noch zu erörtern sein.

In Anlehnung an eine von D. ACKERMANN angegebene Formulierung kann nach dem bisher Vorgetragenen die *Entstehung der allergischen Reaktion* in folgendes *Phasenschema* gebracht werden: Phase I: die Antigen-„Einverleibung" (*19*), sie führt zur Phase II: der Antigen-Antikörper-Reaktion und bewirkt damit die Sensibilisierung, welche unter anderem die Histaminbildung umfaßt; es entsteht die allergische Reaktions*lage*. Phase III: die Auslösung: das gebildete Histamin wird „ausgeschüttet" und kommt zur pharmakologischen Wirkung, d. h. zur allergischen Reaktion. Phase I wäre demnach die „Vorphase", Phase II die Sensibilisierungsphase, Phase III die Wirkungsphase. Damit ist klargestellt, daß es *ohne vorhergehende Sensibilisierung keine Auslösung einer allergischen Reaktion* geben kann. Siehe hierzu auch Abb. 15, Nr. I bis IV.

Für die Richtigkeit der Histaminhypothese wurde durch die Schaffung der Antihistamin-Mittel ein weiterer Beweis geliefert. Wird unter den Bedingungen des SCHULTZ-DALEschen Versuches (s. o.) zu der Suspensionslösung des Meerschweinchen-Uterus einer der „Histamin-Antagonisten" (Antistin usw.) zugesetzt, so bleibt die Kontraktion der Uterusmuskulatur beim Zusetzen des Allergens aus. Die Annahme liegt nahe, daß die Angriffspunkte des Histamins an der Zelle durch das Antihistamin-Mittel besetzt wurden, so daß das Histamin nicht zur Wirkung kommen kann (*17*).

Weitere Untersuchungen haben allerdings ergeben, daß außer Histamin — zugleich oder an Stelle desselben, das muß hier dahingestellt bleiben — auch noch andere Stoffe (Heparin usw.) gebildet werden, die sog. *H-Substanzen*. Es ist möglich, daß es von der Art des Organs abhängt, in dem die Reaktion abläuft, welche Substanz gebildet wird. Im Hinblick auf diese Sachlage schlug SCHUPPLI vor, anstatt von H-Substanzen von *Reizstoffen* schlechthin zu sprechen. In ähnlicher Weise hatten sich schon früher TÖRÖK, KENEDY und RAJKA geäußert (R-Substanz). Einer der wichtigsten Reizstoffe scheint neben dem Histamin das *Acetylcholin* (*16*) zu sein, auf das wir gleich noch zu sprechen kommen. Zuvor sei noch einiges über das Histamin mitgeteilt.

Eine *Erhöhung des Bluthistamingehaltes* bei allergischen Reaktionen ist außer im Tierversuch auch bei allergisch bedingten Erkrankungen des Menschen festgestellt worden. So fanden BUSINCO und RICCIARDI erhöhte Histaminwerte bei Ekzem, RANDOLPH und RACKEMANN bei Asthma, im Anfall (!). TARRAS-WAHLBERG, welcher sich in eingehenden Versuchen mit dieser Substanz beschäftigt und die einschlägige Literatur zusammengestellt hat, stellte bei Salvarsandermatitis nahezu zehnmal höhere Werte von Histamin fest als bei den gleichzeitig untersuchten Kontrollpersonen. Zu fast genau demselben Ergebnis kamen BUSINCO und VESALLI bei Morbus BUERGER (Thrombangitis obliterans), einer Affektion, deren allergische Genese höchstwahrscheinlich ist. Auch bei allergischer Rhinitis sind erhöhte Histaminwerte gefunden worden (FORTUNATO). ROSE konnte dagegen weder bei Asthma, noch bei Rhinitis eine Histaminerhöhung finden. Bei Urticaria sind nach ihm und anderen (O. SCHINDLER) die Befunde nicht einheitlich. Das würde die oben erwähnte Vermutung unterstützen, daß nicht *nur* Histamin bei diesen Vorgängen in Betracht kommt (*17*). Hierfür spricht auch die unterschiedliche Wirkung der sog. Anthistamin-Mittel. Wie die klinische Erfahrung uns immer wieder zeigt, wirken sie teilweise ausgezeichnet, versagen aber auch nicht selten ganz oder teilweise (z. B. Behebung des Pruritus ohne Wirkung auf die Hauterscheinungen bei Urticaria, Ekzemen usw.).

Während über sonstige H-Substanzen hier verwertbare Untersuchungen nicht bekannt sind, hat sich die neue Forschung mehr und mehr der Frage nach der Bedeutung des *Acetylcholins* für den allergischen Vorgang zugewandt.

Die frühere Annahme, daß es ausschließlich in den Erfolgsorganen bzw. den basalen Ganglien gebildet werde (s. LEHNARTZ), kann heute kaum noch aufrecht erhalten werden. Es ist nachgewiesen (Lit. s. WHITTERIDGE), daß bei Erregung eines Nervs entlang der ganzen Länge einer Nervenfaser Acetylcholin frei wird. Daß dieses die Permeabilität der Zellmembranen erhöht, ist schon länger bekannt, ebenso, daß es im Zentralnervensystem eine Erhöhung der „repetitiven Aktivität" erzeugt.

Seine Entstehung durch Tonusänderungen im vegetativen Nervensystem wird durch neuere Arbeiten von HEIM bzw. HEIM und RUETE sehr wesentlich gestützt. HEIM kommt auf Grund tierexperimenteller Untersuchungen zu dem Schluß, daß im sensibilisierten Organismus durch die Antigenreaktion Vorgänge ausgelöst werden, welche letzten Endes zu einer abnormen Steigerung des Tonus im *gesamten* vegetativen Nervensystem führen, allerdings mit stark vorherrschender Vagotonie, also Erregung des Parasympathicus. Ähnlich wie der Erstgenannte schon im Experiment, fanden HEIM und RUETE folgendes: Das cholinabbauende Ferment, *Cholinesterase,* ist bei allergischen Hautkrankheiten (Ekzem, Urticaria, Salvarsandermatitis) in einem hohen Prozentsatz der Fälle gegenüber der Norm *gesenkt.* Sie denken an eine physikalisch-chemische Änderung der Zellkolloide und somit auch des kolloidalen Anteils der Moleküle des genannten Fermentes. Zu ähnlichen Ergebnissen kamen STRÖDER und STÜTGEN. Sie konstatierten eine Verminderung der Acetylcholinesterase bei Ekzem. SCHÜMMELFEDER führt das Auftreten von Acetylcholin im Blut auf ein Versagen der vegetativ-nervösen Regulationsmechanismen zurück. — Nicht verschwiegen werden darf allerdings, daß neuestens MAIER und SCHAEFER Einwendungen grundsätzlicher Art und auch hinsichtlich der Methodik der Bestimmung der Cholinesterase erhoben haben.

Nach CURRY steht *Acetylcholin gleichrangig neben dem Histamin* als Faktor bei der allergischen Reaktion.

Verhältnismäßig wenig untersucht ist das Verhalten des „Gegenspielers" des Acetylcholins des *Adrenalin.* SURÁNYI und ZIMAYI stellten bei Mensch und Tier während der allergischen Reaktion einen vermehrten Adrenalin-Gehalt im Blute fest. Ähnlich wie das Acetylcholin kann auch diese Substanz *lokal,* und zwar bei Sympathicuserregung entstehen, also unabhängig von der Nebenniere. Daher die Bezeichnung dieser Substanzen als „Gewebshormone" (weiteres siehe bei SCHUPPLI).

Abschließend sei folgendes bemerkt: Unter dem Einfluß namentlich der Serologie hat sich eine Auffassung des Sensibilisierungsvorganges entwickelt, die zunächst recht einleuchtend erscheint, da sie relativ einfach ist. Aus späteren Ausführungen, welche insbesondere die Rolle des Nervensystems betreffen, wird noch hervorgehen, daß der oder richtiger die Vorgänge wohl sehr viel komplizierter sind. Es ist zu vermuten, daß physikalisch-chemische Reaktionen allein oder mehr noch in Verbindung mit der Beteiligung des Nervensystems in Betracht zu ziehen sind. Wir stimmen daher EICKHOFF bei, wenn er sagt: „Die Sensibilisierung ist ‚zum großen Teil' eine eng ineinander gekoppelte vegetativ-hormonale Komplexwirkung." — Den eben erwähnten physiko-chemischen Veränderungen trägt BERGER (zit. HUTH) durch seine chemische *Sekundärreiz-Hypothese* Rechnung.

Danach wären 4 Phasen zu unterscheiden: 1. Antigen-Antikörper-Reaktion an der Zellmembran; 2. Bildung eines physikalischen Primärreizes (Erhöhung der Grenzflächenspannung, Entquellung der Zellmembran); 3. Bildung eines chemischen Sekundärreizes: Histaminentfesselung (Capillarveränderungen, Permeabilitätserhöhung, Hydratation der Grundsubstanz im Bindegewebe); 4. Gewebsantwort.

Wir sind absichtlich auf die hier vorhandenen Probleme etwas näher eingegangen, um dem Fernerstehenden einen Überblick darüber zu geben, wie sehr hier alles noch im Fluß ist und wieviel Unklarheit noch herrscht. Es konnte ferner nicht ganz an diesen Fragen vorbeigegangen werden, da die erwähnte Schaffung der sog. Antihistamin-Mittel auf das Vorhandensein dieser Substanzen zurückgeht.

Wir haben uns nunmehr mit gewissen Eigenschaften der „Reizstoffe" zu beschäftigen. Da ist bezüglich der idiosynkrasischen Allergene festzustellen, daß wohl in der überwiegenden Mehrzahl der Fälle ein mehrmaliger Kontakt des Allergens notwendig ist, um die Reizstoffbildung überhaupt oder in genügend hohem Maße in Gang zu bringen. Eng damit zusammen hängt das Phänomen der *Latenz.* Darunter ist die Zeit zu verstehen, die notwendig ist, damit nach vollzogenem Kontakt mit dem sensibilisierenden Allergen die Auslösung erfolgen kann. Wie schon oben erwähnt, ist die Sensibilisierung an sich nicht nachweisbar. Sichtbar wird sie erst durch die Auslösung.

Das trifft auch für die sog. Hautteste zu: die intracutane Einbringung des Testserums beim PRAUSNITZ-KÜSTNER-Versuch bewirkt bei der Kontrollperson keinerlei Reaktion. Diese tritt erst auf, wenn durch die Einwirkung einer Testsubstanz die allergische Reaktion ausgelöst wird.

Für die idiosynkrasischen Allergene wird man, wie gesagt, im allgemeinen einen mehrmaligen oder längeren Kontakt vorauszusetzen haben, bis die Reaktionslage entstanden ist. Es hängt dies anscheinend von einer Reihe von Faktoren ab. Zu diesen wäre zu rechnen der Grad der vorhandenen Disposition (s. S. 23), die Art des Allergens und seiner Zuführung, die Örtlichkeit der Einwirkung, d. h. des oder der Organe, die augenblickliche Tonuslage des vegetativen Nervensystems und des oder der entsprechenden Zentren im Gehirn (S. 14). — Bezüglich der Sensibilisierbarkeit der einzelnen Organe müssen gewisse Unterschiede bestehen. So ist die Haut allem Anscheine nach eins der am leichtesten sensibilisierbaren Organe, die quergestreifte Muskulatur dagegen sehr viel geringer, das gleiche scheint auf die männlichen und weiblichen Genitalien zuzutreffen. Nach Blittersdorf und Matthes ist Hautsensibilität nicht identisch mit allgemeiner Sensibilität. Daß die Art eines Allergens, als solches zu wirken, von der chemischen Natur desselben abhängt, wird später noch erörtert werden. Die Art der Zuführung spielt gleichfalls eine wesentliche Rolle. Manche Allergene sensibilisieren nur bei Kontakt mit der Haut, gewerbliche Substanzen z. B., andere nur bei Einverleibung durch den Verdauungstrakt. Aber auch da gibt es Unterschiede. So mußte Walzer Versuche der Sensibilisierung vom Rectum aus wegen zu starker Reaktionen bei der Auslösung abbrechen. Bei stomachaler Zuführung waren die Reaktionen bedeutend schwächer. Auch Schädigungen der Schleimhaut des Magen-Darmkanals spielen nach klinischer Erfahrung gelegentlich eine Rolle (Katarrhe usw.).

Daß gasförmige Substanzen nur auf dem Wege über die Schleimhaut des Respirationstraktes sensibilisieren können, liegt auf der Hand. Verständlich ist es auch, daß die Zuführung auf dem Blutwege die Wirksamkeit vieler Allergene erleichtert und sie außerdem auf mehrere Organe ausdehnt. So ist es auch begreiflich, daß bei der Infektionsallergie die Sensibilisierung des mesenchymalen Gewebes eine sehr viel ausgedehntere ist als bei der Idiosynkrasie und daß es so zur Systemerkrankung kommen kann.

Die Dauer der Latenzperiode, also der Zeit, die verstreichen muß, bis nach dem Kontakt die Auslösung erfolgen kann, variiert in gewissen Grenzen. Im allgemeinen sind es 8 bis 11 Tage.

Als Beispiel für die Sensibilisierung sei diejenige durch Salvarsan angeführt:

Die erste intravenöse Zuführung wird anstandslos vertragen. In gleicher Weise auch die nach 3—4 Tagen erfolgende zweite. Vor oder nach der gegen den 9. oder 10. Tag fälligen dritten Injektion tritt plötzlich eine Dermatitis oder Encephalitis auf. — Es bedurfte also der angegebenen Zeit, bis sich die entsprechende Reaktionslage ausgebildet hatte.

Über die *Bestandsdauer* einer einmal erfolgten Sensibilisierung lassen sich allgemeingültige Angaben nicht machen. Das hängt zum Teil von den schon genannten Faktoren ab, teilweise aber auch noch von anderen, die wir nicht kennen. Es kann nur soviel gesagt werden, daß die Dauer des Bestandes im Einzelfalle stark variiert und daß sie in vielen Fällen lebenslänglich bestehen kann. Sie kann ferner periodisch vorhanden sein und wieder verschwinden, kann zuweilen aber auch nur vorübergehend vorhanden sein. Im letzteren Falle ist Miescher zuzustimmen, daß bei erneutem Kontakt die *Re*sensibilisierung meist in beschleunigtem Tempo eintritt. Daß die letztere auch durch ein anderes, heterologes Allergen eintreten kann, ist sehr wahrscheinlich.

Einige weitere Phänomene müssen noch erwähnt werden, die man mit in das Phänomen der Parallergie (s. S. 11) einbeziehen kann oder die diesem in gewisser Weise nahe stehen. Das betrifft zunächst das der *Plurispezifität.* Darunter verstehen wir die Tatsache, daß *ein* Allergen bei demselben Kranken allergische Reaktionen an *verschiedenen Organen* auslösen kann. Balyat und Bowen (zit. n. O'Donovan und KLORFAIN) haben auf die „multiplen allergischen Reaktionen“ schon hingewiesen und festgestellt, daß je stärker der Erblichkeitsfaktor, i.e. die Disposition, desto stärker auch die Bereitschaft für eine derartige Reaktionsweise sei. Wir können uns dieser Ansicht nur anschließen. Es liegt sehr nahe, sie mit der später erwähnten erhöhten Tonuslage im Zentralnervensystem in Verbindung zu bringen.

Schwieriger ist es, eine andere Reaktionsart zu erklären, die wir als *Plurireaktivität* bezeichnen möchten. Es handelt sich dabei um folgende Beobachtung: ein Allergiker reagiert auf Allergene der verschiedensten Art in der Weise, daß jedem einzelnen Allergen auch ein besonderes „Erfolgsorgan“ (Schockorgan HANSEN) zugeordnet ist. Als Beispiel seien die eigenen Beobachtungen des Verfassers wiedergegeben:

1. Idiosynkrasien: a) Kontaktsubstanzen: Sublimat, Lack eines Bergstockes, Chrommetall und Chromleder (Armbanduhr): Dermatitis an Fingern bzw. Unterarm. b) Nahrungs- usw. -allergene: Salzhering: früher Durchfälle (mariniert dagegen vertragen!), jetzt Ekzem der Finger; Eiklar und Eigelb: früher Pruritus an den Unterschenkeln, jetzt Ekzem der Finger, dasselbe jetzt auf Milch, Maismehl, Schmelzkäse (nicht Hartkäse), nach Spargel, Sellerie, Poree, Ersatzkaffee, Prontosil: Blasentenesmen und Polyurie; nach Majoran (Leberwurst): Stundenschnupfen; nach Vitamin C: Spasmen im Rectum; nach Vitamin B: Schmerzen an den Stellen, an denen $^1/_2$ Jahr vorher Injektionen mit Vitamin B 2 gemacht worden waren; nach Pyrimal (Sulfonamid): herpetiformer Ausschlag an den Lippen; nach Gänsefett und Phanodorm: Magenschmerzen und Aufstoßen. Serumkrankheit auf Tetanusheilserum (4 Jahre nach erstmaliger Seruminjektion). *2. Infektionsallergie:* Rheuma nach chronischer Tonsillitis und Pulpagangrän mehrerer Zähne. — Mitte des 5. Lebensjahrzehnts: Ulcus duodeni! — Erbliche Disposition nicht feststellbar; ein Bruder litt allerdings als Kleinkind an starkem exsudativem Ekzematoid (Milchschorf).

Aus dieser Selbstbeobachtung geht klar hervor, daß die verschiedensten als Allergene wirksamen Substanzen die unterschiedlichsten Reaktionserscheinungen an den verschiedensten Organen auslösten. Sie läßt außerdem erkennen, wie bei demselben Allergiker Idiosynkrasie und Infektionsallergie nebeneinander einhergehen, worauf später noch zurückzukommen ist.

Der vorgenannte Bericht enthält ferner zugleich Beispiele für die sog. *Plurivalenz.* Darunter wäre zu verstehen, daß mehrere Allergene die gleichen Symptome auszulösen vermögen.

Wir verzichten darauf, hier eine Deutung des Reaktionsmechanismus zu versuchen, die uns zu weit in das Gebiet der Hypothese führen würde. Es bleibt vorläufig nichts anderes übrig, als die Tatsachen zu registrieren und sich ihrer bei der Auswertung eines Krankheitsfalles zu erinnern.

Auslösung.

Allgemeines.

Für das Verständnis der *Auslösung* sind wir wieder vor neue Probleme gestellt, von deren restloser Aufklärung wir noch weit entfernt sind. Wie die klinische Erfahrung gelehrt hat, kann der Auslösungsvorgang auf ganz verschiedene Weise erfolgen. Sehr häufig, vielleicht in der Mehrzahl der Fälle, wird er — nach erfolgter Sensibilisierung — durch das gleiche — homologe — Allergen, welches diese erzeugte, in Gang gesetzt. Das braucht durch Beispiele wohl nicht weiter erläutert zu werden. Nicht selten sehen wir aber auch, daß der Vorgang durch ein anderes — heterologes — Allergen hervorgerufen wird. Für diese Sonderform der Auslösung haben MORO und KELLER die Bezeichnung *Parallergie* geprägt. Diese ist nach ihrer Formulierung „eine von der spezifischen Allergie induzierte Reaktionsveränderung des Organismus gegenüber unspezifischen, d. h. vom primären Allergen verschiedenen Reizstoffen belebter und unbelebter Natur“. Sie betonen ausdrücklich, daß diese Definition nicht als endgültig und unabänderlich anzusehen sei, da die Grenzen des Begriffes noch nicht hinreichend scharf absteckbar und die Erscheinungsformen der Parallergie so außerordentlich mannigfaltig seien. Macht man sich ihre Definition zu eigen, so würde das bedeuten, daß in der Vorphase verschiedene Arten der Reaktionsbereitschaft entstehen können: die eine, welche lediglich die Bedingungen für eine Auslösung durch das spezifische oder wie wir zu sagen vorziehen, homologe Allergene aufweist. Ihr steht eine Reaktionsbereitschaft gegenüber, welche *daneben* die Bedingungen auch für eine Auslösung durch unspezifische, heterologe, Allergene ermöglicht. Und das wäre als Parallergie zu bezeichnen. Wichtig wird allerdings dabei sein, daß man sich von einer Einbeziehung immunbiologischer Gedankengänge fernhält, sondern sich lediglich auf die Feststellung der zu beobachtenden Reaktionen beschränkt.

Anschließend bleibt noch zu erörtern, welche heterologen Allergene für den Auslösungsvorgang in Betracht kommen. Es ist MORO und KELLER darin beizustimmen, daß hierfür eine Vielzahl von Faktoren in Betracht kommt. Bei der Infektionsallergie sind da zwei Möglichkeiten auseinanderzuhalten. Einmal die Auslösung durch Infektion mit einem andersartigen Erreger, zum andern durch Allergene nichtbakterieller Natur. Beides ist offenbar der Fall. Wir werden auf dieses Problem in einem besonderen Abschnitt zurückkommen (S. 47).

Ein Beispiel aus der Praxis möge das soeben Gesagte erläutern:

Frau E. B., 48 Jahre. In der Familien- und Eigenanamnese keine allergischen Krankheiten. Pat. litt zunächst an einer beiderseitigen hartnäckigen Conjunctivitis. Nach einer Typhus-Schutzimpfung verschlimmerte sich diese nicht nur, sondern es trat eine starke, an Erysipel erinnernde Schwellung und Rötung des ganzen Gesichtes auf. Nach Rückgang dieser Erscheinungen zog sich die Pat. einen Wespenstich in einem Finger zu. Unmittelbar danach trat eine abermalige erysipelartige Schwellung des Gesichtes auf. Nach deren Abklingen wurde zur Behandlung der Conjunctivitis Sulfosellan-Augensalbe (neben Suprarenin-Zinktropfen) verwandt. Nach wenigen Tagen trat nunmehr eine umschriebene Rötung und Schwellung in der Umgebung beider Augen auf, autobrillenartig, sowie eine Dermatitis fast sämtlicher Fingerspitzen.

Wir haben hier demnach drei verschiedene Allergene, welche allergische Reaktionen auslösten: das Schutzserum, das Gift der Wespe und die sulfonamidlebertranhaltige Salbe, deren allergogene Eigenschaft uns fast täglich in der Klinik entgegentritt. Sie dürfte wohl auch durch Kontakt für das Auftreten der Fingerspitzenaffektion verantwortlich sein. — Wir sehen ferner, wie zwei Allergene intra- bzw. subcutan (Stichgift bzw. Serum), eins dagegen epidermal „einverleibt", die gleiche Wirkung entfaltet haben. Da ihre Reaktion in der Umgebung der Augen auftrat, welche eine Conjunctivitis aufwiesen, kann geschlossen werden, daß es sich um eine — abgestufte — Sensibilisierung durch die vermutlich als „Ursache" dieser in Betracht kommenden Bakterientoxine gehandelt hat.

Die allem Anschein nach vorhandene Infektion der Augenbindehaut hatte, sonach die Gesichtshaut für die drei idiosynkrasischen Allergene sensibilisiert, ferner aber auch die der Finger.

Ob eine *idiosynkrasisch* bedingte Sensibilisierung zu einer Auslösung durch bakterielle Allergene befähigt, ist unseres Wissens bisher nicht näher untersucht.

Die klinische Beobachtung kann sich jedoch mit einer nur örtlich gebundenen Sensibilisierung oder einer von da ausgehenden „Ausbreitung" derselben nicht in allen Fällen zufrieden geben, wenn sie auch fallweise zutreffen mag. Das läßt sich besonders gut an der Haut studieren. Wir kennen zur Genüge das *symmetrische Auftreten* von Ekzemen. So sieht man z. B. bei einem durch Kontakt entstandenen Ekzem an Fingern der einen Hand nach einer gewissen Zeit die gleichen Erscheinungen an der anderen Hand, und zwar im Bereiche genau derselben Hautnerven wie an der ersterkrankten Stelle, als getreues Spiegelbild auftreten. In einem Selbstversuch des Verf. konnte das auch für ein alimentär bedingtes Ekzem nachgewiesen werden. Wir kennen ferner das sog. *Springen* des Ekzems, d. h. weit entfernt von der ursprünglich erkrankten Stelle treten plötzlich neue Ekzemherde auf.

Damit kommen wir zwangsläufig zur Frage nach der Beteiligung des *Nervensystems* beim Sensibilisierungsvorgang.

Nervensystem und Allergie.

Wie SCHUPPLI erst kürzlich auf Grund eingehender Studien nachgewiesen hat, kann die — in der Hauptsache auf serologischen Untersuchungen aufgebaute — Reizstofftherapie zur Erklärung mancher allergischer Phänomene nicht voll befriedigen. Tierexperiment wie klinische Beobachtung weisen stark darauf hin, daß das *Nervensystem* in seiner Gesamtheit bei dem Zustandekommen des Allergiegeschehens, d. h. der Sensibilisierung und der Auslösung, irgendwie beteiligt ist.

Am weitesten scheint hier der RICKER-Schüler KALBFLEISCH zu gehen. Nach ihm steht „die Tätigkeit des Nervensystems bei der allergischen Reaktion immer und unter allen Umständen am Anfang des Geschehens. Alles was dann folgt, wie die zelluläre und humorale Antikörperbildung, in manchen Fällen Bildung von H-Stoffen, neue Reizungen durch diese Stoffe usw., ist deshalb für das Geschehen von sekundärer Bedeutung“. Die durch die initiale nervale Reizung in Gang gebrachten, wenn auch oft nicht sichtbaren Vorgänge („Latenzzeit“) haben nach seiner Ansicht längst eingesetzt, ehe die von der serologischen Lehre beschuldigten Stoffe gebildet worden sind. Ähnlich äußerte sich CIMBAL. Er vermutet (bei der Serumkrankheit) Veränderungen im gesamten vegetativen Nervensystem, vorwiegend aber in den hypothalamischen Zentren und spricht u. a. von einer „zentralen Urticariagenese“.

Daß sich gegen eine so weit gehende Auffassung auch gewichtige Bedenken geltend machen lassen, geht schon aus dem oben Gesagten hervor, soll aber hier nicht weiter diskutiert werden. Es mag aber immerhin erwähnt werden, daß SPERANSKIJ dessen Anschauungen bezüglich der überragenden Stellung des Nervensystems in der Pathogenese vieler Krankheiten bekannt ist, die Antikörperbildung an die Peripherie, also an bzw. in die dortigen Zellen verlegt. Dem steht allerdings wieder entgegen, daß nach BÉLAK und BOGENDÖRFER für die Ingangsetzung der Antikörperbildung eine „zentral nervale“ Verbindung notwendig ist (zit. n. NONNENBRUCH). Auch KANAREWSKAJA kam zu der gleichen Schlußfolgerung. Sie stellte fest, daß nach einer chronischen Schädigung des Nervensystems durch ein künstliches Trauma des Gehirns, Rückenmarks oder eines peripheren Nerven (Ischiadicus) die Möglichkeit der Sensibilisierung aufgehoben wird.

Im Hinblick auf die besondere Bedeutung des Zentralnervensystems beim Sensibilisierungsvorgang liegt es nahe, auch an die Möglichkeit einer zentral bedingten Auslösung, etwa im Sinne einer Tonuserhöhung zu denken. Zu erklären bleibt dann allerdings immer noch die Tatsache, warum sich die plurivalente allergische Reaktion im Einzelfalle nur auf eine beschränkte Zahl von Allergenen erstreckt.

Damit kommen wir zu der Frage, ob für die Auslösung der idiosynkrasischen und infektionsallergischen Reaktionen Vorgänge im *Gehirn* die unabdingbare Voraussetzung bilden, wie VEIL und STURM anzunehmen geneigt sind. Ob das in dieser weitgehenden Formulierung zutrifft, scheint im Hinblick auf manche, an der Haut vor allem, zu machenden Beobachtungen nicht ganz sicher. Daß ihre Annahmen für viele Fälle gilt, soll nicht bestritten werden. Ihre Hypothese setzt zunächst einen an der Peripherie, besonders an der Haut, stattfindenden „Insult" voraus, wie etwa ein mechanisches oder physikalisches Trauma. Unter letzteren wären Sonnen- oder Kälteeinwirkung, auch intensive Röntgen- (Tiefen-) bestrahlungen zu verstehen. Es kommen aber auch Einwirkungen chemischer Natur (Medikamente, Insektenstiche, Kampfgase) in Betracht, ferner akute oder chronisch-entzündliche Veränderungen der Haut oder innerer Organe (z. B. Gallensteine, Ulcus ventriculi). Hierdurch kommt das zustande, was sie als „*hirntraumatischen Reiz*" bezeichnen. Der Angriffspunkt für diesen ist in dem von ihnen im Zwischenhirn (Diencephalon) supponierten „*Allergiezentrum*" zu suchen (s. Abb. 15, S. 98).

Diese Annahme führt zum Verständnis eines durch klinische Beobachtung schon länger bekannten Phänomens: der Auslösung einer allergischen Reaktion durch *psychische* Faktoren, insbesondere durch starke Erregung, Schreck oder Furcht. Es ereignet sich immer wieder, daß Patienten mit großer Bestimmtheit z. B. das Auftreten einer Urticaria oder von Asthma auf eine vorhergegangene starke psychische Erregung zurückführen. W. Th. Sack hatte schon vor Jahren (1933) auf diese Möglichkeit aufmerksam gemacht und die einschlägige Literatur zusammengestellt. Er führt folgenden von Brack mitgeteilten Fall an:

Bei einer 51jährigen Frau, die mit ihrem Mann in Unfrieden lebte, bestand eine chronische Urticaria. Diese verschwand nach Trennung vom Manne infolge Klinikaufenthalt vollkommen. Plötzliches universelles Auftreten, nachdem sie in der Nacht geträumt hatte, mit ihrem Manne wieder in Streit zu sein. Nachdem sie aus dem Traume erwacht war, seien die Quaddeln wieder da gewesen.

Auch Wittkower weist ganz neuerdings auf den „psychologischen Aspekt" in der Dermatologie unter Bezugnahme auf die Arbeiten von Stokes und von Rogerson betreffend Ekzem-Asthma-Heufieber hin.

Nach neuesten Untersuchungen insbesondere der russischen Schule (Bükow) scheint die Rolle des Großhirns bei vielen physiologischen Vorgängen doch eine wesentlich größere zu sein, als das bisher allgemein angenommen wurde. Die Funktion des Diencephalon soll, wie die genannten Untersuchungen ergeben haben, lediglich in derjenigen einer „Umschaltestelle" vom Großhirn zum VNS bestehen. Im Hinblick auf das oben Angeführte könnte also sehr wohl auch beim Allergievorgang, wenigstens in gewissen Fällen, an eine Mitwirkung der „höheren" Instanz" gedacht werden.

Auf die Beteiligung des Gehirns, insbesondere des Diencephalon deuten auch Beobachtungen, die sowohl im Experiment, wie am Menschen gemacht sind. So gelingt es, durch am Gehirn angreifende Medikamente die Auslösung ganz zu unterdrücken oder doch die allergische Reaktion wesentlich abzuschwächen. Nach Hellpap, E. Gohrbandt und anderen geschieht das z. B. durch Narkosemittel, nach Leroy durch „Krampfmittel" bei der Schockbehandlung (Pentamethylentetrazol usw.). — Auch Fieber scheint in gleicher Weise wirken zu können. Sehr anschaulich beweist das ein aus *New York* berichteter Fall:

Es handelte sich um ein stark gegen Hühnerei allergisches Kind. Als es hochfieberhaft an Pneumonie erkrankte und in einem Hospital untergebracht wurde, erhielt es dort ohne Wissen des einweisenden Arztes eine Eimahlzeit. Diese wurde ohne jede krankhafte Erscheinung vertragen. Etwa 3 Monate nach der Hospitalentlassung rief dagegen eine versuchsweise zugeführte sehr geringe Menge Ei binnen wenigen Minuten die Symptome eines schweren allergischen Schocks hervor.

Sehr instruktiv für das vorliegende Problem ist ein von Luckner und Mann klinisch und physiologisch genau untersuchter Fall:

Bei einem 10jährigen Kinde traten regelmäßig im Anschluß an geringe körperliche Anstrengungen, welche weder subjektiv noch objektiv zu Ermüdung führten, *Urticaria* und *migräneartige Kopfschmerzen* auf. Versuche, durch lokale Übermüdung (Muskelarbeit am gestauten Arm) die Erscheinungen auszulösen, fielen negativ aus. Dagegen zeigten Atemversuche am Spirometer, daß die CO_2-Überladung des Blutes, d. h. die Verschiebung der aktuellen Reaktion nach der sauren Seite hin offenbar das wesentlichste Moment darstellten. Beweis war die Beseitigung des Zustandes unter alkalischer Kost und Alkalizufuhr, bei gleichzeitiger Verminderung der Erregbarkeit des Hirnstammes durch Luminaletten.

Nach wohl zutreffender Ansicht der Autoren muß angenommen werden, daß die geschilderten Erscheinungen wesentlich durch einen *zentralen Mechanismus* bedingt waren (Reizung des gegen Erhöhung der CO_2-Spannung empfindlichen Vasomotorenzentrums). Hilfsbedingung für die Annahme ist, daß das die Urticaria herbeiführende Antigen entweder schon in Ruhe präformiert ist oder schon durch geringe Atmungssteigerung entsteht. — Es sind in der Literatur noch weitere, weniger genau untersuchte Fälle von Urticaria usw. nach körperlichen Anstrengungen beschrieben, die vermutlich auf einen ähnlichen Mechanismus der Entstehung zurückzuführen sind.

In engster Verbindung mit der zentral erfolgten Auslösung steht deren *Übertragung auf das Erfolgsorgan* (*18*). Unter dieser Bezeichnung ist dasjenige Organ des Körpers zu verstehen, an dem sich die allergische Reaktion manifestiert. Es wird kaum bestritten, daß die Übertragung vom Zentrum zur Peripherie über das vegetative Nervensystem geleitet wird. Diese Leitungs- oder Brückenfunktion muß, wie Ederle ganz zutreffend bemerkt, streng getrennt werden von den an diesem System selbst infolge allergischer Reaktion auftretenden krankhaften Veränderungen.

Hier erhebt sich die Frage, welche von dessen beiden Komponenten, der sympathische bzw. parasympathische (Vagus) Anteil, in Betracht kommt. Es ist nun nicht zu bestreiten, daß die klinische Beobachtung in relativ großem Umfange auf ein Überwiegen des Vagus hinweist. Man war lange geneigt, Allergie und Vagotonie als zwei eng miteinander verbundene Begriffe anzusehen. Diese Auffassung ist heute nicht mehr, zum mindesten nicht in dieser Ausschließlichkeit, haltbar. Ganz allgemein ist die neuere Physiologie durchaus darauf gerichtet, bei allen Vorgängen im vegetativen Nervensystem ein Wechselspiel zwischen Vagus und Sympathicus anzunehmen, etwa dergestalt, daß im Einzelfalle ein Überwiegen der einen Komponente gegenüber der anderen, also keine Ausschließlichkeit, statthat oder auch, daß ein zeitlich begrenzter Wechsel in der jeweiligen Tonuslage in Betracht kommt. Gestützt wird diese Anschauung durch den anatomischen Befund. Nach den Untersuchungen von Ph. Stöhr am nervalen Terminalreticulum sind in diesem syncytialen Gebilde sympathische und parasympathische Elemente in untrennbarer Einheit zu einem einheitlichen Übertragungsapparat nervöser Reize miteinander verbunden. Machen wir uns die Auffassung zu eigen, daß wesentlich am allergischen Vorgang eine Änderung der Tonuslage im Gehirn und vegetativen Nervensystem ist und daß im Einzelfalle dauernd oder vorübergehend die eine Komponente über die andere überwiegt, so werden uns auch gewisse klinische Erscheinungen wie das unterschiedliche Verhalten der Blutzusammensetzung (s. d.) und manche andere leichter verständlich.

Der Einfluß meteorologischer und geographischer Faktoren auf die Entstehung oder Verschlimmerung gewisser Krankheiten ist altbekannt. Rheuma, Asthma, Migräne sind da vor allem zu nennen. Daß diese Affektionen vielfach allergisch bedingt sein können, wird später noch erörtert werden (s. klinischer Teil). Hier soll diese Feststellung nur als Beweis dafür herangezogen werden, daß die genannten Faktoren auch beim allergischen Geschehen sowohl für die Entstehung der Reaktionslage wie für die Auslösung in Betracht zu ziehen sind.

Nach dem heutigen Stand unserer Kenntnisse ist dieser Einfluß nur über das vegetativ-hormonale System denkbar.

In diesem Zusammenhange seien auch die interessanten Beobachtungen von BRÜHL erwähnt: Zunahme allergischer Erkrankungen (Asthma, Ekzem) im Anschluß an den Zweiten Weltkrieg, zurückzuführen auf eine durchschnittliche Erhöhung des Vagotonus in der Gesamtbevölkerung, die ihrerseits durch die einseitige bzw. Mangelernährung (Drosselung der Zufuhr der Bausteine sympathicotoner Hormone und Organe, insbesondere von Phenylalanin) bedingt ist.

Endokrines System, Vitamine.

Nachdem wir bereits die „Gewebshormone" Acetylcholin und Adrenalin in ihrer Bedeutung für das allergische Geschehen in einem vorhergehenden Abschnitt besprochen haben, wenden wir uns den „glandulären" Hormonen zu.

Bei den engen Beziehungen zwischen vegetativem Nervensystem und endokrinem System ist es naheliegend, auch solche hinsichtlich der Allergie anzunehmen. Auffallenderweise sind für eine Klärung dieser Frage weder die — von uns grundsätzlich nicht in den Vordergrund gestellten — tierexperimentellen Ergebnisse, noch die klinischen Beobachtungen sehr aufschlußreich. Ähnlich wie beim vegetativen System muß auch hier streng geschieden werden zwischen *den* Erscheinungen, welche in einem direkten causalen Zusammenhang mit dem Allergiegeschehen stehen und denen, die sekundär als Folge des letzteren entstanden zu denken sind.

VEIL schreibt besonders der *Schilddrüse* eine Rolle als „Allergieverstärker" zu. Ähnlich äußert sich KÄMMERER. Er nimmt an, daß bei Schilddrüsenunterfunktion — hypothyreodischen Zuständen — „der anaphylaktische Zustand (vielleicht die Antikörperbildung) sich nicht entwickeln kann". EICKHOFF ist der Ansicht, daß gesteigerte Schilddrüsentätigkeit gesteigerte allergische Reaktionen infolge „Leistungssteigerung des sensibilisierten Organismus" im Gefolge habe. Die klinische Beobachtung stimmt damit allerdings nicht überein: Schwere allergische Erscheinungen der Haut sind bei totaler Schilddrüsenentfernung nicht allzu selten, wie zwei z. Z. in Behandlung befindliche Fälle beweisen. BRILL und GOYERT meinen dagegen bezüglich der Ekzementstehung, daß diese nicht ausschließlich als eine Äußerung der Schilddrüsenfunktion anzusehen sei, sondern daß hormonale Reize des *gesamten* endokrinen Systems in Betracht zu ziehen seien. GHIGI glaubt ebenfalls bei Hautallergosen an eine kombinierte Wirkung von Thyreoidea, Keimdrüsen, Hypophyse und Nebennieren. Es wären auch sonst noch eine Reihe von Einzelbeobachtungen zu erwähnen, welche die genannten Beziehungen nahelegen. Es ist bekannt, daß allergische Affektionen bei Gravidität, vor oder während der Menses sich verschlimmern (GODEL, SCHUBERT, ARVONE, POLAK DANIELS, CURSCHMANN [Asthma] u. v. a.).

SCHLIEPHAKE glaubt neuerdings eine antiallergische Wirkung des Milzextraktes „Prosplen" festgestellt zu haben, nachdem MAYR und MONCORPS schon früher zu ähnlichen Ergebnissen gelangt waren.

So beweisend derartige Beobachtungen im Einzelfalle zu sein scheinen, so bleibt doch die Tatsache bestehen, daß sich bisher allgemeingültige Schlüsse nicht ziehen lassen und daß dem spekulativen Denken noch zu viel Raum gewährt werden muß.

Das gleiche ist auch bezüglich der den Hormonen in vieler Beziehung nahestehenden *Vitamine* zu sagen. CZIBOR hat z. B. bei der Ekzembehandlung Günstiges von der Wirkung der Vitamine A und D berichtet. STORCK meint, daß Vitaminmangel sich ungünstig bei allergischen Krankheiten auswirke, da ein Vitamindefizit für die Aufrechterhaltung einer normalen Gleichgewichtslage des VNS hinderlich sei. DAINOW hat sowohl klinisch (Gewebeekzem) wie im Tierexperiment die antiallergische Wirkung von Vitamin D_2 beschrieben Verf. hat ebenfalls auf die vermutliche antiallergische Wirkung des Vitamin D_2 (bei Hauttuberkulose) hingewiesen. Auch bezüglich des (synthetischen) Vitamin K liegen einige günstige Erfolgsberichte vor. Wie nicht anders zu erwarten, sind eine große Reihe von Versuchen mit Vitaminbehandlung bei den verschiedensten allergisch bedingten Erkrankungen gemacht worden. Abgesehen davon, daß sich deren Ergebnisse zum Teil direkt wiedersprechen, muß aber auch hier wieder konstatiert werden, daß Allgemeingültiges aus ihnen vorerst nicht abgeleitet werden kann.

Blutveränderungen bei Allergie.

Angesichts der erwähnten engen Beziehungen, welche zwischen der Funktion des Gehirns und des Nervensystems zum Allergievorgang bestehen, kann von vornherein erwartet werden, daß diese sich auch in der humoralen und cellulären Zusammensetzung des Blutes manifestieren werden. Dem ist in der Tat so. Um so erstaunlicher ist es, daß dieses Kapitel, soweit uns wenigstens bekannt ist, bisher eine zusammenfassende Bearbeitung noch nicht gefunden hat. So erwähnt z. B. HEILMEYER in seiner Monographie „Blutkrankheiten“ die Allergie überhaupt nicht. KÄMMERER, BERGER und HANSEN, ebenso URBACH bringen trotz sonstiger ausführlicher Darstellung nur relativ kurze, teilweise sogar aphoristisch gehaltene Hinweise. Wir wollen im folgenden versuchen, an Hand von Einzelarbeiten und eigener langjähriger hämatologischer Erfahrung einige, allgemein interessierende Gesichtspunkte herauszuarbeiten, ohne dabei auf vorläufig noch ungeklärte Einzelprobleme einzugehen.

Humorale Blutveränderungen.

Wir verstehen hierunter Veränderungen in dem chemischen und physikalisch-chemischen Zustand der Blutflüssigkeit, die als *Folge* allergischen Geschehens im Organismus anzusehen sind. Diese Definition schließt also alle die Substanzen aus, die als Transportsubstanzen im Blute auftreten und bei dem Zustandekommen jenes Geschehens maßgeblich beteiligt sind. Das sind Histamin, wie überhaupt alle H-Substanzen, ferner Acetylcholin und Adrenalin.

Hier zu erwähnen sind zunächst die *Plasma-Eiweißkörper*. Nach Untersuchungen von WIDAL und seinen Schülern scheint mit großer Regelmäßigkeit eine Veränderung des *Eiweißquotienten* vorhanden zu sein: das ist das Verhältnis zwischen Albumin und Gesamtglobulin. Das erstere ist nach ihnen vermindert, das letztere vermehrt. Dies drückt sich aus in einer Veränderung — Senkung — des *Refraktometerwertes* sowie der *Serumviskosität*. Daß dabei auch Verschiebungen innerhalb der einzelnen Globulinfraktionen nebenher gehen und von Bedeutung sind, sei am Rande vermerkt.

Von den *Mineralbestandteilen* des Plasma interessieren vor allem K und Fe. Das Verhalten des *Serumeisens* ist von HEILMEYER und seinen Mitarbeitern eingehend studiert worden. Nachdem von ihnen — neben sonstigen hier nicht näher in Betracht kommenden Beobachtungen — festgestellt worden war, daß bei jeder reaktiven Abwehr des retikuloendothelialen Systems Eisen gespeichert und wahrscheinlich auch benötigt wird, lag es nahe, das Verhalten des Fe auch bei allergischen Gewebsreaktionen zu untersuchen. Sahen wir doch bereits, daß gerade an dem genannten System die Antigen-Antikörper-Reaktion vorzugsweise abläuft. Untersuchungen hierüber liegen bisher von SCHÄFER bei einer Anzahl allergischer Krankheiten (Arzneidermatitis, Urticaria, Asthma bronchiale,

Serumkrankheit) vor. Er fand, daß in der Tat regelmäßig Veränderungen im Serumeisengehalt vorhanden sind und zwar eine Senkung, *Hyposidorämie.* Dieser Befund ist insofern besonders interessant, als nach HEILMEYER bei Infekten eine gesetzmäßige Senkung des Serumeisens vorhanden ist. Dieses wandert wie WALLBACH gefunden hat, in die Zellen des retikuloendothelialen Systems und wird dort infolge der „Aktivierung" dieser Zellen gespeichert. Es ist naheliegend, bei den der Infektionsallergie zu Grunde liegenden Vorgängen auch an Beziehungen in dieser Richtung zu denken.

Die große Bedeutung der *Bioelemente* (*20*) ist, im Gegensatz zur Pflanzenphysiologie, in ihrem ganzen Umfange zweifellos noch nicht voll erkannt. Während in dieser Beziehung zur Zeit kaum von einem Anfang gesprochen werden kann, liegen die Verhältnisse bezüglich der *Mineralbestandteile* des Blutes, insbesondere des Kaliums schon wesentlich anders. Erwähnt werden mögen hier besonders die Untersuchungen von RUSKI und Mitarbeitern. Sie fanden bei Urticaria und Asthma eine ausgesprochene Erhöhung des K-Gehaltes. Nicht ganz stimmen damit die Untersuchungen JESSERERs überein. Nach ihm ist der *K/Ca-Quotient teils erhöht, teils erniedrigt.* Er schließt daraus auf eine Erhöhung des Tonus im Vagus im ersteren Falle, auf eine solche im Sympathicus im anderen Falle.

Von den Transportsubstanzen des Blutes ist außer dem in anderem Zusammenhange zu erwähnenden *Porphyrin* die *Glucose* zu nennen.

Wie Verf. und seine Schüler LOEB, A. MÜLLER und OTTENSTEIN als erste gezeigt haben, findet sich bei Allergikern bei intravenöser Glucosebelastung fast regelmäßig eine ausgesprochene Erhöhung der Zuckertoleranz. BARBER und ORIEL, URBACH, HÜLLSTRUNG, GALLEGO-BURIN und TROYA VILLALVA konnten das später bestätigen. G. A. ROST und OTTENSTEIN haben dann weiterhin bei dem spätexsudativen Ekzematoid (Prurigo Besnier) eine regelmäßig vorhandene Hypoglykämie festgestellt und als Zeichen einer bestehenden Vagotonie gedeutet.

In diesem Zusammenhang ist es interessant, daß bei Asthma Diabetes sehr selten beobachtet wird (s. auch S. 30).

Nicht übergangen werden kann der aus dem Blut stammende, von BARBER und ORIEL im Urin (Lit. s. URBACH) gefundene und von ihnen als *P-Substanz* bezeichnete Körper. Obwohl bisher weder über seine chemische Konstitution noch seine pathophysiologische Bedeutung volle Klarheit gewonnen werden konnte, dürfen vielleicht für die Zukunft hierüber noch wichtige Aufschlüsse erwartet werden. Eigene Untersuchungen nach dieser Richtung wurden durch äußere Umstände unterbrochen. Das bereits vorliegende Material ging im Kriege verloren.

Celluläre Blutveränderungen.

Hier war lange Zeit sehr zum Schaden der Forschung der Blick nahezu ausschließlich auf das Verhalten der *eosinophilen Granulocyten* gerichtet. Es soll durchaus nicht bestritten werden, daß beim einzelnen Allergiker oder bei einzelnen allergischen Affektionen (z. B. spätexsudatives Ekzematoid) häufiger eine Vermehrung dieser Zellen angetroffen wird. Es geht aber nicht an, aus dem Vorhandensein oder Nichtvorhandensein dieser Blutelemente auf das Vorliegen oder Nichtvorliegen einer allergischen Reaktion schließen zu wollen. Verf. hat das immer wieder betont. Literaturhinweise in dieser Richtung finden sich allerdings nur spärlich. So warnt SOMMER ausdrücklich davor, Eosinophilie und Allergie als zusammengehörige Begriffe anzusehen und weist darauf hin, daß die erstere auch bei sicher nicht allergisch bedingten Erkrankungen gefunden werde. HABELMANN sagt, die *Eosinophilie werde häufig überschätzt.* Sehr interessant sind die vom ihm bei Allergie durchgeführten Untersuchungen des *Knochenmarks.* So stellte er eine Markeosinophilie fest, *ohne* daß gleichzeitig eine

Bluteosinophilie vorhanden war. Daneben erwies sich das leukopoietische Markbild charakteristisiert durch vermehrtes Auftreten unreifer Zellformen, von Kernverklumpung und Plasmavacuolisierung. Auch BEGEMANN spricht von allergischen Panmyelopathien, akuter Thrombopenie usw. Diese Ergebnisse, die sicher noch vielfältiger Ergänzung bedürfen, lassen uns auch die Abweichungen vom normalen Blutbild leichter begreifen, die weiterhin im allergischen Geschehen gefunden werden.

Das betrifft in erster Linie das *Verhalten* der *Leukocyten.* BRACK, LEHNER, RAJKA und TÖRÖK, E. F. MÜLLER, VAUGHAN u. a. haben sich damit beschäftigt. Wie Verf. auf Grund der Blutstaten von vielen hundert Allergikern nachgewiesen hat, ist während des Auftretens einer allergischen Reaktion mit großer Regelmäßigkeit eine Verminderung der polymorphkernigen Granulocyten (üblicherweise kurz als Leukocyten bezeichnet) nachzuweisen. Diese „*Leukopenie*“ ist fast nie eine allzuhohe, es handelt sich meist um Zahlen zwischen 3000 und 6000; sie liegen also vielfach noch eben im Bereiche der Norm. Was diesen Werten aber den pathognomonischen Charakter verleiht, ist der Umstand, daß sie auch dann gefunden werden, wenn nach der Art des Krankheitsbildes, also z. B. beim Vorliegen ausgedehnter entzündlicher Prozesse der Haut (Dermatitis universalis, Erythrodermie) erfahrungsgemäß ein viel höherer Wert erwartet werden müßte. Sehen wir doch sonst bei ganz „banalen“ lokalen Entzündungen im Bereiche der Haut oder Schleimhäute (Paronychie, periodontaler Absceß usw.) fast regelmäßig ein überraschendes Hochschnellen des Leukocytenwertes. Um so mehr fällt das oben geschilderte Verhalten der Leukocyten im allergischen „Anfall“ auf. Wir bezeichnen sie als *relative Leukopenie*, da sie ihren Wert als Krankheitssymptom erst durch den Vergleich mit dem klinischen Befund erhält.

Für die Praxis ist demgemäß festzustellen, daß ein Blutstatus der lediglich die Bemerkung „Blutstatus bzw. Leukocyten o. B.“ enthält, wie man das in veröffentlichten Krankengeschichten nicht selten antrifft, ohne jeden Wert ist.

Ein Wort noch über das *Zustandekommen* der *Leukopenie.* Der nächstliegende Gedanke ist natürlich der, daß eine Schädigung der Leukopoiese im Knochenmark dazu führe. Ganz so einfach liegen die Dinge anscheinend aber nicht. Wir wollen auf die älteren Untersuchungen von E. FR. MÜLLER u. a. zwar nicht näher eingehen, sondern nur die relativ neuen Untersuchungen von MENKIN anführen. Dieser Autor hat nachgewiesen, daß als Produkt der allergischen Entzündung im Blut eine dem Pyrexin ähnliche Substanz, ein Glykopeptid, auftritt, die er „leukopenischen Faktor“ nennt. Diese Substanz bewirkt eine Arretierung der Leukocyten in Lunge, Leber und Milz.

Was die *Lymphocyten* betrifft, so sollen diese nach ziemlich allgemeiner Ansicht beim Vorliegen einer allergischen Reaktion *vermindert* an der Zahl sein. In dieser Ausschließlichkeit kann dem nicht zugestimmt werden. Nach unserer Erfahrung liegt in etwa $^1/_4$ bis $^1/_3$ der Fälle *keine Lymphopenie*, sondern eine Vermehrung, eine *Lymphocytose*, vor. Wir fanden schon vor Jahren (1932) bei den exsudativen Ekzematoiden in 50% der Fälle eine Lymphocytose, bei Dermatitis und Ekzem 37% bzw. 46% und sahen dies auch ähnlich bei unseren Spandauer Fällen.

Schließlich ist noch auf das Verhalten der *Thrombocyten* hinzuweisen. Ich habe schon früher (1940) darauf aufmerksam gemacht, daß diese bei allergischen Reaktionen stark vermindert sein können. GILLMEISTER hat das neuerdings bestätigt. Die Bedeutung dieses Phänomens für die Pathogenese der allergisch bedingten Purpura (s. S. 76) liegt auf der Hand.

Der Vollständigkeit halber sei schließlich noch erwähnt, daß aus dem Verhalten der *Blutkörperchensenkungsreaktion* irgendwelche Schlüsse nicht gezogen werden können. Für die Zwecke der Allergiediagnose ist sie nach unserer reichlichen Erfahrung nicht zu verwerten. WESTERGREN ist der gleichen Ansicht (mündliche Mitteilung).

Daß alle die angeführten Blutveränderungen humoraler und cellulärer Natur nur durch eine zentral gesteuerte Regulation entstehen können, darf wohl heute als sicher angenommen werden. Es ist durch die klinische Beobachtung (VEIL u. a.) sowie im Experiment (HOFF und Schüler) hinreichend gestützt, und als weiterer Hinweis auf die maßgebliche Beteiligung des Gehirns und des vegetativen Nervensystems am allergischen Geschehen im Organismus zu werten. Gleichzeitig läßt sich aber aus der Variation der Werte erkennen, daß im Einzelfalle teils eine Vagotonie, teils eine Sympathikotonie als vorherrschend angenommen werden muß.

Magensaft.

Im Hinblick auf die hohe Bedeutung, welche das vegetative Nervensystem im Allergiegeschehen spielt, ist von vornherein zu erwarten, daß sich das auch auf die Sekretion und die Beschaffenheit des Magensaftes auswirkt. Daß dies in der Tat so ist, wird aus der Literatur wie aus eigenen Untersuchungen erhärtet. Schon EHRMANN sowie seine Schüler LIER und PORGES hatten bei Neurodermie (spätexsudatives Ekzematoid) teils Anacidität oder Hypacidität, in seltenen Fällen auch Hyperacidität beobachtet. Ähnliche Befunde sind später von SPIETHOFF, URBACH, LANGHANS, BRUCK und anderen (Lit. s. ROST und MARCHIONINI l. c.) mitgeteilt worden. MARCHIONINI hat an meiner Freiburger Klinik an einer größeren Anzahl von Fällen von spätexsudativem Ekzematoid neben der Feststellung der freien HCl und der Gesamtacidität nach Probefrühstück (SAHLI) auch die Bestimmung des p_H elektrometrisch ausgeführt. Er fand in 68% der Fälle eine pathologische Veränderung des Magensaftes, und zwar in 47% eine Hypacidität, in 18% sogar Anacidität und Hyperacidität in 20% der Fälle. — Daß die gleichen Veränderungen auch bei Asthma gefunden werden, geht aus Untersuchungen von BRAY hervor. Aus der Symptomatik allergisch bedingter Magenaffektionen lassen sich ebenfalls Rückschlüsse auf Sekretionsstörungen gelegentlich ziehen.

Gewebliche Veränderungen bei Allergie im allgemeinen (Histologie).

Wie sowohl aus dem Vorhergehenden wie aus späteren Abschnitten hervorgeht, sind die allergischen Manifestationen der beiden großen Allergiekreise, nämlich der bakteriellen und der nichtbakteriellen Allergie (sc. Idiosynkrasie) in pathogenetischer Beziehung nicht voneinander zu trennen. Es kann daher angenommen werden, daß sich auch die histologischen Befunde bei beiden Formen gleichen. Und das ist in der Tat so, wenn man den Blick auf das Typische, immer Wiederkehrende richtet.

Das zur Beurteilung dieser Frage vorliegende Material ist, soweit die menschliche Pathologie in Betracht kommt, insofern nicht einheitlich, als bei der Infektionsallergie gewebliche Untersuchungen, die für die Beantwortung dieser Frage in Betracht kommen, nur bei chronisch verlaufenden Fällen herangezogen werden können. Bei akut verlaufenden ist die Möglichkeit, das, was „toxisch" entstanden ist, von dem allergisch bedingten zu trennen, zu mindestens derzeit schwer möglich und von seiten der Pathologen auch kaum durchgeführt. Bei den idiosynkrasisch bedingten liegen die Verhältnisse teilweise etwas günstiger. Dafür ist der Kreis der untersuchten Affektionen insofern wesentlich eingeschränkt, als Gewebsuntersuchungen nur bei bestimmten Affektionen praktisch möglich sind oder wenigstens, wie bei den meisten Hautaffektionen, sich nur auf dieses Organ erstrecken können und nicht auf sämtliche in Betracht kommende Gewebe.

Aus Gründen der größeren Übersichtlichkeit und um Wiederholungen zu vermeiden, soll daher *hier nur* versucht werden, das für die allergische Gewebsreaktion *allgemein Charakteristische* wiederzugeben. Die speziellen Organveränderungen werden im Zusammenhang mit deren Pathologie besprochen werden.

Der Ablauf der allergischen Gewebsreaktion kann sich in sehr verschiedener Weise vollziehen. Er kann sehr akut, ja stürmisch verlaufen, wie beim Sanarelli-Schwartzman-Phänomen. Er kann aber auch ausgesprochen chronisch sein, wie das z. B. bei der Tuberkulose meist der Fall ist. Charakteristisch ist. ganz allgemein ausgedrückt für den *akuten* Verlauf die *seröse Entzündung*, für den *chronischen* die *Granulombildung* (DOERR). Dazwischen gibt es dann zahlreiche Übergangs-, und Mischformen.

Wie schon in anderem Zusammenhange (S. 7) ausgeführt wurde, ist — mindestens primär — vor allem das *mesenchymale* Gewebe am Allergiegeschehen beteiligt. So wird es auch verständlich, daß sich in besonders großem Umfange die *Gefäßendothelien* (Uferzellen) verändert finden. Bei akutem Ablauf schwellen sie an und zeigen schaumige Degeneration der Kerne. Diese letztere, deren Kenntnis wir UNNA verdanken, scheint mit eines der frühesten Merkmale der Reaktion zu sein. Daß sich späterhin auch pyknotische Kernveränderungen einstellen, ist angesichts der Schädigung des Zellprotoplasmas wohl verständlich.

Sehr instruktiv ist ein von RUITER und BRANDSMA berichteter Fall von *Arteriolitis allergica*. Sie fanden die Endothelien der Arteriolen geschwollen und „dissoziiert", die Muskelkerne geschwunden. Die Gefäßwand stark verbreitert und in eine strukturlose Masse verwandelt. In der Umgebung ein fibrinöses Exsudat, in dessen Mitte zahlreiche Leukocyten, auch Eosinophile, Rundzellen, Histiocyten und Kerntrümmer.

Ähnliche Veränderungen finden sich dann weiterhin an den Adventitiazellen. Völliger Verschluß des Gefäßlumens der Capillaren und Präcapillaren (Endothelaktivierung M. FEY) sowie Thrombenbildung gehören dann schon einem mehr chronischen Verlauf an. Das gleiche gilt für die von BREDT und STADLER u. a. beschriebene fibrinoide Verquellung der Intima und Subintima mit Verdichtung der Media. CRIEP wies neuerdings auf die fibrinoide Degeneration des Collagens als Folge allergischer Gewebsreaktion hin.

Eine scharfe Grenze zwischen akutem und chronischem Verlauf läßt sich histologisch allerdings anscheinend nicht ziehen. Das zeigt besonders deutlich ein von WINER und BAER obduzierter Fall: Tod infolge Luminalallergie, also bei akutem Reaktionsablauf. Sie fanden zunächst schwere Veränderungen an den Gefäßen der inneren Organe und weisen ausdrücklich darauf hin, daß ähnliche Veränderungen auch bei Salvarsandermatitis und Serumkrankheit gefunden werden, wie dies RICH und GREGORY bei der letzteren (und Rheuma) gleichfalls beschrieben haben. Weiter konstatierten sie aber auch *tuberkuloide* Zellbildung in der Milz, also Veränderungen, die für den chronischen Ablauf charakteristisch sind (s. unten).

Recht wichtig ist bei der akut-entzündlichen Reaktion die Zusammensetzung der — verständlicherweise zu erwartenden — perivasculären Infiltrate. Nach BRUNN besteht gegenüber entzündlichen Infiltraten anderer Genese, bei denen meist Leukocyten vorherrschen, insofern ein Unterschied, als bei allergiebedingten vorwiegend Lymphocyten und Histiocyten vorhanden sind. Diese Feststellung wurde neuestens von NEXMAND experimentell bestätigt. Er konnte durch Aufbringen von Senfgaslösungen auf die Haut ein Nebeneinander von allergischer und toxergischer Reaktion histologisch nachweisen: bei ersterer das Vorhandensein von ausschließlich Lymphocyten, bei letzterer von Granulocyten. Im Anschluß an die Anschauungen HAXTHAUSENs (*26*) glaubt er, daß den Lymphocyten eine besondere Rolle in der Entwicklung „ekzematöser" (i.e. allergischer) Gewebsreaktionen zukomme.

Daß das Vorhandensein von eosinophilen Granulocyten nicht die Regel ist, ist nach fremden und eigenen Untersuchungen sicher und wird auch von BRUNN betont. Im Hinblick auf das, was oben (S. 18) über das häufige Vorkommen von Eosino*penie* im Blut ausgeführt wurde, sind diese Befunde zweifellos interessant. Aber wie gelegentlich im Blute eine Vermehrung der Eosinophilen vorkommt, so ist das auch im Einzelfalle im Gewebe zu erwarten und kommt auch in der Tat vor (WINER und BAER, SOMMER u. a.).

Als Folge der Endothelschädigung ist dann weiter das Auftreten eines Ödems im *Bindegewebe* verständlich. Im Sinne der Auffassung von H. SCHADE sind das in der Hauptsache wohl physikalisch-chemische Vorgänge. So nimmt es auch nicht Wunder, daß außer dem Ödem des kollagenen Gewebes eine Quellung von dessen Fasern und das Auftreten einer fibrinoiden Substanz in den gequollenen Faserbündeln statthat. RATHERY und Mitarbeiter führen die Umwandlung des Kollagens auf die Veränderung des p_H der Gewebsflüssigkeit und des Gleichgewichtszustandes der mono- und bivalenten Kationen zurück, ganz im Sinne der Auffassung SCHADEs. Wir bringen die sonstigen Befunde der genannten Autoren, welche sich mit der fibrinoiden Umwandlung des Kollagens bei der allergischen Entzündung eingehend beschäftigt haben, ausführlicher im Anhang (*25*), ebenso auch diejenigen RÖSSLEs (*26*) über die „seröse Entzündung". Nach DEALE und RICHARDS (zit. SCHRIMPF) ist die Gefäßreaktion im Antigen-Antikörpergeschehen charakterisiert durch: flüchtige Gefäßerweiterung = Hyperämie; dauernde Gefäßerweiterung = Erythem; seröse Entzündung = Plasmaaustritt; Ausschwärmen von Wanderzellen = leukocytäre Entzündung. Resultat: Ödem verschiedener Intensität und Extensität.

Ein Befund RATHERYs sei jedoch auch hier erwähnt: die Änderung der chemischen Zusammensetzung der *Fettkörper* im Sinne einer Verseifung und ferner die Veränderungen an den *Nervenfasern*: die Myelinhülle ist stellenweise unterbrochen und zeigt rosenkranzartige, isolierte Anschwellungen und Bildung von Elementen nach Art der Pseudoschwannome, an VATER-PACCINIsche und RUFFINIsche Körperchen erinnernd. Ähnliche Veränderungen sind in neuerer Zeit von PH. STÖHR und Mitarbeitern bei Asthma bronchiale an Nerven des vegetativen Systems beschrieben worden. Eine Bestätigung steht allerdings noch aus. Sie werden neuerdings von HERZOG sehr in Zweifel gezogen.

Als Produkt der *chronisch*-entzündlichen Vorgänge steht die *Granulombildung* aus Epitheloidzellen zweifellos im Vordergrunde. Geht man von der Annahme aus, daß diese Zellen sich von den Endothelien der Blut- und Lymphgefäßcapillaren (HUEBSCHMANN) herleiten, so ist ihre Entstehung im Hinblick auf die oben erwähnte frühzeitige Beteiligung dieser Zellen an der allergischen Reaktion sehr einleuchtend. Es handelt sich offenbar nicht immer nur um degenerative Prozesse, sondern auch um das, was als „Endothelaktivierung" (M. FEY) bezeichnet wird, analog etwa den auch an den Nerven beobachteten Veränderungen, die nach RATHERY et al. vielfach den Charakter von in Regeneration befindlichen Nervenfasern aufweisen. — Diese Granulombildung, deren tuberkelähnliche Struktur von vielen Untersuchern (u. a. von WINER und BAER, YAMADA, SOMMER [*Tuberkuloid* der Lunge bei Pollen- bzw. Askarisallergie]) besonders hervorgehoben wird, weist auf die engen Beziehungen zu der Genese der durch den Koch-Bacillus hervorgerufenen Tuberkelbildung hin. Leider gehen selbst Lehrbücher der pathologischen Anatomie (z. B. HAMPERL) auf dieses Problem nicht näher ein.

Hier müssen auch die sog. *flüchtigen eosinophilen Lungeninfiltrate* erwähnt werden, die insbesondere von v. MEYENBURG bearbeitet worden sind (s. SOMMER). Sie wurden übrigens von ihm auch in der Leber und im Nebenhoden gefunden.

Anzuschließen sind wahrscheinlich auch die vorläufig immer noch als *Sarkoide* bezeichneten Granulome, die außer an der Lunge auch noch an den verschiedensten Organen auftreten (BESNIER-BOECK-SCHAUMANNsche Krankheit).

Damit möge der allgemeine Überblick über die für allergische Gewebsreaktionen charakteristischen Veränderungen beschlossen werden. Weitere Ergänzungen werden bei Besprechung der Pathogenese der einzelnen Organe gebracht werden.

Disposition.

Wir hatten bereits früher (S. 5) als einen wesentlichen Faktor für das Zustandekommen der allergischen Reaktion die *Disposition* genannt. Unter Disposition verstehen wir eine im *Erbgang erworbene* Befähigung eines Menschen auf Grund einer „Vorbehandlung" allergisch zu reagieren. Sie stellt also im Sinne unserer kausalgenetischen Betrachtungsweise einen endogenen Faktor dar und wird auch als *Erbfaktor* bezeichnet.

Ob dieser Faktor dominant oder rezessiv „durchschlägt", hängt im Einzelfalle von den in der Aszendenz vorhandenen „somatischen" Voraussetzungen ab. Damit ist gemeint, daß *nicht unbedingt manifeste* allergische Erscheinungen vorhanden gewesen sein müssen. Mit dieser vorsichtigen Formulierung soll vor allem auf die überragende Rolle des Zentralnerven- und endokrinen Systems in der Ausbildung einer Allergiebereitschaft hingewiesen werden. Das würde also heißen, daß theoretisch unter den Ahnen möglicherweise überhaupt keine solchen mit allergischen Erkrankungen nachweisbar zu sein brauchen. Es genügt, wenn bei ihnen das Zentralnervensystem, insbesondere dessen vegetativer Anteil einschließlich des angekoppelten endokrinen Systems, die für die Entstehung der Allergiebereitschaft erforderlichen Eigenschaften aufweist. Das gleiche mag auch noch für andere Körpergewebe gelten, wie aus den schönen tierexperimentellen Untersuchungen von DIEHL (*21*) rückwirkend auf den Menschen geschlossen werden kann.

Daß durch Kreuzung von Individuen, welche in diesem ausgeweiteten Sinne eine Disposition aufweisen, im Erbgang allmählich Nachkömmlinge herausmendeln, welche zu manifesten allergischen Reaktionen befähigt sind, also diese Disposition in gewissem Sinne erworben haben, geht aus den heute schon relativ reichlich veröffentlichten Allergiker-Ahnentafeln hervor. (Abb. 1—3).

Aus diesen läßt sich (s. Abb. 1) auch ersehen, wie durch ein gehäuftes Zusammentreffen von „allergisch Disponierten" geradezu hochgradige Allergiker gezüchtet werden können. Erbforscher, wie z. B. HANHART, haben daher vor derartigen Kopulationen gewarnt und sogar staatliche Intervention im Sinne der Verhinderung solcher Verbindung für angebracht gehalten.

Das mag derzeit noch als zu weitgehend empfunden werden. Für den bei einer Eheberatung tätigen Arzt ergibt sich aber sicher jetzt schon die Pflicht, auch auf diese körperlichen Anlagen sein Augenmerk zu richten. Er wird im Einzelfalle beim Vorliegen manifester allergischer Disposition bei beiden Ehepartnern, besonders bei Asthma, Heufieber, exsudativem Ekzematoid, unter Hinweis auf die große Gefährdung der Nachkommenschaft infolge dominanter Vererbung dieser Anlagen vor Eingehen einer Ehe warnen müssen.

Vererbt wird nur die Krankheitsanlage, also die Disposition, nie die Krankheit selbst, wie das in Laienkreisen oft angenommen wird. Es wird ferner nicht vererbt das, was man im Anschluß an DOERR als „Spezifität" bezeichnen kann. Das bedeutet, daß die bei einem der Eltern an einem Organ oder Organsystem vorhandene Allergose sich beim Kinde nicht in der gleichen Lokalisation zu wiederholen braucht. Das Kind eines Asthmaleidenden kann also allergische *Haut*erscheinungen aufweisen. Eng damit verbunden ist, schon rein anatomisch bedingt, auch eine *Änderung* des *Reaktionstypus*: dort Asthma, hier Ekzem.

Ein weiteres Merkmal der Nichtvererbung der Spezifität ist, daß die Sensibilisierung gegen das homologe, beim Elter wirksame Allergen, nicht auch beim Kinde vorhanden zu sein braucht. Bei diesem kann sehr wohl ein anderes,

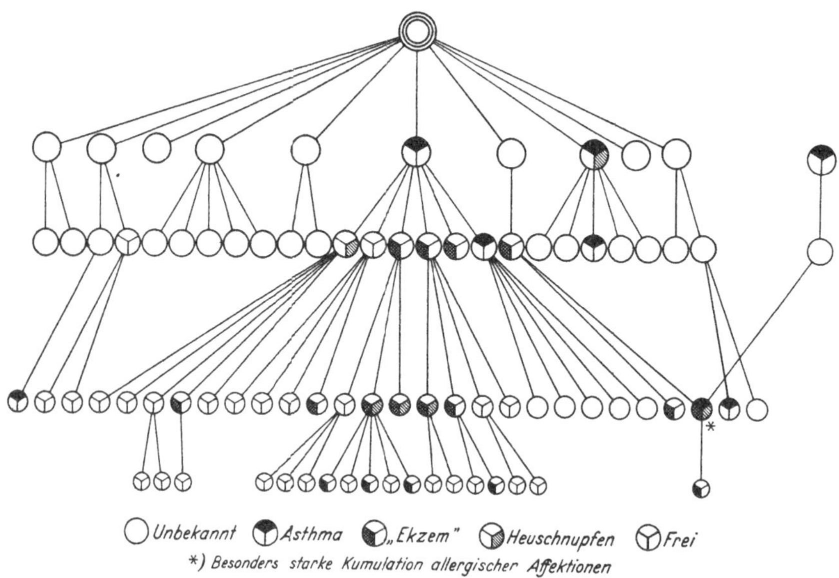

Abb. 1. Ahnentafel „S" [aus Rost u. Marchionini, Würzburg, Abh. 27 (1932)].

heterologes Allergen in Frage kommen. Lag z. B. beim Elter eine Pollenallergie vor, so kann beim Kinde eine solche gegen Nahrungsmittel oder Arzneistoffe vorhanden sein.

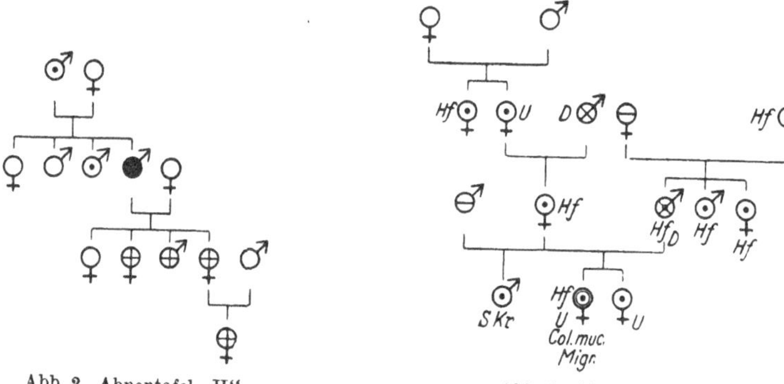

Abb. 2. Ahnentafel „H" [aus Rost u. Marchionini, Würzburg, Abh. 27 (1932)].

Zeichenerklärung:
- ○ frei von allerg. Erscheinungen
- ⊕ leidend an Hauterscheinungen
- ⊙ leidend an Asthma
- ● leidend an Hautersch. u. Asthma

Abb. 3. Ahnentafel „J" [1].

Zeichenerklärung:
- ⊙ Allergie
- ⊖ keine Allergie
- ⊗ Diabetes
- ⊗ Diabetes u. Allergie
- ○ unbekannt
- ◉ Proband

Hier ist nun die Frage zu klären, ob das soeben Ausgeführte für jeden Patienten, der vielleicht nur einmal in seinem Leben und noch dazu nur für relativ

[1] Hf = Heufieber; U = Urticaria; SKr = Serumkrankheit; Col. muc. = Colitis mucosa; Migr. = Migräne.

kurze Zeit eine allergisch bedingte Affektion aufgewiesen hat, als verbindlich gilt. Das kann in der Tat nicht behauptet werden. Vom klinischen Standpunkte aus kann man, wie ich glaube, die Menschen hinsichtlich ihrer allergischen Disposition in unendlich viele Gruppen einteilen. An einem Ende stehen die hochdisponierten, die „Allergiker kat exochen", am anderen die praktisch gänzlich unempfindlichen. Zwischen diesen beiden Gruppen gibt es nun eine ganze Reihe von Übergangsstufen, nach Art eines Spektrums, die sich gegenseitig nicht scharf voneinander abgrenzen lassen. Nach dem, was in früheren Abschnitten namentlich über die Funktion des Nervensystems gesagt wurde, ist das einigermaßen zu verstehen. Das, was den „Allergiker kat exochen" charakterisiert, ist natürlich nicht nur das funktionelle Verhalten seines Nervensystems, sondern seines ganzen Organismus. Und dieses ist wiederum abhängig von der Konstitution, dem Körperbau. Wenn KRETSCHMER sagt: „Die Konstitutionstypen sind oft ein viel empfindlicheres Reagens auf innere biologische Zusammenhänge als manches klinische Diagnosenschema", so findet das auch hier eine Bestätigung. Ja, wir sind sogar in der Lage, für gewisse Allergiker einen klinisch wohl charakterisierten Typus nachweisen zu können. Eingehender wird hierüber im nächsten Abschnitt gesprochen werden.

Vom klinischen Standpunkt aus läßt sich sagen, daß dominante Vererbung nur bei den sog. „klassischen" allergischen Krankheiten vorkommt. Nach HANHART wird weitaus am häufigsten die alimentäre Allergie dominant vererbt und als ihre Äußerungen Urticaria, Oedema Quincke, Neurodermitis (= spätexsudatives Ekzematoid), Migräne, Rhinopathie und Bronchialasthma bezeichnet. Während nach ihm eine „enterale" Äußerung relativ selten ist, konnten — in gewissem Sinne umgekehrt — THOMAS und WOFFORD bei 84% ihrer Fälle von Darmallergie in der Blutsverwandtschaft Allergievorkommen nachweisen.

Gibt es nun wirklich die von uns oben supponierte Gruppe von Individuen, welche absolut nicht für Allergie disponiert sind, sich also auch nicht sensibilisieren lassen? Nach den Experimenten von BLOCH und STEINER-WOURLISCH mit dem Primelextrakt Primin, nach den Tierversuchen von LANDSTEINER, COOKE und COCA sowie nach denjenigen beim Menschen von HAXTHAUSEN, um nur einige zu nennen, könnte man annehmen, daß dem in der Tat so ist. Und doch sind da Zweifel erlaubt. Nach COCA sind Indianer völlig unempfindlich gegen Pferdeserum. Auch von Weißen erwiesen sich nach ihm 10% als vollkommen unempfindlich und nur 10% als a priori empfindlich, während die übrigen 80% durch Sensibilisierung empfindlich gemacht werden konnten. SIMON kam bezüglich der a priori gegen Pferdeserum Empfindlichen sogar zu einem wesentlich niedrigeren Prozentsatz bei annähernd der gleichen Bevölkerung (USA): bei über 3600 Allergiekranken fand er nur 22. Das könnte der von ihm angewandten Testmethode (Ritzen) zur Last gelegt werden, bleibt aber trotzdem auffallend, da es sich bei ihm im Gegensatz zu COCA, nicht um klinisch Gesunde, sondern um Allergiker gehandelt hat. Nach dem heutigen Stande der Kenntnisse muß es vorläufig dahingestellt bleiben, ob, wie DOERR, BLOCH u. a. annehmen, jeder Mensch zur Allergie disponiert ist.

Hier zu erwähnen sind die Beobachtungen von LEHR, die sich auf die in der USA-Armee geübte Infektionsprophylaxe mit Sulfonamiden beziehen und ein Material von mehreren Hunderttausend umfassen. Er kommt zu der Schlußfolgerung, daß das Auftreten allergischer Manifestationen weitgehend von der allergogenen Natur einer Substanz, ihrer Menge und Konzentration abhängig sei. Als disponierende Faktoren unterstellt er Vererbung, Konstitution, Infektionen, Immunisierung (Schutzimpfungen?), Dysfunktion verschiedener Organsysteme sowie meteorologische und geographische Faktoren. Nach ihm nimmt die Häufigkeit der allergischen Reaktionsneigung bei den erblich weniger oder gar nicht

Belasteten in direkter Proportion mit der Exposition für das Allergen zu. „Anscheinend kann fast jedes Individuum durch entsprechenden Kontakt sensibilisiert werden."

Daß diese Disposition in der Tat latent häufig vorhanden ist, kann aus den Untersuchungen HORNECKs geschlossen werden. Er stellte eine deutliche Zunahme der Allergiker namentlich bei der Stadtbevölkerung fest. Verf. hat diese Zunahme dadurch zu erklären versucht, daß heute allgemein im Gegensatz zu früheren Zeiten die Bevölkerung in weit höheren Maßen mit sensibilisierenden Substanzen in Berührung kommt. Er hat das als „Chemisierung der Umwelt" bezeichnet. Man denke an die Unzahl gewerblich verwendeter Stoffe, mit denen der Arbeiter heute im Gegensatz zu früheren Zeiten bei seiner Tätigkeit in Kontakt kommt, an die zahlreichen Arzneimittel und Kosmetika, die der moderne Mensch regelmäßig und oft in hohen Dosen gebraucht.

Ja selbst der Ersatz des früher als Salbengrundlage benutzten Schweinefettes durch die neuzeitlichen synthetischen „Fette", deren allergogene Eigenschaften die Hauttherapie so arg behindern, muß hier erwähnt werden.

Hinzu kommt wahrscheinlich auch die hohe psychische Belastung des heutigen „Kulturmenschen". Ihr Einfluß auf das vegetativ-hormonale Geschehen im Organismus muß sicher sehr in Rechnung gestellt werden.

In diesem Zusammenhang sind die Beobachtungen von DUBOIS und BRUYNSEELS bei der Bevölkerung des Kongogebietes erwähnenswert. „Beim Primitiven stehen auch unter den Hautkrankheiten die infektiösen ganz im Vordergrunde, beim Zivilisierten dagegen Krankheiten allergischer Art". Diesen Unterschied führen sie zurück auf den Einfluß der beim Neger vorhandenen einfachen, natürlichen Lebensweise, die vegetabile Kost, die körperliche Arbeit; dagegen keine geistige Arbeit mit „Überbürdung des Zentralnervensystems"!

Die oben erwähnte Zunahme der Allergiker bei der Stadtbevölkerung läßt sich vermutlich neben einer erhöhten Beanspruchung des ZNS daraus ableiten, daß diese in weit höherem Maße als die Landbevölkerung den genannten Substanzen exponiert ist. Ähnlich mögen die Verhältnisse hinsichtlich des hohen Allergikervorkommens in USA liegen, das von VAUGHAN auf allein 10% manifeste und 50% fakultative Allergiker berechnet ist. Ich möchte annehmen, daß der dort sehr viel stärkere Verbrauch von Patentmedizinen, Kosmetika usw. auf der einen Seite, die wesentlich weiter fortgeschrittene Mechanisierung der Landwirtschaft mit ihrem vermehrten Gebrauch von Chemikalien (Treib- und Schmierstoffe, Dünge- und Pflanzenschutzmitteln) auf der anderen Seite hierfür wesentlich in Betracht kommen.

Was speziell die Hautallergosen anlangt, so sind da noch einige weitere, auf konstitutionelle Faktoren hinweisende Feststellungen möglich. Wie Verf. und später BARTHÉLEMY festgestellt haben, neigen Patienten, bei denen sich der *Status seborrhoicus* (*22*) findet, besonders leicht zu lokalisierten Kontakt- bzw. Gewerbeekzemen. Verf. hat ferner erstmals auf das nahezu 100%ige Vorkommen von Allergie bei *Ichthyosis* bei dem Kranken selbst oder in seiner Blutsverwandtschaft aufmerksam gemacht. Der Pädiater P. WORINGER hat das in gewissem Sinne bestätigt, indem er auf die Entwicklung von Ichthyosis im Anschluß an vorausgegangenes Säuglingsekzem (exsudatives Ekzematoid) aufmerksam gemacht hat.

Mag man nun der einen oder anderen Auffassung hinsichtlich der Disposition als Erbanlage zuneigen, für den *praktisch-klinischen* Gebrauch wird man sagen können, daß unter gewöhnlichen Lebensbedingungen *nur ein relativ geringer*

Prozentsatz von Individuen *sensibilisiert* wird und dann auch manifeste allergische Erscheinungen darbietet. Als Anhaltspunkte für das Vorliegen einer allergischen Disposition dienen im Einzelfalle die zielbewußt und sorgfältig erhobene Anamnese des Patienten *und* seiner Blutsverwandten, die Feststellung etwa vorhandener Stigmata (s. S. 28), die vorzunehmenden Teste und schließlich der klinische Befund.

Scharf zu trennen von der Erwerbung der allergischen Disposition im Wege des Erbganges ist die bei Neugeborenen und Säuglingen auftretende Allergie, welche durch intrauterine oder postnatale Übertragung seitens der Mutter oder Amme zustandekommt und bei diesen Kindern zu manifesten allergischen Erscheinungen führt. In diesen Fällen liegt zweierlei vor: einmal der endogene Faktor: die ererbte Disposition, zum anderen eine Sensibilisierung durch Allergene, die durch den mütterlichen Blutkreislauf oder — nach der Geburt — durch die Brustmilch übertragen wurde. Im Sinne der kausalgenetischen Betrachtungsweise ist die letztere als exogen aufzufassen.

Zu erörtern bleibt noch die Frage, ob eine bestehende Disposition in jedem Falle zu einer Sensibilisierung führt und wann diese manifest wird. Bezüglich des ersten Punktes kann nach klinischer Erfahrung nur soviel gesagt werden, daß sich das im Einzelfalle nach dem Grade der erblichen Belastung richten wird. Praktisch heißt das etwa: je mehr in der Aszendenz manifestes Allergievorkommen vorhanden ist, desto eher wird auch beim Abkömmling eine dominante Vererbung erwartet werden können. Ein typisches Beispiel hierfür bietet das besonders gekennzeichnete Familienmitglied der Ahnentafel „S“ (Abb. 1, S. 24). Bei geringer Erbbelastung wird dagegen ein rezessives oder intermediäres (hierzu s. a. DIEHL) Verhalten als Regel anzusehen sein. In diesen Fällen wird es von exogenen Faktoren — Umwelteinflüsse, Infektionen — abhängen, ob die bestehende Disposition zur Sensibilisierung und nachfolgend auch zur Auslösung führt. Theoretisch ist denkbar, daß ein Abkömmling, auch wenn er auf Grund seiner Disposition sensibilisiert wurde, infolge fehlender Auslösung überhaupt nicht allergisch erkrankt. Das mag in Einzelfällen tatsächlich zutreffen, läßt sich aber nicht beweisen. Viel häufiger wird dagegen ein anderer Fall eintreten: bei einem latent Sensibilisierten wird durch ein unter Umständen erst in späten Lebensjahren erfolgendes „Trauma“ im Sinne VEILs eine Auslösung getätigt. Wir denken da vor allem an eine Infektion z. B. der Haut (Furunkel, Erysipel), des Respirationstraktes (Katarrhe, Pneumonie) oder des Verdauungstraktes (Enteritis). Wie an anderer Stelle noch gezeigt werden wird, liegen heute schon genügend Beweise dafür vor, daß die Pathogenese zahlreicher Affektionen (u. a. Rheuma) viel leichter verständlich wird, wenn wir als einen der kausalen Faktoren eine bestehende Allergiebereitschaft, eine Disposition *und* eine, zunächst meist nicht in Erscheinung tretende, Sensibilisierung mit in Rechnung setzen. Die Disposition wird allerdings wohl nur bei einer relativ geringen Zahl von Individuen schon bald nach der Geburt (a matre) oder in frühester Kindheit zu einer Sensibilisierung führen. Zumeist wird das erst in späteren Lebensjahren der Fall sein. Das bezieht sich sowohl auf die Infektionsallergie, wie auf die Idiosynkrasie.

Zu denken ist ferner an die Möglichkeit, daß die Sensibilisierung zwar relativ früh, u. U. sogar pränatal erworben wurde, daß hingegen die Auslösung sehr viel später erfolgt. Da die eingetretene Sensibilisierung beim Menschen nur biologisch nachweisbar ist (s. S. 5), spontan wird sie ja nur durch die Auslösung manifest, kann im Einzelfalle der Zeitpunkt ihres Entstehens höchstens vermutungsweise festgestellt werden.

Allergie und Konstitution.

Die in den vorausgehenden Abschnitten dargelegten Beziehungen zwischen Allergie und den Funktionen des menschlichen Organismus lassen es anschließend für gerechtfertigt erscheinen, die Frage näher zu untersuchen, inwieweit möglicherweise zwischen dem Bau des menschlichen Körpers und der Allergie gewisse gesetzmäßige Beziehungen vorhanden sind. Wir wollen daher im folgenden versuchen, das bisher darüber vorliegende Tatsachenmaterial unter diesem Gesichtspunkte zu untersuchen. Es scheint uns heute bereits soviel Positives vorzuliegen, daß ein Versuch nach dieser Richtung als aussichtsreich angesehen werden darf. Selbstverständlich kann es sich auch hier nur um einen Anfang handeln. Abschließendes zu bringen, ist noch nicht möglich. Das heutige Streben nach „Ganzheitsbetrachtung" fordert geradezu heraus, den ärztlichen Blick nicht ausschließlich auf *ein* Symptom oder eine Symptomgruppe zu richten, sondern den kranken Menschen in der Gesamtheit seiner Anlagen und seiner Reaktionen auf Umwelteinflüsse ins Auge zu fassen. Ausgangspunkt für eine derartige Betrachtungsweise sind für uns die von E. KRETSCHMER entwickelten Anschauungen über die verschiedenen Konstitutionstypen des menschlichen Körpers. Ihm gebührt das Verdienst, den Konstitutionstypus, also zunächst das rein anatomische, den „Bau", in eine sinnvolle Verbindung mit den physischen und psychischen Funktionen des Organismus gebracht zu haben.

Bezüglich der physischen Funktionen hat KRETSCHMER u. a. auf die Gegensätzlichkeit im Tonus des vegetativen Nervensystems bei Leptosomen und Pyknikern besonders hingewiesen. Er ordnet, um es auf eine kurze Formel zu bringen, dem Pykniker einen erhöhten Sympathicotonus, dem Leptosomen dagegen einen niedrigen Sympathicotonus zu.

Im folgenden wird nun gezeigt, daß diese Formulierung insofern noch ergänzt oder erweitert werden kann, dergestalt, daß es erstens einen bestimmten Typ von zu allergischen Reaktionen Disponierten gibt, die alle Merkmale für einen erhöhten Parasympathicotonus (Vagotonie) erkennen lassen, und daß es ferner möglich erscheint, einen Allergikertyp davon zu unterscheiden, bei welchem ein erhöhter Sympathicotonus vorliegt.

Für die folgenden Betrachtungen läßt es sich leider nicht vermeiden, einiges vorauszunehmen, was im klinischen Teil in anderem Zusammenhange nochmals besprochen werden muß.

Bereits vor etwa 20 Jahren hatten Verf. und seine Schüler Untersuchungen über eine besondere Form von allergischer Hauterkrankung angestellt, welche sich durch eine Anzahl Merkmale, Stigmata, sowohl nach Bau wie Funktion des Organismus von anderen Allergikern deutlich unterschied. Da zu damaliger Zeit die Lehre CZERNYs von der exsudativen Diathese das ärztliche Denken weitgehend beherrschte und unsere Erkrankungsform enge Beziehungen zu ihr erkennen ließ, nannten wir die Affektion „exsudatives bzw. spätexsudatives Ekzematoid" und den zugrunde liegenden Konstitutionstypus „Status exsudativus" (s. hierzu auch S. 83).

Wir betonten damals schon, daß uns diese Bezeichnung nicht befriedige, waren aber bisher nicht imstande, eine bessere zu finden, auch sind keine Vorschläge nach dieser Richtung gemacht worden, obwohl unsere Auffassung bisher von keiner Seite bestritten, von namhaften Dermatologen (SCHREUS, VONKENNEL u. a.) aber anerkannt worden ist. SCHREUS bezeichnete sie als den Prototyp des Allergikers.

Folgende Stigmata sind nach unserer Ansicht charakteristisch für diese auf einer besonderen Konstitution beruhenden Krankheitsanlage (Status):

Körperbau: ausgesprochen leptosom (beim weiblichen Geschlecht herrschen aus bekannten Gründen Intermediärtypen vor). *Hautzustand:* Turgor schlecht,

Papillarkörper schwach durchblutet; Hautfarbe grau bis fahl (rotes Blutbild zeigt aber stets normale bis übernormale Werte!); glanzlos. *Drüsen* der Haut: a) *Talgdrüsen:* Funktion schwach, Haut trocken, fettlos (daher keine Seborrhoe oder seborrhoische Affektionen wie seborrhoisches Ekzematoid, Komedonen, Akne); *Schweißdrüsen:* Schweißabsonderung gering, Schweiß vielfach neutral bis alkalisch (keine sog. intertriginösen Ekzeme). *Dermographismus:* weiß oder nicht auslösbar. *Kopfhaar:* voll, keine Neigung zu Glatzenbildung. *Magensaft:* vorwiegend Anacidität, oft sogar Achylie, selten Hyperacidität oder normal; *Blut:* a) *morphologisch:* „relative Leukopenie", Eosinophilie, Lymphocytose; b) *chemisch:* Blutzucker niedrig, bei Belastung stark ausgebildete „hypoglykämische Zacke"; Säure-Basengleichgewicht deutliche Verschiebung nach der alkalischen Seite; Kaliumgehalt vermindert in Relation zum Calcium; Salicylsäurebindungsfähigkeit vermindert.

Noch ein weiteres konstitutionspathologisch zu wertendes Merkmal ist anzufügen: die *erbliche Belastung.* Bei blutsverwandten Familienmitgliedern auf- und absteigender Linie läßt sich recht häufig das Vorkommen allergischer Erkrankungen feststellen. So fanden ROST und MARCHIONINI bei 330 Kranken von exsudativem Ekzematoid beider Perioden (s. später) in über 30% Asthma, in 26% allergische Hauterkrankungen und 8% Heufieber. Zu ähnlichen Ergebnissen gelangten COOKE und VAN DER VEER (48% insgesamt), SPAIN und COOKE sowie ROWE (58%), BALYEAT (60%). Bei Nichtallergikern liegen die Vergleichszahlen bei 7 bis 12% (URBACH).

Als weitere Stigmata kommen Beobachtungen hinsichtlich des Auftretens der Hauterscheinungen hinzu, die hier zunächst nur registriert werden sollen, ihre Bedeutung wird später noch zu erörtern sein. Es konnte bei dieser Gruppe von Kranken zunächst eine deutliche *Periodizität* hinsichtlich des Auftretens *im Gesamtverlauf* festgestellt werden (s. Abb. 13 und 14): erstes Auftreten in früher Kindheit, mit anschließender Rezession, Wiederauftreten in der Präpubertät, Höhepunkt um die Zeit der vollen Geschlechtsreife, nahezu völliges Verschwinden nach dem Klimakterium hin. Die Beziehungen zur Funktion der *Keimdrüsen* (in der Frühperiode zu der der Mutter ?) sind offensichtlich. Sie äußern sich beim weiblichen Geschlecht noch in einer weiteren Periodizität: Abhängigkeit von der Menses bzw. der Gravidität. Verschlimmerung der objektiven und subjektiven Krankheitserscheinungen kurz vor oder während der Menses, gelegentlich auch während der Schwangerschaft, häufiger allerdings völlige oder weitgehende Rückbildung während derselben.

Und noch ein weiteres periodisches Merkmal ist hier anzufügen: das *saisongebundene.* Dieses manifestiert sich bei beiden Geschlechtern derart, daß sowohl in der Früh- wie in der Spätperiode Schwankungen in der Intensität der klinischen Erscheinungen unverkennbar sind. Schon seit langem haben dies die Pädiater (MORO, STÖLTZNER, BENJAMIN u. a.) beim Säugling und Kleinkind (cf. Frühjahrsekzemtod) festgestellt. Verf. und Schüler haben das auch für die in späteren Jahren auftretende Form nachgewiesen. BETTMANN, PULVERMACHER, MEMMESHEIMER kamen zu ähnlichen Ergebnissen. NEXMAND wies neuerdings wieder hierauf hin. Der Ablauf der periodischen Schwankung vollzieht sich so, daß die Erkrankung mit voller Stärke in Winter und Frühjahr auftritt, während der Sommermonate (Mai bis September) dagegen deutlich zurückgeht oder ganz verschwindet. Daß die gleiche Periodizität auch für das Asthma zutrifft, ist bekannt (WIECHMANN und PAAL u. a.) und wichtig, wie aus dem folgenden noch hervorgehen wird.

Es ist naheliegend, diese letztgenannte Periodizität mit dem schon länger studierten jahreszeitlichen Wechsel im Blutchemismus in Beziehung zu bringen.

Nach H. Straub, Meier und Schlagintweit besteht während der Periode der kürzesten Tage eine ausgesprochene Alkalescenz des Blutes. Nach Eppinger und Hess ist mit dieser aber wieder *Vagotonie* verknüpft. Auf das Bestehen einer solchen weisen aber bei unserer Krankheitsgruppe auch die oben erwähnten „funktionellen" Stigmata hin.

In diesem Zusammenhange muß noch eine weitere Tatsache erwähnt werden, die man als eine Art negatives Merkmal bezeichnen kann, das betrifft den *Diabetes.* Sein Auftreten bei dieser Konstitutionsgruppe ist praktisch ausgeschlossen, sowohl bei den Kranken selbst, wie in ihrer Ahnenreihe. Angesichts des von uns gefundenen Verhaltens des Blutzuckers bzw. seiner Regulation (bei Belastung) nimmt das ja auch von vornherein nicht wunder.

Die gleiche Feststellung trifft aber auch für eine andere allergisch bedingte Affektion zu, für das *Asthma.* Bei diesem ist das Auftreten von Diabetes als Seltenheit zu werten. So fand Joslin (zit. Urbach) unter 6000 Zuckerkranken nur 6 Asthmatiker, Hajos unter 600 nur 2. Nun ist aber Asthma eines der häufigsten Syndrome des spätexsudativen Ekzematoids, daher auch *Asthmaekzem* oder *Asthmaprurigo* genannt. Sein Auftreten ist allerdings insofern uneinheitlich, als es konkomittierend mit den Hauterscheinungen oder alternierend mit ihnen vorhanden ist.

Eine weitere negative Feststellung sei hier noch angeschlossen: Obwohl gerade beim exsudativen Ekzematoid beider Perioden die alimentär bedingte Allergie deutlich im Vordergrunde steht, wird eine andere allergische Hautaffektion, die ebenfalls vorwiegend alimentär bedingt ist, praktisch bei ihr nicht gefunden, die *Urticaria.* Das soll heißen, daß sowohl bei dem Kranken selbst wie in seiner Familienanamnese Urticaria nicht bzw. nur sehr selten nachzuweisen ist (Rost und Marchionini 1 bzw. 3%). In der Ahnentafel „S" (S. 24) findet sich unter den 30 allergisch erkrankten Familienmitgliedern nicht ein Fall von Urticaria. In gewissem Sinne umgekehrt konnten Rost und Levy unter 127 Fällen von Urticaria die Stigmata des Status exsudativus nur in 4 Fällen bei den Kranken selbst feststellen, in der Familienanamnese waren überhaupt keine zu finden.

Nach dem bisher Vorgetragenen dürfte es keinem Zweifel unterliegen, daß bei der von uns ausgesonderten Gruppe allergisch Disponierter ein erhöhter Tonus im Parasympathicus vorherrschend ist und daß die sympathicoton bedingten Funktionen des Organismus demgegenüber zurücktreten oder überlagert werden. Diese Feststellung stimmt aber auffallend mit den eingangs erwähnten Anschauungen Kretschmers über das Verhalten der *leptosomen* Konstitutionstypen überein.

Diese Übereinstimmung geht aber noch weiter, und zwar auf *psychologischem* Gebiete. Auf Grund der Untersuchung von vielen hundert derart stigmatisierter Individuen kamen wir zu der Überzeugung, daß sie ganz vorwiegend dem *schizothymen* Formenkreis angehören. In manchen Fällen konnten wir sogar eine ausgesprochene *Neigung zu schizoiden Reaktionen* feststellen. Seelische Komplexe spielen bei diesen Kranken allem Anscheine nach eine große Rolle. Zum Teil mögen diese mit der Art des Leidens in direkter Verbindung stehen: der dauernde oder krisenhaft auftretende Juckreiz, die entstellenden krankhaften Veränderungen der Haut, der jahrelange Bestand des Leidens sind zweifellos geeignet, die Psyche des Kranken schwer zu belasten. Daß diese Momente sich bei der, wie wir annehmen, zugrunde liegenden schizothymen Veranlagung in der hierfür charakteristischen Weise besonders auswirken, darf wohl unterstellt werden.

Die richtige Perspektive erhält man aber erst, wenn man diesem Status einen anderen ebenfalls konstitutionsgebundenen und zu allergischen Reaktionen neigenden gegenüberstellt. Wir meinen den *Status seborrhoicus.*

Der typische Seborrhoiker ist pyknisch. Seine Haut ist fettig und glänzend, ihre Farbe rosa bis rot. Sie schwitzt leicht, besonders an den intertriginösen Stellen, daher auch die Neigung zu intertriginösen Ekzemen. Die vermehrte Absonderung von Hauttalg führt zu Schuppenbildung der Kopfhaut, zur Entstehung von Komedonen und Akne. Der Dermographismus ist rot, oft sehr ausgeprägt. Das Haupthaar ist vielfach schütter und neigt zu Glatzenbildung. Die Blutzuckerwerte liegen regelmäßig an der oberen Grenze der Norm, bei Belastung flacher Kurvenverlauf (Verf. und Schüler). — Es besteht große Neigung zu Kontaktekzemen, wie Verf. und später BARTHÉLEMY schon vor Jahren festgestellt haben. Aber irgendwelche Periodizität im Auftreten ist bei dieser Form von Ekzemen nicht erkennbar. — Im Blut ist zwar die „relative Leukopenie" meist vorhanden, nicht jedoch regelmäßig Eosinophilie, worauf wir schon in anderem Zusammenhange (s. S. 18) hinwiesen.

Wir sind uns bewußt, daß das bisher über den Status seborrhoicus vorliegende Tatsachenmaterial noch vielfacher Ergänzung bedarf und wollen daher nur mit aller Zurückhaltung die Vermutung aussprechen, daß bei ihm ein Vorwiegen des Sympathicotonus anzunehmen ist. Die hieraus zu ziehenden Schlußfolgerungen wären dann etwa die folgenden: Die bei diesem Status auftretenden Hauterscheinungen (Ekzeme) wären dann pathogenetisch von denen beim Status exsudativus als verschieden anzusehen. Das würde morphologisch bestätigt durch die vielfach prurigoartige Form dieser (Neurodermie), auch vielleicht durch Termin des Erscheinens und Lokalisation derselben.

Urticaria scheint nur bei Sympathicotonikern oder Intermediärtypen vorzukommen, jedenfalls nicht bei Vagotonikern. Eine gewisse Bestätigung dieser Ansicht möchten wir darin sehen, daß sie neuerdings in unserem Krankengut wieder häufiger gefunden wird, nachdem wir sie während der Hungerjahre überhaupt nicht mehr zu Gesicht bekamen. Da sich, wie BRÜHL recht überzeugend dargetan hat, während dieser Zeit die Reaktionslage in der Gesamtbevölkerung nach der vagotonen Seite verschoben hat (Zunahme von Asthma und „Ekzemen" (s. S. 117) liegt die Annahme nahe, daß jetzt nach Wiederherstellung normaler Ernährungsverhältnisse bei den konstitutionell entsprechend Disponierten wieder eine Erhöhung des Sympathicotonus und damit auch eine Bereitschaft zu allergischen, insbesondere auch urticariellen Reaktionen der Haut vorhanden ist.

Zusammenfassend wäre demgemäß festzustellen, daß dem *leptosomen* Konstitutionstyp eine Sonderform zugehörig ist, die zu allergischen Reaktionen an der Haut sowohl wie an der Lunge (Ekzem, Prurigo, Asthma) disponiert ist. Diese Gruppe ist durch eine Anzahl positiver und negativer Merkmale gegenüber anderen Typen ausgezeichnet. Funktionell scheint bei ihr der Tonus im *Parasympathicus* zu überwiegen. In psychischer Beziehung gehören die betreffenden Individuen besonders dem schizothymen Formenkreis an. Diametral entgegengesetzt ist dieser Gruppe der Typus der Seborrhoiker, der zwar ebenfalls zu allergischen Hautreaktionen (Dermatitis, Ekzeme, Urticaria) neigt, aber konstitutionell dem *pyknischen* Habitus zugehört. Bei diesem scheint eine Erhöhung im *Sympathicotonus* vorherrschend zu sein.

Die Allergene.

Allgemeines.

Wir hatten bereits gesehen, daß es zwei verschiedene Formenkreise von Allergenen gibt: die von Bakterien erzeugten Stoffe, bakterielle Allergene, und die nichtbakteriellen oder idiosynkrasischen Allergene. Da es sich bei beiden Gruppen im Grunde genommen um chemische Substanzen handelt, ist a priori anzunehmen, daß die von ihnen erzeugten allergischen Reaktionen als identisch anzusehen sind. Ein fundamentaler Unterschied besteht allerdings insofern, als bei der bakteriellen Infektion eine — mindestens über einen gewissen Zeitraum andauernde — Vermehrung der Erreger und damit auch ihrer als Allergene wirkenden Toxine statthat. Bei der Idiosynkrasie kommt eine Vermehrung der Allergene im Organismus im allgemeinen nicht in Frage. Die Dauer ihrer Einwirkung ist lediglich von äußeren Faktoren abhängig und unterliegt nicht einer gewissen Gesetzmäßigkeit wie im anderen Falle.

Schwierigkeit besteht jedoch insofern, daß — im Gegensatz zur Idiosynkrasie — bei der bakteriellen Allergie eine Entscheidung darüber, was von den krankhaften Erscheinungen als durch die Toxinwirkung und was als durch Allergie entstanden anzusehen ist, außerordentlich schwer, ja vielfach unmöglich ist. — Einigkeit besteht darüber, daß bei vielen Infektionen beide Phänomene nebeneinander vorkommen können. Zur Erleichterung der Verständigung schlug Verf. vor, die Fähigkeit der Mikroben zur toxischen Gewebsveränderung als *Toxergie* (*27*) zu bezeichnen. Aufgabe der Klinik wie der Forschung ist es, bei der einzelnen Krankheit und im einzelnen Falle diese beiden Faktoren der Pathogenese voneinander zu sondern, um daraus Folgerungen für die Behandlung zu ziehen. Leider ist festzustellen, daß aus vielerlei Gründen die Bearbeitung dieses Problems noch sehr im Rückstand ist. Wir sind daher zur Zeit nur in der Lage, Fragmentarisches mitteilen zu können (s. auch S. 66).

Wie nun aus den bereits erwähnten Untersuchungen von Moro und Keller (S. 12) sowie unseren Ausführungen (S. 10) hervorgeht, ist anzunehmen, daß ein im Einzelfalle in Betracht kommendes Allergen — von ihnen „spezifisches" genannt — eine Sensibilisierung und damit auch eine allergische Reaktion gegenüber anderen, „nichtspezifischen" Allergenen herbeizuführen, zu „induzieren" imstande ist. Daß dieses Phänomen als *Parallergie* bezeichnet wird, wurde ebenfalls schon in anderem Zusammenhange vermerkt. Wenn wir auch diesen Begriff als sehr zutreffend und zweckmäßig akzeptieren, so scheint es uns richtiger, statt von „spezifischen" und „unspezifischen" von „homologen" und „heterologen" Allergenen zu sprechen. An der Gesamtauffassung ändert sich dadurch selbstverständlich nichts.

In einer früheren Arbeit betreffend die alimentären Allergene hatte ich Allergene I. und II. Ordnung unterschieden. Dem lag die Beobachtung zugrunde, daß gewisse Nahrungs-Allergene nur wirksam sind, wenn und solange ein bestimmtes anderes Allergen gleichzeitig zugeführt wird. Das folgende Beispiel möge das erläutern:

Pat. R. leidet seit einem Jahre an schubweise auftretenden Ekzemen an den Händen und Armen. Durch Leukoteste (s. S. 63) wurden Kalbfleisch, Roggenbrot und Salz als Allergene ermittelt. Nach deren Ausschaltung überraschend schnelle Heilung, die noch nach Jahren (bisher 10 Jahre) anhält. Während ursprünglich die Ausschaltung von Kalbfleisch und Roggenbrot allein nicht zur Abheilung führte, sondern erst auch die von Salz, wird dieses jetzt vertragen, wenn und solange die beiden anderen Nahrungsmittel gemieden werden.

Ob dieses Phänomen völlig mit dem als Parallergie bezeichneten identisch ist, mag zweifelhaft erscheinen, braucht aber nicht weiter erörtert zu werden. Für die Praxis muß man es aber kennen.

Während, wie wir sahen, die heterologen oder Parallergene nur transitorisch wirksam sind, liegen die Verhältnisse bei den homologen oder „spezifischen" wesentlich komplizierter. Die durch sie erzeugte allergische Reaktionslage kann in vielen Fällen zweifellos lebenslänglich vorhanden sein, kann aber auch nach längerem oder kürzerem Bestand entweder dauernd oder vorübergehend verschwinden.

Hier liegt eins der gerade auch für die Praxis schwierigsten Probleme vor: Für unser therapeutisches Handeln genügt es heute bei weitem nicht mehr, lediglich eine sog. symptomatische Behandlung durchzuführen, wir sind vielmehr bestrebt, eine ätiologisch gerichtete Therapie einzuschlagen. Das heißt also, den oder die Faktoren zu beseitigen, welche die jeweils vorliegenden krankhaften Veränderungen erzeugt haben. Es braucht kaum näher ausgeführt zu werden, wie schwierig es für den Arzt beim Vorliegen einer Nahrungsmittelallergie oder Allergie gegen gewerblich verwendete Stoffe oft sein kann, zu entscheiden, ob eine Substanz für dauernd gemieden werden muß (Berufswechsel), wie das ätiologisch gesehen erforderlich ist.

Bakterielle Allergene.

Die durch bakterielle Allergene bedingte Allergie wird auch als *Infektionsallergie* bezeichnet. Dieser Name ist insofern korrekter, als nicht lediglich Bakterien im engeren Sinne in Betracht kommen, sondern Erreger aus dem gesamten Reich der Mikroben. Es gehören also hierher auf der einen Seite auch die Fadenpilze (Hyphomyceten), auf der anderen die Viren. Die von ihnen entstammenden Toxine, Endotoxine und Enzyme sind das zur allergischen Reaktion führende Agens. Ihre chemische Natur ist viel komplexer, als man das ursprünglich wohl angenommen hatte, vielfach ist sie überhaupt noch nicht aufgeklärt. Sie enthalten zwar stets Eiweiß, Polypeptid; daher die ursprüngliche Annahme, daß nur Eiweißkörpern, die cyclische Aminosäure enthalten, Antigeneigenschaft zukomme. Später erkannte man, daß den Eiweißmolekülen anscheinend oft Polysaccharide, Lipoide oder einfachere Moleküle angegliedert sind. Auf diesen „Nichteiweißanteilen" scheint vielfach oder überhaupt die „spezifische" Wirkung dieser Substanzen zu beruhen (R. MÜLLER und andere).

Die neueste Forschung läßt es als sehr möglich erscheinen, daß bei der Einverleibung von einem bestimmten Mikroben außer diesem auch die gegen ihn eingestellten *Phagen* (D'HERELLE, R. MÜLLER, M. DELBRÜCK) mit zugeführt werden. Da diese sich heute schon in großem Umfange serologisch differenzieren lassen, liegt die Vermutung nahe, daß bei manchen Infektionen neben dem speziellen Bakterienantigen auch die Leibessubstanzen der Phagen eine antigene Wirkung entfalten können. Es bedarf kaum weiterer Begründung, daß als Folge hiervon die bisherigen, im Tierexperiment gewonnenen Resultate in ihrer Anwendung auf die menschliche Pathologie in mancher Hinsicht in Frage gestellt werden. — Die Möglichkeit weiterer Komplikationen ist ferner durch die von RINGERTZ und ADAMSON erhobenen Befunde gegeben. Diese Autoren konnten in relativ zahlreichen Fällen von bestimmten Infektionen (Pneumonie, Tuberkulose) in makroskopisch nicht veränderten Lymphdrüsen heterologe, also nicht zur Grundkrankheit gehörige Erreger (B. coli, Staphylokokken) einwandfrei nachweisen. Daß derartige, klinisch offenbar „stumme" Infektionen u. U. gerade für das Allergieproblem von größter Bedeutung sein können, scheint mir außer Zweifel zu stehen.

Den „stummen" Infektionen stehen die Bakteriämien zur Seite, welche bei klinisch als rein *örtlich* imponierenden Infektionen auftreten oder wenigstens vielfach anzunehmen sind. Ebenso wie das HUEBSCHMANN („larvierte Bacillämie") u. a. für Tuberkulose, GRÄTZ für Diphtherie, ROST für Gonorrhoe betont haben, kann mit hoher Wahrscheinlichkeit auch bei vielen anderen, anscheinend nur örtlichen Infektionen (focal infection) eine klinisch nicht in Erscheinung tretende Bakteriämie angenommen werden. Daß diese ihrerseits ebenfalls zur Antigenbildung führen kann, wird kaum bestritten werden können. Noch zu erwähnen ist die *Gruppenspezifität.* Sie offenbart sich z. B. bei der Infektion mit Fadenpilzen, Hyphomyceten. Wir können sowohl diagnostisch wie therapeutisch mit Vaccinen, die aus einer bestimmten Pilzart hergestellt sind, allergische Reaktionen bei Affektionen erzielen, welche von Pilzen einer anderen Art erzeugt wurden (*24*). Die klinische Beobachtung führt aber weit über das Gebiet der Gruppenspezifität hinaus. Mit v. KIBÉD, W. H. VEIL, HANSEN und anderen sind wir heute mehr und mehr zu der Überzeugung gekommen, daß alle oder mindestens die meisten Infekte, und zwar auch die „stummen", denen ein

Organismus ausgesetzt war, in diesem eine Umstimmung im Sinne der Sensibilisierung hervorrufen können, und zwar nicht nur gegen das homologe Allergen, sondern auch gegen heterologe Allergene (*Parallergie*).

Noch anzumerken ist, daß hinsichtlich der *Eintritts*pforten der betreffenden Erreger in den Organismus keine besonderen Bedingungen vorhanden sind. Auch die *Menge* der Bakterien scheint — in gewissem Umfange — keine Rolle zu spielen, im Gegensatz zu ihrer „toxischen" Wirkung.

Idiosynkrasische Allergene.

Allgemeines.

Es handelt sich bei diesen um Substanzen der Umwelt unbelebter Art und vielfach von bekannter chemischer Konstitution. Erwähnt wurde schon, daß es gebräuchlicher ist, bei ihnen von Allergenen statt von Antigenen zu sprechen. Ein Teil dieser Stoffe, soweit sie z. B. aus der Nahrung stammen, gehört zweifellos der Eiweißgruppe an. Daß diese artfremden Eiweiße als Allergene wirksam sein können, ist in Analogie zum Tierexperiment verständlich. Ihnen stehen aber eine ungeheuer große Zahl von Stoffen gegenüber, die nicht Eiweiße sind und doch allergische Reaktionen herbeizuführen vermögen. Es war lange Zeit sehr strittig, wie dies zu erklären sei. LANDSTEINER hat dann einen Ausweg aus diesem Dilemma gefunden. Er konnte nachweisen, daß auch nicht zur Eiweißgruppe gehörende Substanzen *dann* als Antigene wirksam sind, wenn sie an einem *im Organismus vorhandenen Eiweißkörper* angelagert werden. Er nannte sie *Halbantigene* oder *Haptene*.

Ein „Vollantigen" (oder Allergen) entsteht somit durch die Kuppelung einer Nichteiweiß-Substanz mit einem Eiweißkörper, gleichgültig, ob sich dieser Vorgang in oder außerhalb des Organismus vollzieht. Für die klinische Betrachtung kommt naturgemäß nur das letztere in Betracht.

Über die Natur der zur Komplettierung befähigten, vom lebenden Organismus gelieferten Eiweiße ist noch wenig bekannt. Es ist nicht ausgeschlossen, daß die bereits erwähnte unterschiedliche Eignung der einzelnen Körperbestandteile (Organe) zur allergischen Reaktion ganz oder teilweise auf der Unterschiedlichkeit ihrer Eiweiße beruht. Vielleicht sind auch die Differenzen der Allergenwirkung (Plurispezifität) durch die Verschiedenartigkeit der angelagerten Eiweiße teilweise erklärbar.

Zu den Nichteiweiß-Substanzen gehören sowohl solche aus dem Bereiche der anorganischen Chemie (Hg, J, As, Au, Cr, Ni) wie zahlreiche organische Verbindungen, darunter Lipoide und Kohlenhydrate. Dies letztere ist nicht nur wichtig wegen des Vorhandenseins in Nahrungsmitteln, sondern in Form von Polysacchariden in Bakterienleibern. Es wird angenommen, daß die Allergenwirkung von Mikroben, die Infektionsallergie, darauf beruht, daß die besagten Polysaccharide sich mit Eiweiß-Substanzen des betreffenden Organismus zu Vollantigenen „komplettieren". Erst dann sind sie befähigt, als Allergene zu wirken.

Etwas besser als bei der vorgenannten Gruppe sind die Kenntnisse bezüglich der exogenen Antigene. Selbst bei relativ einfach gebauten Molekülen der anorganischen Reihe, mehr noch bei den hochmolekularen Körpern der organischen Chemie ergibt sich, daß anscheinend nie dem gesamten Molekül, sondern einer bestimmten Atomgruppe (Radikal) oder einer bestimmten stereochemischen Konstellation die Antigeneigenschaft zugeordnet ist. (MIESCHER u. a.). So ergab die Prüfung der Chininallergie durch BLOCH, daß das spezifische Prinzip nicht durch das gesamte große Chininmolekül dargestellt wird, sondern durch den in ihm enthaltenen Chinolinkern, welcher schon für sich allein die Reaktion auszulösen vermag (zit. nach MIESCHER). Ähnliche Feststellungen sind von zahlreichen Untersuchern immer wieder erhoben worden, so kürzlich von GRAUL

In diesem Zusammenhange sei auch auf ein merkwürdiges Phänomen aufmerksam gemacht. Das betrifft die — allerdings seltene — Möglichkeit, daß Eigenblut, intramuskulär eingespritzt, eine allergische Reaktion auslösen kann. Als erster hat wohl NÄGELI darauf aufmerksam gemacht. Auch wir selbst sahen dies einige Male. Eine Erklärung dieses Verhaltens könnte vielleicht darin gefunden werden, daß das Blut in diesen Fällen durch den Entnahme- oder Injektionsvorgang „denaturiert" wird und dann dem eigenen Körper gegenüber ähnlich wie ein artfremdes Eiweiß wirkt.

Wenn es nun auch keinem Zweifel unterliegt, daß die Allergennatur einer Substanz von ihrer chemischen Konstitution abhängt, so sind wir doch bis heute nicht in der Lage, irgendwelche Gesetzmäßigkeiten allgemeineren Charakters nachzuweisen. Daß manche Stoffe sich häufiger als Allergene erweisen als andere, ist sicher. Ja, daß bei mehreren, chemisch nahe verwandten Stoffen eine ganz unterschiedliche Fähigkeit, als Allergen zu fungieren, vorhanden sein kann, wissen wir.

Noch zu besprechen ist die Frage nach der Art der „Einverleibung" der idiosynkrasischen Allergene, d. h. auf welchem Wege sie in den Organismus gelangen. Wie schon aus früher Gesagtem hervorgeht, ist bei ihnen der Ort des Eintritts in den menschlichen Organismus nicht unbedingt mit dem „Erfolgsorgan" (*18*), d. h. dem Organ, an dem die allergische Reaktion abläuft, richtiger sich klinisch manifestiert, identisch. Wir unterscheiden daher die als „Eintrittspforten" bezeichneten Organe von den Erfolgsorganen. Wie aus Tab. 1 hervorgeht, kommen fünf verschiedene Eintrittspforten in Betracht: Haut, Verdauungstrakt, Respirationstrakt, Urogenitaltrakt, Blutkreislauf. Die Tabelle läßt weiter klar erkennen, welche Art von Allergenen durch diese Eintrittspforten einverleibt werden. Gewisse Einzelheiten werden bei den entsprechenden Gruppen zur Sprache kommen.

Tabelle 1. Die Allergengruppen und deren Eintrittspforten.

Art der Allergene	Eintrittspforten				
	Haut	Verdauungstrakt	Respirationstrakt	Urogenitaltrakt	Blutkreislauf
1. Nahrungs- und Genußmittel	(+)	+	+	0	0
2. Gewerbliche und nahestehende Stoffe	+	(+)	+	0	0
3. Arzneistoffe und Kosmetika	+	+	+	+	+
4. Aeroplankton	0	0	+	0	0
5. Gifte tierischer Herkunft (außer Nr. 4)	+	+	+	0	0
6. Körpereigene Stoffe	+	0	+	0	0

Einer Erläuterung bedarf noch das, was als *Art* der Allergene bezeichnet ist. Folgendes sei vorausgeschickt: Theoretisch können alle „Umweltsubstanzen" als Allergene wirksam sein. Vom Standpunkte der Praxis aus ergibt sich allerdings, daß das nur mit Einschränkung zu verstehen ist. Es hat sich gezeigt, daß neben Substanzen, die sehr häufig als Allergene wirksam sind, andere seltener oder überhaupt nicht eine derartige Wirkung entfalten. Es hat sich dann weiterhin ergeben, daß eine Gruppierung nach der chemischen Konstitution nicht möglich ist und daß versucht werden mußte, einer Einteilung ein anderes Prinzip zugrunde zu legen, und zwar nach ihrem Vorkommen.

Man kann die „Umweltallergene" etwa in sechs Hauptgruppen einteilen. Wir sind uns bewußt, daß dieser Einteilung, wie allen menschlichen Versuchen, die Vielfältigkeit des biologischen Geschehens in einem Schema einzufangen, erhebliche Mängel anhaften. Aber das muß im vorliegenden Falle im Hinblick auf das Ziel in Kauf genommen werden. Wie die Erfahrung gelehrt hat, reicht die von uns geschaffene Anordnung für praktische Zwecke aus und erleichtert die Darstellung des spröden Stoffes wesentlich.

Nahrungsallergene.

Die Reihenfolge der Anordnung der Allergene in der Tab. 1 ergibt sich aus dem Grade ihrer Bedeutung für die Praxis. Daher sind die Nahrungsallergene an erster Stelle aufgeführt. Eingeschlossen in diese Gruppe sind nicht nur der Ernährung dienende Substanzen, sondern auch die sog. Genußmittel. Zu ihnen rechnen wir Salz, Gewürze, Kaffee, Alkohol und Nicotin. Da dieses letztere nicht nur oral-enteral (d. h. durch den Mund), sondern auch durch Inhalation (besonders beim „Lungenrauchen") vom Körper aufgenommen wird, ist in unserer Tabelle als Eintrittspforte auch der Respirationstrakt angegeben. Daß wir auch die *Haut* aufgeführt haben, mag auffallen, ist aber doch auf Grund klinischer Erfahrung berechtigt. Es handelt sich um die seltenen Fälle, wo schon kurzer Kontakt eines Nahrungsmittels mit der Haut, insbesondere des Haut-Schleimhaut-Überganges eine allergische Reaktion an der Berührungsstelle auslöst. Wie sahen das nach Berührung der Lippen und Mundumgebung oder der Fingerspitzen mit Fischfleisch oder Ei. Bei der in der Konservenindustrie bekannten Empfindlichkeit der Arbeiterinnen z. B. gegen Spargel (beim Schälen), die aber auch gelegentlich im Haushalt vorkommt, handelt es sich um einen Grenzfall mit gewerblich verwendeten Stoffen im weiteren Sinne.

Da, wie schon erwähnt, im Prinzip *jeder Umweltstoff* als *Allergen* wirksam sein kann, machen auch die Nahrungsmittel keine Ausnahme, ob sie nun der Gruppe der Eiweiße, Fette oder Kohlenhydrate angehören. *Wasser* gehört ebenfalls dazu, was auch Memmesheimer besonders betont. — Die früher gehegte Ansicht, daß innerhalb der genannten drei Hauptgruppen oder auch zwischen diesen selbst eine sog. „Gruppenspezifität" vorkomme, hat sich als nicht haltbar erwiesen. Wir merken also an, daß bei demselben Patienten Allergie gegen ein oder mehrere Allergene aus allen drei Hauptgruppen *nebeneinander* bestehen kann. Innerhalb der einzelnen Gruppen ist ebenfalls eine Gesetzmäßigkeit nicht festzustellen. Empfindlichkeit gegen eine bestimmte *Fleischsorte* bedeutet z. B. durchaus nicht, daß eine solche auch gegen andere Sorten bestehen muß. Ja, man kann sogar sagen, daß das praktisch überhaupt kaum der Fall ist. Mir ist augenblicklich nicht ein einziger Fall in Erinnerung, auf den dies zugetroffen hätte. Die oft geäußerte Meinung, daß weißes Fleisch weniger oft allergisch wirke als das sog. schwarze, stimmt in keiner Weise mit der Erfahrung überein. Wohl aber kann gesagt werden, daß manche Fleischarten häufiger allergisch wirken als andere; das betrifft *Schweine-* und *Ziegen-*, auch *Pferde*fleisch. Selten sind anzuschuldigen *Wild-*, ferner *Geflügel*fleisch mit Ausnahme von *Gans* und *Ente*, bei denen es allerdings oft zweifelhaft ist, ob es nicht die Fette dieser Vögel sind, wie es z. B. beim Verf. sicher der Fall ist. Beim Fleisch der *Fische* bestehen ebenfalls Unterschiede: das der *Süßwasser*fische kommt viel seltener in Betracht als das der *See*fische. Aber auch da bestehen Unterschiede: so scheint besonders *Herings*fleisch allergisch zu wirken, wobei allerdings wohl der Kochsalzgehalt zuweilen das eigentliche Allergen darstellt. Wie kompliziert die Verhältnisse auf diesem Gebiete liegen können, illustriert am besten folgender Fall:

Der etwa 5jährige Knabe einer Patientin, welche selbst gegen Ei und Schweinefleisch allergisch war (Handekzem, fälschlich als Kontaktekzem durch Waschmittel angesehen!) war von früh an so hochgradig empfindlich gegen Fisch *jeder* Art, daß schon Berührung der Lippen mit diesem sofort eine Anschwellung hervorrief. Auffallenderweise wurde gegen *Aal*fleisch in jeder Form (gekocht, geräuchert, mariniert) eine Andersempfindlichkeit nicht festgestellt. Besonders merkwürdig an dem Fall ist noch, daß das Kind das instinktiv gewußt hat, wie die sehr intelligente Mutter festgestellt hatte.

Diese letztere Beobachtung gibt uns Veranlassung, hier eine für die Praxis sehr wichtige Bemerkung einzuschieben: Beim Kleinkind kann man mit einer gewissen Wahrscheinlichkeit annehmen, daß es ein Nahrungsmittel nicht „verträgt", wenn es dieses von früh auf spontan refüsiert. Wenn ein Kind also Spinat, Spargel, Ei oder dergl. nicht essen mag, liegt vielfach nicht eine kindliche Laune, sondern eine instinktive Abwehr vor, der *Rechnung zu tragen ist.* Anders dagegen beim Erwachsenen. Bei diesen kann man immer wieder beobachten, daß Patienten geradezu süchtig auf einen Stoff, z. B. Zucker oder Schokolade sind, obwohl sie genau wissen, daß sie ihn nicht „vertragen".

Daß gewisse im Wasser lebende *Schalentiere* (Krebse, Hummern, auch Austern) häufig als Allergene wirksam sind, ist auch in Laienkreisen bekannt.

Hier anzuschließen sind die beiden wichtigen Nahrungsmittel *Eier* und *Milch.* Bei ihnen handelt es sich ja nicht nur um den Gehalt an Eiweiß, sondern auch an Fetten. Bei Eiern ist daher genau zswichen dem *Eiklar* und dem *Eigelb* zu unterscheiden, was bei den verschiedenen Testen von Bedeutung ist. Daß auch schon ihre Herkunft wesentlich ist, kann von vornherein erwartet werden. Praktisch bezieht sich das allerdings nur auf den Unterschied zwischen Hühner- und Enteneiern, andere Sorten (Möwen, Kiebitz, Gans) werden bei uns nur selten bzw. nicht regelmäßig konsumiert. Als Allergene stehen die Eier entschieden mit an der Spitze, und dasselbe muß leider auch von der *Milch* gesagt werden. Das bezieht sich aber *nicht* auf die Milchprodukte *Sahne* und *Weißkäse* (Quark), welche erstaunlich selten allergogen sind. Daß auch Ammenmilch zu allergischen Erscheinungen führen kann, ist bekannt. Es hängt anscheinend meist von der Nahrung der Stillenden ab.

So vertrug ein Säugling die Milch einer bestimmten Amme nicht im Gegensatz zu der von einer anderen. Als Ursache konnte bei jener der regelmäßige Genuß von rohen Eiern festgestellt werden (zit. n. URBACH).

Ähnliche Beobachtungen macht man gelegentlich auch bei der Kuhmilch (Grün- und Trockenfutter usw.).

Bei den *Fetten* liegen die Verhältnisse bezüglich ihrer Eignung als Allergene ähnlich wie beim Fleisch. Am meisten kommen als solche *Schweineschmalz* bzw. *Speck*, bei dem allerdings der Salzgehalt nicht unwichtig ist ferner *Hammelfett* und *Margarine, Butter* dagegen nicht ganz so häufig in Betracht. Von Ölen scheinen das in USA viel verwandte *Erdnußöl* (Oleum arachidis) sowie das Öl der *Sojabohne* als Allergene an erster Stelle zu stehen. *Olivenöl* ist, wie der hohe Verbrauch in den südeuropäischen Ländern schon vermuten läßt, und wie uns eigene Erfahrung bestätigt, nur ausnahmsweise allergogen. Von den *Pflanzenfetten* ist in dieser Beziehung wenig zu sagen, wir neigen jedoch der Ansicht zu, daß in manchen Fällen von Schokolade-Allergie der Fettgehalt (sog. Kakaobutter, Ol. cacao) das ausschlaggebende sein dürfte.

Aus der Gruppe der *Kohlenhydrate* interessieren vor allem die *Mehle.* Für deutsche Verhältnisse steht da an erster Stelle das *Roggenmehl*, ferner *Hafermehl* bzw. *Haferflocken.* Für Südosteuropa kommt ganz besonders das *Mais*mehl in Betracht, auch für USA (Corn flakes).

Dies traf übrigens bis jetzt auch für Berlin zu, da infolge der Blockade Maismehl zu Speisen und zur Streckung des Brotmehls reichlich verwandt wurde.

*Weizen*mehl-Allergie kommt zwar vor, ist aber gegenüber Roggenmehl doch etwas seltener.

Nebenher sei erwähnt, daß auch die sog. Mehlverbesserungsmittel als Allergene, allerdings fast stets durch Kontakt mit der Haut, wirken. Auch Mehlstaub wirkt gelegentlich in gleicher Weise.

Von weiteren Hauptnahrungsmitteln dieser Gruppe sind *Reis* und *Kartoffeln* zu erwähnen. Während Reisallergie recht selten ist, kann das nach unseren langjährigen Beobachtungen von der Kartoffel keineswegs behauptet werden. Das muß im Gegensatz zu ADELSBERGER und MUNTER ausdrücklich betont werden. Dem Praktiker kann gar nicht eindringlich genug geraten werden, an die Möglichkeit einer Kartoffelallergie zu denken.

Hier anzuschließen sind die *Hülsenfrüchte: Bohnen, Erbsen, Linsen, Sojabohnen.* Sie müssen sämtlich als durchaus nicht seltene Allergieerzeuger angesehen werden.

Von den *Gemüsen*, dazu rechnet auch *Sauerkraut*, kann das im allgemeinen nicht gesagt werden, mit Ausnahme des schon oben erwähnten Spargels, der Tomaten und des Spinat. Auffallend häufig werden die verschiedensten Obstarten, einschließlich Weintrauben und Citrusfrüchte (Apfelsinen, Mandarinen, Citronen, Grape fruit), als Allergene festgestellt. Bezüglich der Erdbeeren ist dies schon länger allgemein bekannt. Aber auch da gibt es merkwürdige Unterschiede.

Einer meiner Patienten erwies sich hochgradig empfindlich gegen Walderdbeeren, während er Gartenerdbeeren anstandslos „vertrug".

In geschmortem Zustand ist die allergogene Eigenschaft der Obstarten deutlich vermindert, wie man immer wieder feststellen kann.

Es muß aber darauf hingewiesen werden, daß auch *Obstmarmeladen* als Allergene in Frage kommen können. Zu beachten ist dabei allerdings, daß unter Umständen auch der hierfür verwendete *Zucker das* Allergen ist.

Ein sehr wichtiger Punkt sei schließlich noch angemerkt: Die Bedeutung der *Zubereitung* der Nahrungsmittel. Allgemein läßt sich sagen, daß die allergogene Eigenschaft durch Hitzeeinwirkung (Kochen, Braten, Schmoren, Rösten) vermindert, öfters sogar völlig aufgehoben wird. Räuchern (Bücklinge, Flundern, Aal) erzeugt dagegen zuweilen erst Allergennatur bei einem sonst „vertragenen" Fisch. Für die Praxis ist ferner wichtig, daß bei den Fetten und Mehlen das sog. Bräunen das Gegenteil bewirken und eine — vorher nicht vorhandene — „Unverträglichkeit" im Gefolge haben kann.

In dieser Hinsicht ist auch die Rolle der *Gewürze* nicht zu vergessen. Hier sind zu nennen insbesondere *Zwiebeln, Lauch* (Porree), während *Pfeffer* erfahrungsgemäß weniger in Betracht kommt. Sehr häufig ist dagegen die Allergie gegen *Kochsalz.* Dieses rangiert unter den Nahrungsallergenen zweifellos an *erster Stelle.*

Von Genußmitteln sind *Kaffee* und *Tee*, gemessen an dem hohen Verbrauch, relativ selten anzuschuldigen, anders dagegen die *Ersatzmittel.* Das bezieht sich besonders auf den „Austauschkaffee" und den *Pfefferminztee.* — Bezüglich des *Alkohol* ist festzustellen, daß der reine Sprit (C_2H_5OH) nur in beschränktem Umfange allergogen ist. Wenn alkoholhaltige Getränke in Frage kommen, sind es höchstwahrscheinlich die in ihnen mitenthaltenen aromatischen und sonstigen Geschmacksstoffe (Säuren usw). Das bezieht sich besonders auf die *Wein*sorten: *Weiß*weine stehen da voran, *Rot*wein erheblich zurück, wie WILHELM BUSCH ja schon ganz treffend bemerkt hat. Daß *Biere* je nach Sorte sehr unterschiedlich wirken, kann immer wieder beobachtet werden. Ähnliches ist auch vom *Tabak* zu sagen. Wir konnten mehrfach deutliche Unterschiede zwischen „Ami-Zigaretten" (*29*) und solchen anderer Herkunft feststellen. — Schließlich ist noch der s. Z. viel verwandte *Süßstoff* (Saccharin) als sehr häufig in Betracht kommend zu erwähnen. S.a. „Rangliste" der Nahrungsallergene *(29a).*

Gewerbliche und ihnen nahestehende Allergene.

Bei dieser Gruppe handelt es sich nicht nur um die in Gewerbebetrieben vorkommenden Allergene (Tab. 2 A), sondern auch um noch eine Anzahl andere, die mit jenen in einem gewissen Zusammenhange stehen. Das sind zunächst diejenigen, die bei Liebhaberbeschäftigungen in Betracht kommen, wie z. B. Pflanzenzüchterei, Tierhaltung, gewisse Sportarten usw. (Tab. 2 B). Eine weitere Gruppe bilden die gewerblich hergestellten Stoffe im menschlichen Gebrauch, insbesondere solche der Bekleidung und Ausrüstung, (Brillen, Armbänder, Streichholzschachteln usw., Telefonhörer, Stock- und Schirmgriffe, Spielfiguren (Mah Jongg). (Tab. 2 C).

Eintrittspforte für alle diese Allergene ist nahezu ausschließlich die *Haut.* Bei einigen kann ihre „Einverleibung" auch durch den Respirationstrakt infolge Einatmung erfolgen, wie das z. B. beim Terpentin und Hg der Fall ist.

Tabelle 2. Die idiosynkrasischen Allergene.

A. Gewerblich verwandte Stoffe (sog. Kontaktallergene).

Gewerbe	Verwendungszweck	Art der Stoffe
1. Automobilbetrieb	Treib- und Schmierstoffe	Benzin (bes. mit Bleigehalt), Schmieröl
2. Bäckerei u. Konditorei	Backzusätze — Mittel zum Bleichen des Mehls u. zur Verbesserung der Treibfähigkeit	Zucker, Ammonium- bzw. Kaliumpersulfat, (Porit, Novadelox usw.) aber auch das Mehl selbst
3. Baugewerbe	Bindemittel	Kalk, Zement, Chlorcalcium, Chlormagnesium, Wasserglas u. a. (sog. Schnellhärter)
4. Friseurgewerbe	Bleich- u. Färbemittel	H_2O_2, Ursol
5. Gärtnerei, Landwirtschaft, Weinbau	Dünge- u. Pflanzenschutzmittel	Thomasmehl, Kalisalze, arsenhaltige Mittel (Nosparsen usw.)
6. Galvanisation	Bäder — Reinigungsmittel	
7. Graphisches Gewerbe	Druckerschwärze und deren Lösungsmittel — Bäder für Reproduktion — Letternmetall	Blei, Antimon
8. Holzbearbeitung	Exotische und einheimische Hölzer	Makassar-, Teakholz usw.
9. Konservenindustrie	Obst- u. Gemüsesaft—Konservierungsmittel	Spargel, Benzoe- u. Oxalsäure
10. Krankenpflege, Apothekerei, Drogenverkauf, Entwesung	Desinfektionsmittel — Arzneistoffe	Sublimat, Sagrotan u. a. kresolhaltige Mittel. Ipecacuanha, Salvarsan, Penicillin
11. Küchen- u. Haushaltsbetrieb	Reinigungs- u. Putzmittel	Seifen, Soda, Persil, Ata, Imi, Bohnerwachs und -Öl
12. Kürschnerei u. Lederzurichtung	Fellfarben und Gerbmittel	Ursol, Chromsäure
13. Malerei einschl. Kunst	Farben — Grundierungs- u. Poliermittel	Terpentin, Firnis-Lacke bzw. Kunstharzlacke, Nitrocellulose, Chrom
14. Maschinen- und Werkzeugbau	Schmierstoffe	Bohröle, Fette und Ersatzstoffe
15. Photograph. Betriebe	Entwicklerbäder	Metol, Paraphenylendiamin

B. Liebhaberbeschäftigung und Sport

1. Pflanzenzucht	Pflanzen-Düngemittel	siehe A 5
2. Tierhaltung	Körpereigene Stoffe von Haustieren und Vögeln	Haare, Federn, Exkremente
3. Sport	Pferdehaltung	Schuppen, Schweiß

Tabelle 2 (Fortsetzung).

C. Gegenstände im menschlichen Gebrauch, insbesondere der Bekleidung und Ausrüstung, welche allergogene Substanzen enthalten oder aus solchen gefertigt sind.

Gegenstand	Allergen
Brillengestelle	Nickel
Gummiüberschuhe	Mercaptobenzothiazol (Accelerator oder Weichmacher)
Haarspangen	Celluloid
Halsketten, Armbänder, Ohrringe u. dergl.	Galalith und andere Kunstharze (künstl. Bernstein)
Hosenträger	Gummi (synthetisches)
Hüte	Chrom-Schweißleder oder Kunstleder (Kunstharzimprägnierung von Ledersatz)
Kleiderstoffe	Gewebsappreturen (Kunstharz) — Faserhärtungsmittel
Kleister	Formaldehyd (zum Konservieren)
Musikinstrumente	Cocoboloholz, Colophonium (für Violinbogen)
Schreibutensilien	Kohlepapier (Lacküberzug), Federhalter
Socken- bzw. Strumpfhalter	Gummi, Nickel (der Schnallen usw.)
Spielfiguren	Zaponlack (Mah Jongg)
Stiefel und Schuhe	Chromleder, Schuhkappensteife, Anilin, Igelit
Stock- und Schirmgriffe	Verschiedene Lacke
Streichholzschachteln	Phosphorsesquisulfid der Reibfläche (Alutan)
Telefongriffe u. Muscheln (Radiohörer)	Bakelit, Acridin bzw. Gemisch von Anthrazenölen und Steinkohlenteer
Uhrenarmbänder	Chrom (als Auflage), Nickel, Chromleder, Elastikglas
Unterwäschestoffe (aus Baumwolle, Kunstseide)	Imprägniermittel (Oleoresina), Faserhärtungsmittel (Kupfervitriol, H_2SO_4 usw.)
Zahnprothesen (auch Plombenmaterial)	Kunststoffe (Amalgamfüllungen)
Zeitungen	Druckerschwärze, Terpentin

In seltenen Fällen mag auch der Verdauungstrakt in Frage kommen, wenn diese Allergene unbeabsichtigterweise in den Mund gelangen. Die Tabellen erheben auf Vollständigkeit durchaus keinen Anspruch. Es kommt uns auch dabei wieder darauf an, das praktisch Wichtige zu bringen. Vollständigkeit wird in dieser Hinsicht wohl niemals zu erreichen sein, jede Zusammenstellung würde hinter den augenblicklichen Verhältnissen hinterherhinken, da dauernd neue Stoffe aufgefunden oder als Allergen wirksam erkannt werden.

Arzneistoffe und Kosmetika.

Bei den Arzneistoffen liegt der Fall vor, daß — im Gegensatz zu den übrigen idiosynkrasischen Allergenen — bei ihnen sämtliche Eintrittspforten in Betracht kommen. In Tabelle 3 ist der Versuch unternommen, eine Übersicht über die in der Praxis am meisten zu beachtenden Allergene zu geben, und ebenso über die sich hier eng anschließenden Kosmetika. Ihre große Bedeutung liegt angesichts des Schönheitskults unserer heutigen Frauen auf der Hand.

Tabelle 3. Arzneistoffe[1].

Eintrittspforte	Allergene
Haut epidermal	Anästhesin — Novocain — Jodtinktur — Quecksilberpräparate — Menthol — Schwefelsalbe — Resorzin — Suprarenin — MP-Puder — Desinfizientien
subcutan bzw. intramuskulär	Novocain — Goldsalze — Quecksilber — Wismut — Heilserum, Eigenblut (selten!) — Tuberkulin — Penicillin — Streptomycin
Verdauungstrakt	Aminopyrin (Amidopyrin, Pyramidon, Dimethylaminophenyldimethylpyrazolonum) — Antipyrin (Pyrazolonum phenyldimethylicum) — Luminal (Phenobarbital) — Aspirin (Acidum acetylosalicylicum) — Phenolphthalein — Barbitursäure-(Malonylharnstoff)-derivate — Sedormid (Isopropyl-Allyl-Acetyl-Carbamid) — Sulfonamidpräparate — Chinin — Atebrin — Pfefferminztee — Brunnenwässer
Respirationstrakt	Quecksilber — Ipecacuanha
Urogenitaltrakt	Jodhaltige Kontrastmittel für retrograde Pyelographie. (Perabrodil, Uropac) — Anaesthetica für Blase und Urethra.
Blutkreislauf	Salvarsan — Calciumpräparate
	Kosmetika als Allergene
Haut- und Schleimhäute	Haarfärbemittel (Ursol) — Haardauerwellenmittel — Kopfwaschmittel — Wimperntusche — Nagellack — Lippenstifte — Parfüme (bes. Bergamott-Öl-haltige) — Puder (Veilchenwurzel) — Seifen — div. Hautcreme — Mundwässer (Salol) — Zahnputzmittel

Aeroplankton (Luftallergene).

Es ist das Verdienst STORM VAN LEEUWENs, auf die Bedeutung von Staubbestandteilen der Luft für die Asthmapathogenese hingewiesen zu haben. Schon vor ihm war in gelegentlichen kasuistischen Mitteilungen darauf aufmerksam gemacht worden, so von PASTEUR VALERY-RADOT und HAGENEAU (Pferdeschuppen), FRUGONI (Kaninchenhaare), BAAGÖE (Katzenhaare) u. a. STORM VAN LEEUWEN hat seine Untersuchungen auf alle möglichen Staubarten (Wohnungs- und Außenluftstaub) ausgedehnt. Er konnte durch zahlreiche Versuche sowohl die Entstehung von Asthma bei Tier und Mensch wie auch die Verhütung desselben durch „Sanierung" der Einatmungsluft dartun. Verf. hat das gleiche dann (1927) auch für gewisse Fälle des exsudativen Ekzematoid nachgewiesen. Neuerdings hat FEINBERG — anscheinend ohne Kenntnis unserer früheren Arbeiten — auf die Rolle der Luftallergene beim spätexsudativen Ekzematoid (atopic disease) aufmerksam gemacht, ebenso COCA.

Während STORM VAN LEEUWEN die Bezeichnung „Klima-Allergene" prägte, ziehen wir vor, von *Aeroplankton* (*30*) zu sprechen, da wir einen regelmäßigen und unbedingten Zusammenhang mit dem Klima nicht für gegeben halten. Auch der Ausdruck Luftallergene erscheint uns nicht ganz zutreffend. Handelt es sich doch in erster Linie nicht um chemische Bestandteile der Luft selbst, sondern um Beimengungen zu ihr. Diese können fester und flüchtiger (gasförmiger) Natur sein. Sie stammen aus dem „Milieu" des Kranken, seiner Wohnung, Arbeitsstätte oder sonstigen Aufenthalt. Wenig beachtet, aber nach unseren Erfahrungen oft in Betracht kommend, ist der Gehalt der Luft an Sporen von Schimmelpilzen sowie von Hefen. Die Abb. 4—7 geben davon ein anschauliches Bild. Tabelle 4 gibt einen Überblick über die wichtigsten in Betracht kommenden Allergene und ihre Herkunft.

[1] Es wurden nur die für die Praxis wichtigsten Mittel aufgeführt.

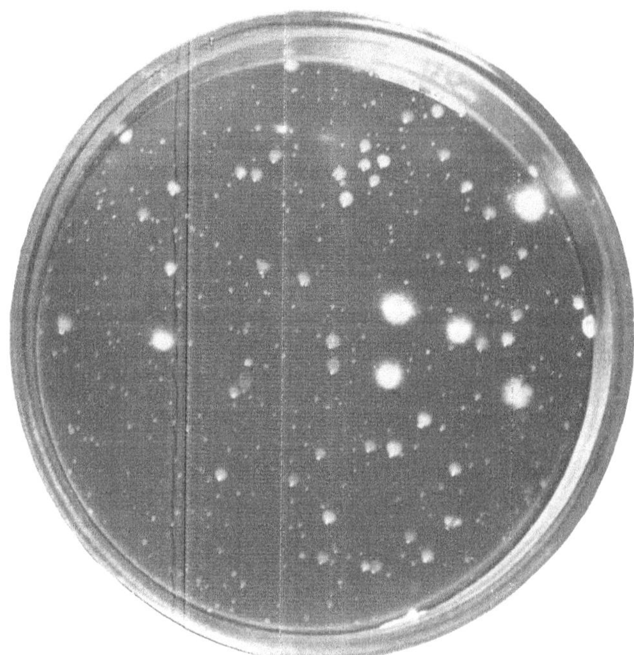

Abb. 4. Kulturen von Aeroplankton.

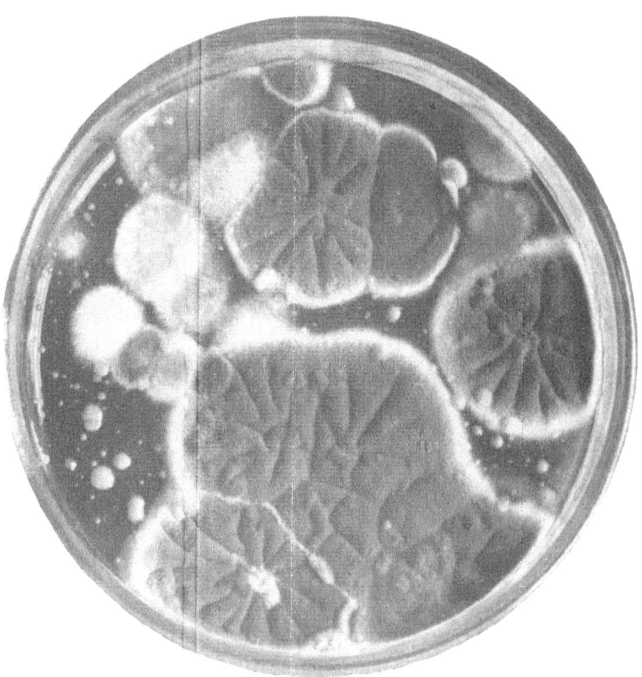

Abb. 5. Kulturen von Aeroplankton.

Abb. 4–7. Die Abbildungen zeigen das Wachstum von Schimmelpilzen und Hefen auf Petrischalen mit Spezialnährboden nach 6 Std. Aussetzen in unbewegter Luft (verschlossenes Zimmer des Krankenhauses nach SO gelegen). Abb. 4 und 5 1. Stock, Abb. 6 und 7 2. Stock). Wachstum bei Abb. 4 und 6 nach $2^1/_2$, Abb. 5 und 7 dieselben Schalen nach $5^1/_2$ Tagen.

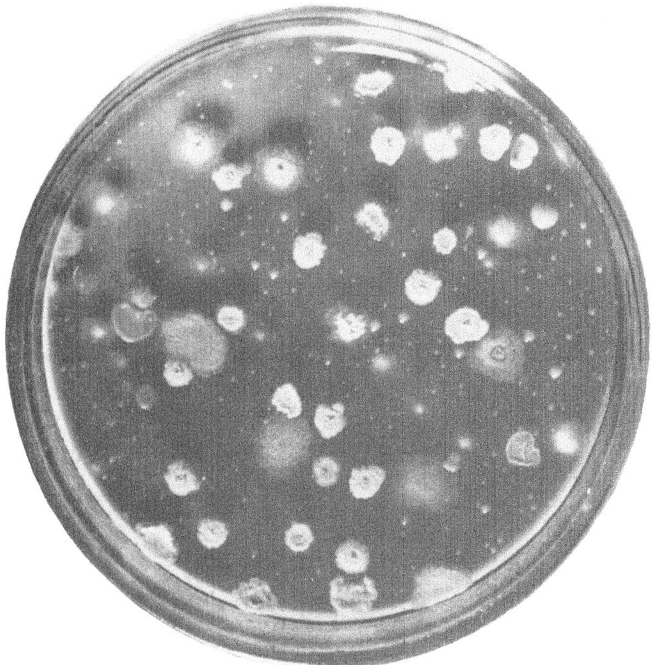

Abb. 6. Kulturen von Aeroplankton.

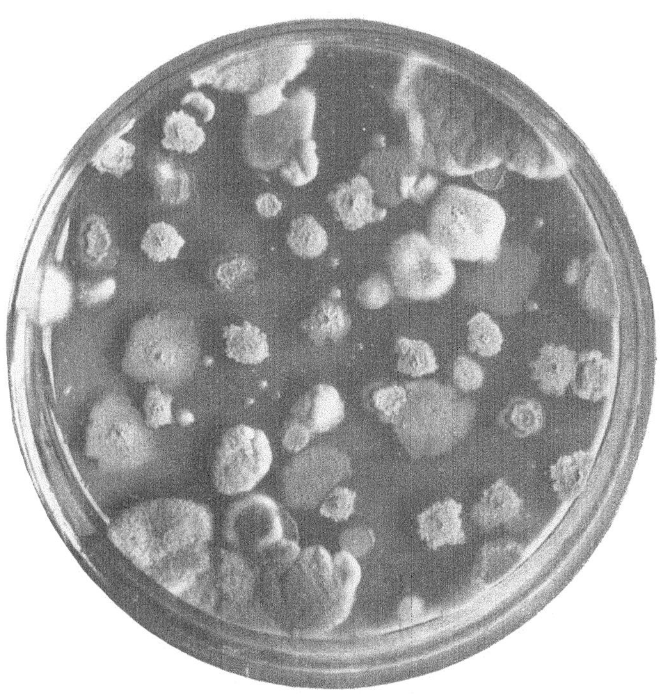

Abb. 7. Kulturen von Aeroplankton.

Tabelle 4. Luftallergene – Aeroplankton.

Allergene	Gewerbliches Vorkommen	Wohnung usw., Liebhaberei
	A. Tierische Herkunft	
1. Haare, Wolle	Polsterei, Wollverarbeitung, Nutriazucht	Hunde, Katzen-, Kaninchenhaltung, Zimmer (Teppiche)
2. Federn	Geflügelhaltung	Stubenvögelhaltung Schlafzimmer (Kissen)
3. Tierhautschuppen	Pferde-, Kuh-, Schaf-, Ziegenhaltung	Wie zu Nr. 1
4. Tierexkremente	wie zu Nr. 2	Wie zu Nr. 2
5. Insekten, Milben	Müllerei (Getreidemilben), Bienenzucht	
	B. Vegetabile Herkunft	
1. See- u. Alpengras, Kapok	Polsterei	
2. Holzstaub	Holzverarbeitung	
3. Pflanzenhaare u. -pollen	Gärtnerei	Blumenzucht (Primeln, Zimmerlinden, Begonien)
4. Schimmelpilzsporen	(gelegentlich; diverse Betriebe)	Zimmeraufenthalt
5. Arzneien, Drogen, Verbandsstoffe	Apotheken (Ipecacuanha), Drogerien, Krankenpflege	
6. Mehl- u. Verbesserungsmittel	Bäckerei	Hausbäckerei
7. Kolonialwaren	Fachbetriebe für Rohkaffee und Tabak	
	C. Chemische Substanzen	
1. Farbstoffe	Kürschnerei (Ursol), Friseurbetrieb	
2. Terpentin	Malerei (Gewerbe)	Malerei (Kunst)
3. Eisenrost	Metallbetriebe	
4. Gerüche	Pferdehaltung, Kosmetik	

Stoffe tierischer Herkunft.

In diese Gruppe gehören einmal tierische „Gifte“, welche durch Stich oder Biß in die Haut gelangen. Sie stammen fast sämtlich von Insekten oder Milben. Soweit diese „blutsaugend“ sind, hat sich O. Hecht eingehend damit beschäftigt. In Anlehnung an ihn und in Erweiterung auf die nichtblutsaugenden Insekten ist in Tabelle 5 der Versuch gemacht, eine Übersicht zu geben. Die Wirkung der Gifte ist vermutlich meistens eine „komplexe“, d. h. sowohl toxergisch wie allergisch. Nach Benson ist die allergische Hautreaktion bedingt durch Substanzen, die sich im Körper der Insekten befinden und mit dem Speichel ausgeschieden werden. Nach ihm ist zu unterscheiden zwischen der Sofortreaktion und der Spätreaktion, welche nach 24—48 Std. als umfangreiche schmerzhafte Rötung und Schwellung auftritt, die mehrere Tage anhält. Die erstere wäre nach unserer Auffassung als toxergisch, die letztere als allergisch bedingt anzunehmen. Daß diese Reaktionen nicht nur an der Haut in Erscheinung treten, beweist die Selbstbeobachtung von Kalk. Dieser Autor beschreibt eine schwere allergische Allgemeinerkrankung nach einem Insektenstich.

Bekannt ist ein durchaus individuelles Verhalten der Haut auf die Stiche bzw. Bisse von Insekten und Milben. Volle Klarheit über die Pathogenese der entstehenden Hautreaktionen oder über das Ausbleiben derselben ist vorläufig nicht zu gewinnen. Die Frage, ob das erstere, wie Hecht anzunehmen geneigt ist, in jedem Falle als allergische Reaktion zu deuten ist, ist einwandfrei noch nicht geklärt. Auch die Meinung, daß das Ausbleiben einer Reaktion als

Tabelle 5. Allergene tierischer Herkunft (außer den schon in Tab. 4 erwähnten).

Klasse	Ordo	Spezies	Allergische Reaktion: Organ	Art [1]
Arthropodae	Acarina	Acarus siro (Krätzemilbe) Acarus equi (Räudemilbe) Acarus gallinae (do).	Haut	Papel
		Acarus tritici (Getreidemilbe)	Haut	Papel
Insectae	Hemiptera	Cimex lectularius (Bettwanze)		Quaddel
		Cimex rotundatus	Haut	Quaddel
		Pediculus capitis (Kopflaus)	Haut	Papel
		Pediculus vestimenti (Kleiderlaus)	Haut	Papel
		Phthirius pubis (Filzlaus)	Haut	Papel
		Notonecta glauca (Wasserwanze)	Haut	Papel
	Hymenoptera	Apis mellifica (Honigbiene)	Haut	Quaddel
		Vespa vulgaris L. (Wespe)	Haut	Quaddel
		Vespa crabro L. (Hornisse)	Haut	Quaddel
	Lepidoptera	(Schmetterlinge) div. Raupen	Haut	Dermatitis
	Diptera	Culex-, Anopheles-, Aedes-arten Tabanidae (Bremsen) Pulex irritans (Menschenfloh)	Haut	Quaddel
Vermes	Ascaridae	Ascaris lumbricoides (Menschenspulwurm) Ascaris megalocephala (Pferdespulwurm)	Haut, Lunge	Urticaria, eosinophile Lungeninfiltrate Asthma
	Cestodes	Taeniidae usw. (Bandwürmer)	Haut	Urticaria

Immunitätserscheinung aufzufassen sei, ist vorläufig durchaus nicht bewiesen. Daß nach Insektenstichen Antikörperbildung statthaben kann, wurde von Hecht durch den positiven Ausfall des Prausnitz-Küstner-Versuchs dargetan. Es ist ferner gelungen, durch wiederholte Sticheinwirkung eine Verminderung oder Ausbleiben der Hautreaktionen zu erzielen. Es liegt nahe, dies als Desensibilisierungsphänomen aufzufassen. Aber auch das ist nicht sicher, da nach Hecht die passive lokale Sensibilisierung mit dem Serum aller reagierenden Patienten nicht gelingt. Die vielfach sehr prompte Wirkung antiallergischer Präparate (Antistin, Aspasan usw.) bei Bienen- und Wespenstichreaktionen dürfte als Beweis für deren allergische Genese anzusehen sein. Erwähnt sei schließlich noch, daß die lokale Sensibilisierung (im Pr.-K.-Versuch) streng artspezifisch ist. Auf Einzelheiten bezüglich der Reaktion des Menschen auf diese Gifte kann hier verzichtet werden.

Ein für die Praxis wichtiger Punkt sei jedoch gestreift: Die in Laienkreisen vielfach geäußerte Ansicht, daß gewisse Insekten bestimmte Personen nicht „angehen", andere dagegen ganz besonders häufig von ihnen angenommen werden, mag zwar teilweise sinnesphysiologisch (Geruch) erklärbar sein, das soll keineswegs bestritten werden. Denken muß man aber auch daran, daß es sicher Menschen gibt, welche auf die Stiche, bzw. Bisse der Insekten nicht reagieren. Eine einwandfreie Deutung dieses Phänomens ist nach dem oben Gesagten z. Z. nicht möglich.

---

[1] Die Unterschiede zwischen Papeln und Quaddeln sind vielfach unscharf. Es handelt sich hier nur um ungefähre Anhaltspunkte.

Körpereigene Stoffe.

Unter körpereigenen Stoffen verstehen wir Schweiß, Hauttalg und Hautschuppen des Menschen. Wenn sie auch nicht allzu häufig als Allergene wirksam sind, können sie doch nicht übergangen werden. Beim *Schweiß* ist vor allem die von ihm erzeugte Urticaria zu erwähnen. Welche Bestandteile dieses Exkretes allerdings im Einzelfalle oder allgemein in Frage kommen, ist bei seiner komplexen Natur zur Zeit nicht zu sagen.

Bezüglich des *Hauttalges* neigen wir der Auffassung zu, daß beim seborrhoischen Ekzematoid auch an eine Allergenwirkung des Fettes gedacht werden muß. Wir sind uns bewußt, daß im Vordergrunde wohl die „toxische" Wirkung sowie die von Bakterienenzymen steht, möchten aber doch glauben, daß auch eine allergische Wirkung — mindestens in gewissen Fällen — nicht auszuschließen ist. Ich habe schon vor Jahren auf die besondere Neigung der Seborrhoiker zu Ekzemen hingewiesen, was später BARTHÉLEMY bestätigt hat. Nun kann es ja sehr wohl sein, daß der Status seborrhoicus zu allergischer Reaktion besonders disponiert, das darf nicht vergessen werden. Nach Analogie der Schweißwirkung kann aber doch eine allergogene Wirkung des Hautfettes nicht a limine abgelehnt werden.

Daß *Hautschuppen* allergische Reaktionen hervorrufen können, wenn sie von menschlicher Haut stammen, hat STORM VAN LEEUWEN durch den häufig positiven Hauttest auf Menschenhautschuppen zuerst nachgewiesen. Dies ist durch Arbeiten meiner Freiburger Klinik als zutreffend erkannt worden. Auch klinische Beobachtung bestätigt das gelegentlich.

Einer meiner Patienten erlitt jedesmal einen Asthmaanfall, wenn er abends sein Taghemd zum Ablegen über den Kopf streifte. Nach Abstellung dieser Gewohnheit blieben die Anfälle aus.

Hierwegen wird auch verständlich, weshalb der Respirationstrakt in der Tabelle 1 aufgeführt ist.

Anhangsweise möge hier auf die von JEGOROW vertretene Theorie der allergischen Bedingtheit der sog. *Schwangerschaftstoxikosen* hingewiesen werden. Unter die letzteren rechnet man herkömmlich die Eklampsie, die Hyperemesis gravidarum, Nephropathien, Ödeme sowie den recht seltenen Herpes gestationis. Auch Urticaria wäre einzubeziehen, da sie als „häufigste Dermatose in Schwangerschaft und Wochenbett" bezeichnet wird (WIESE). JEGOROW nimmt nun an, daß die *normalen* Stoffwechselprodukte einer *normalen* Frucht und ihrer Eihüllen, einschließlich Placenta, bei Schwangeren eine allergische Reaktionslage durch Sensibilisierung schaffen können. Es sind dies also Stoffe, die man in etwas erweitertem Sinne als „körpereigen" bezeichnen kann. Das Vorliegen einer spezifisch-allergischen Disposition ist dabei eine selbstverständliche Voraussetzung. Die Auslösung soll durch die konstante Zuführung der genannten Stoffwechselprodukte als homologe Allergene erfolgen. Diese Auffassung wird gestützt durch tierexperimentelle Untersuchungen von JUNGHANS sowie durch den guten Erfolg einer Behandlung mit dem Antihistaminmittel Antistin. WIESE konnte durch intravenöse Zuführung von 2 cm³ Antistin, 3 mal täglich, den Eklampsieanfall unterdrücken. Ähnliche Beobachtungen werden auch von DOUGRAY hinsichtlich der Wirkung der sog. Antihistamin-Mittel bei Schwangerschaftserbrechen mitgeteilt. Nach diesem Autor hat KAPELLER-ADLER bereits 1941 auf die Möglichkeit der Histaminvergiftung bei Gravidität aufmerksam gemacht. — Die erwähnten Untersuchungen von JUNGHANS ergaben, daß es beim Tier gelingt, durch Zuführung von Extrakt junger Feten krankhafte Veränderungen in der Leber und Niere zu erzeugen, die denen bei Eklampsie bzw. Präeklampsie vollkommen ähnlich sind. Auch ergaben Intracutanprüfungen mit Fetenextrakt im letzten Drittel der Schwangerschaft eine erhöhte Empfindlichkeit gegen diesen.

Es kann vorläufig dahingestellt bleiben, ob und wieweit die angeführte Theorie Berechtigung hat. Immerhin muß darauf hingewiesen werden, daß WERLE und EFFKEMANN keine Erhöhung der Histamin-Ausscheidung im Schwangerenurin feststellen konnten. Sie führen dies auf die hohe Fähigkeit des Schwangerenblutes zur Histamin-Entgiftung und den hohen Histaminase-Gehalt der Niere zurück.

Ob auch noch andere körpereigene Stoffe in Betracht kommen, kann zur Zeit nicht gesagt werden. Immerhin ist darauf hinzuweisen, daß Urin vielleicht in Betracht kommt. Es mag z. B. sein, daß die beim Säugling an den Nates und Oberschenkeln vorkommende Hautaffektion „Erythema papulosum glutaeale" weniger auf die „Reizung", d. h. toxische Wirkung des alkalischen Urins, sondern auf eine allergogene Wirkung desselben zurückzuführen ist.

Die Beziehungen zwischen Infektionsallergie und Idiosynkrasie.

Allgemeines.

Was unter Infektionsallergie und Idiosynkrasie zu verstehen ist, wurde in früheren Abschnitten bereits gesagt. Vorausgesetzt wurde die Annahme, daß bei beiden Formen der Allergie der der allergischen Reaktion zugrunde liegende „Mechanismus" prinzipiell der gleiche ist. Dies setzt demgemäß voraus, daß bei ihnen mindestens die zur Sensibilisierung führenden Vorgänge ihrer Art nach identisch sind. Daß dem in der Tat so ist, läßt sich aus folgendem ableiten: Es ist sowohl experimentell wie durch klinische Beobachtung als erwiesen anzusehen, daß beiden Allergieformen eine Antigen-Antikörper-Reaktion zugrunde liegt. Es ist ferner erwiesen, daß die gleiche klinische Morphe (Krankheit) sowohl bakteriell wie idiosynkrasisch bedingt sein kann (s. klinischer Teil).

Äußerst wichtig ist die sich zwangsläufig hier anschließende Frage nach den pathogenetischen Beziehungen beider Allergieformen zueinander. MORO und KELLER hatten, wie oben erwähnt, ganz allgemein festgestellt, daß einer Sensibilisierung durch ein bestimmtes Allergen eine Auslösung durch ein anderes Allergen folgen könne, diese „induziert" und nannten das Parallergie. Damit war die ursprüngliche Annahme, daß eine Auslösung nur durch das homologe oder ein nahe verwandtes Allergen erfolgen könne, widerlegt.

Es ist nun das Verdienst NORRLINDs aus der Klinik HELLERSTRÖMs, nachgewiesen zu haben, daß idiosynkrasische Allergiebereitschaft neben bakteriell bedingter vorkommt. In einer groß angelegten Studie stellte er fest, daß bei Prurigo BESNIER, der von mir als spätexsudatives Ekzematoid bezeichneten Hautaffektion, eine Reaktionsbereitschaft nach beiden Richtungen vorhanden sein kann. Nach den Untersuchungen des Verf. und seiner Schüler liegt primär bei dieser Erkrankung nahezu stets eine Idiosynkrasie gegen Nahrungsmittel, evtl. auch gegen Arzneistoffe, Genußmittel und Aeroplankton vor. HILL und SULZBERGER haben das später bestätigt. NORRLIND wies nun nach, daß bei mehr als einem Drittel seiner Fälle bei interkurrenten Infektionen des oberen Respirationstraktes die Hauterscheinungen wieder aufflammten. Darüber hinaus ergaben die mit den entsprechenden Bakterien-Vaccinen durchgeführten Hauttestungen ein positives Resultat. Die von dem Autor gleichzeitig vorgenommenen Testungen mit Histaminlösung fielen bei den bakteriell wie den idiosynkrasisch bedingten Formen in gleicher Weise *positiv* aus. Aus alledem geht somit deutlich hervor, daß engste Beziehungen zwischen beiden Formen der Allergie bestehen müssen.

Weitere Beiträge zu dieser Frage liefert die klinische Beobachtung, und zwar in zweifacher Hinsicht. Es lassen sich einmal bei Patienten, welche an Affektionen idiosynkratischer Natur leiden, sowohl bei ihnen selbst wie in der Blutsverwandtschaft gehäuft vorkommende infektions-allergisch bedingte Affektionen nachweisen. Es wird ferner beobachtet, daß im Anschluß an eine bakteriell bedingte Sensibilisierung eine idiosynkratische Reaktionsbereitschaft auftreten kann.

Bezüglich des ersteren Phänomens sei auf die Tabelle 6 verwiesen. Zur Erläuterung — auch für die im klinischen Teil näher zu besprechenden Probleme — ist folgendes vorauszuschicken: Es wurde schon in einem früheren Abschnitt (S. 47) davon gesprochen, daß es Krankheiten gibt, welche vorwiegend oder fast ausschließlich allergisch bedingt sind. Das trifft vor allem auf die idiosynkrasisch bedingten zu. Daneben stehen aber Erkrankungen, bei denen im pathogenetischen Geschehen die Mitbeteiligung einer allergischen „Komponente" sicher oder wenigstens sehr naheliegend ist. Bei einer weiteren Gruppe besteht ferner die Möglichkeit, daß dem Krankheitsbild im Einzelfalle entweder eine toxergische *oder* eine allergische Pathogenese zugrunde liegen kann. Sie gehören in der Hauptsache dem bakteriell bedingten Kreise an. Näheres wird darüber im klinischen Teil zu sagen sein. Einige der hierher zu zählenden Affektionen sind bereits aus der Tab. 7 ersichtlich.

Tabelle 6. Obligat allergische und fakultativ allergische Erkrankungen bei 100 Patienten mit manifesten allergischen Hauterkrankungen.

Krankheit	Patient %	Familie %
Rhinitis	37	5
Heufieber	8	21
Asthma	11	28
Sodbrennen	25	14
Appendix-Operation	19	29
Ulcus ventriculi et duodeni	12	10
Achylie	6	3
Obstipation	23	16
Ikterus	14	13
Cholecystopathie	12	22
Pyelitis	22	17
Cystitis	14	7
Migräne bzw. habitueller Kopfschmerz	35	34
Ischias	13	18
Arthritis bzw. Rheuma	30	34
Gicht	1	19
Allergische Hautleiden	100	77

Die in dieser Tabelle wiedergegebenen Zahlen sind von mir persönlich durch eingehende und meist wiederholte Befragung im Laufe von etwa 10 Jahren bei 100 Patienten meiner Privatklientel gesammelt worden. Es handelt sich durchweg um Personen mit einer gewissen Intelligenz und Kenntnis ihrer Familie. Die naheliegende Gegenstatistik bei 100 beliebig ausgewählten Nichtallergikern habe ich leider nicht anstellen können. Diese standen mir in meinem Krankengut nicht zur Verfügung. Ihr Ersatz durch solche der Klinik erschien gerade mit Rücksicht auf die soeben angedeuteten besonderen Eigenschaften nicht angängig. Ist doch der durchschnittliche Klinikpatient oft erstaunlich schlecht schon über eigene frühere Krankheiten, geschweige denn über solche in seiner Blutsverwandtschaft orientiert.

Es bleibt noch das erstmalige Auftreten idiosynkrasischer Affektionen nach voraufgegangener bakterieller Infektion nachzuweisen. Hierzu seien die Krankengeschichten von drei mir persönlich bekannten Ärzten mitgeteilt. Daß solche ärztlichen Selbstbeobachtungen gerade für die Beurteilung des vorliegenden Problems von besonderem Wert sind, braucht kaum besonders betont zu werden.

Fall 1: I. H., 58 Jahre, langjährige Assistentin zweier großer chirurgischer Kliniken. Familie o. B. Als Kind *Masern, Scharlach, Mumps, Windpocken.* Im 31. Jahre *Grippe,*

7 Jahre später *Coliinfektion* am Unterarm, zugezogen bei Operation einer Appendicitis gangraenosa. Im 48. Jahre *Streptokokken-Sepsis* im Anschluß an eine Nasenflügel-Infektion gelegentlich der Spaltung eines Tonsillarabscesses. Behandlung u. a. mit *Prontosil* intramuskulär. 5 Wochen nach anscheinender Heilung plötzlich *Abscedierung sämtlicher Prontosilinfiltrate*; Eiter steril. Bald darauf stellte sich eine *Allergie* gegen *Phanodorm, Eumed, Persedon, Cibalgin* und *Veramon* ein. Sämtliche Mittel waren früher bei gelegentlichem, nie längerem Gebrauch, stets anstandslos vertragen worden. Morphium, Pantopon, Narkotal, Chloräthyl wurden vertragen. Die allergischen Erscheinungen äußerten sich in einer Schwellung beider Handinnenflächen, am Daumenballen und Zeigefinger, sie waren mit äußerst heftigem Juckreiz verbunden. Außerdem traten nach einigen Stunden *Hautblutungen* an den befallenen Stellen auf. Dauer der Erscheinungen 6—8 Stunden bis zu 3 und 4 Tagen. Sehr interessant ist auch die weitere Geschichte: 1 Jahre später *Ulcus*beschwerden. Bei der Operation wurde jedoch ein solches nicht gefunden, dagegen die Gallenblase wegen Cholesterinstein (Prof. Konjetzny) entfernt. 7 Jahre später wurde röntgenologisch ein *Ulcus duodeni* festgestellt.

Fall 2: G. P., Oberarzt einer chirurgischen Klinik, 34 Jahre, Familie o. B. Als Kind *Masern* und *Scharlach,* sehr schwer mit anschließender *Nephritis.* Im 8. Jahr *Appendicitis* (operiert). Später häufig *Tonsillitis.* Im 24. Jahre doppelseitige *Pneumonie, Pleuritis* exsudativa, *Tonsillektomie.* — Anschließend *Nierensteine* aufgetreten. Im 32. Jahre *Zahnwurzelgranulom* (unter Goldkrone) entfernt. Bald danach schwerer *Furunkel.* — 2 Jahre später (Sept. 1947) hochfieberhafte *Enteritis.* Nach 4,0 *Eleudron* intravenös: mäßiges entzündliches Ödem des Genitale und zugleich herpesartige Affektion an der Oberlippe. — November 1947 beginnender *Nasenfurunkel,* abermals Eleudron: nach 20 Min. Jucken, nach 3 Stunden Ödem des Penis. Befund (nach 24 Stunden): mittelgroßer Furunkel am Nasenflügel, Penis und teilweise auch Scrotum stark ödematös und entzündlich gerötet, stellenweise Nässen. Rasche Rückbildung aller Erscheinungen (Furunkel und Dermatitis) unter Penicillininjektionen ($^1/_2$ Mega E). Nach 1 Woche vollkommen geheilt.

Beide Fälle zeigen also ein Auftreten von idiosynkrasischen Reaktionen im Anschluß an voraufgegangene Infektionen. Fall 1 ist insofern besonders bezeichnend, als hier mit Sicherheit frühere idiosynkrasische Reaktionsbereitschaft ausgeschlossen werden kann. Im Falle 2 liegen in dieser Beziehung die Verhältnisse nicht so klar. Dagegen zeigt er ebenso wie Fall 1 das Nebeneinander von idiosynkrasischen und infektionsallergisch bedingten Affektionen.

Als 3. „Arztfall" kommt derjenige meines früheren Freiburger Kollegen, des Internisten Prof. Königsfeld hinzu, der als Selbstbeobachtung publiziert und mehrfach zitiert worden ist. Bei ihm traten im Verlauf einer *Grippe* Hauterscheinungen und Asthmaanfälle bei *Pyramidon*behandlung auf, *die nach Ablauf der Erkrankung wieder verschwanden.* Eine besondere allergische Disposition lag bei K. meines Erinnerns nicht vor.

Zur weiteren Illustration dieses Punktes möge aus unserem Material der folgende Fall mitgeteilt werden.

Fall 4: E. S., 40 Jahre, Sekretärin. Familie o. B.

8. Lebensjahr:	Lungenentzündung
10. „	Diphtherie
14. „	Anginen, in den folgenden Jahren mehrfach rezidivierend
19. „	Urticaria, seitdem bis jetzt vielfach wieder auftretend
21. „	Muskelrheumatismus
22. „	Mandelentfernung
23. „	Appendix-Operation
25. „	„Mundfäule mit ganz schwerer Infektion"
27. „	Nierensteinkolik. Oxalatstein abgegangen
28. „	Gallensteinkolik
40. „	Migräneanfälle heftigster Art, daneben Urticariaschübe

Auch in der Literatur finden sich zahlreiche Fälle, die sowohl das alternierende Auftreten von Infektionsallergie und Idiosynkrasie erkennen lassen, wie die enge Verbindung zwischen beiden. So beschreibt Riedl das Auftreten einer Idiosynkrasie gegen Rhabarberkompott bei einer Lungentuberkulose. Lasch teilt einen Fall von Polyarthritis mit, bei dem sich eine Allergie gegen Pyramidon entwickelte. G. Ackermann beschreibt einen Fall von einer Imkersfrau, bei welcher unmittelbar nach einem Keuchhusten (im 31. Jahre) auf Bienenstiche schwerste allergisch bedingte Allgemeinerscheinungen (Hautschwellung, Pruritus, Herzstörungen usw.) auftraten. Aus der Vorgeschichte ist das Auftreten jährlicher *Anginen*, einmal mit polyarthritischem Schub, sowie eine Zahnwurzelgranulomentfernung zu erwähnen. *Vor dem Keuchhusten* waren Bienenstiche *reaktionslos vertragen* worden.

In diesem Zusammenhange ist auch die von MAYERHOFER aufgestellte These zu erwähnen. Nach ihm wird durch jede erstmalige Infektion eine dauernde „Umstimmung" des Organismus erzeugt. Eine danach erfolgende weitere Infektion, die „Zweitkrankheit", nimmt infolge der eingetretenen Allergisierung einen von der „Erstkrankheit" verschiedenen Verlauf und unterscheidet sich deutlich von ihr. Er betrachtet u. a. Typhus, Scharlach, Masern schon als Zweitkrankheit. Bei gewissen Erkrankungen der Neugeborenen nimmt er ebenfalls eine Zweitkrankheit an, da die allergische Reaktionsbereitschaft pränatal von der Mutter erworben sein kann. OLLERO DE ROSA hat besonders bei Lungentuberkulose eine ungünstige allergisierende Wirkung durch das Vaccinevirus gesehen und damit die heute vielleicht in ihrem ganzen Umfange noch nicht erkannte pathogenetische Bedeutung der *Schutzimpfungen* zur Diskussion gestellt. Daß diese bei allergischer Disposition zur Sensibilisierung bzw. auch zur Auslösung schwerster allergischer Reaktionen führen können, hat uns die Erfahrung der letzten Jahre mit ihren Zwangsimpfungen gelehrt. Die Literatur enthält neuerdings einige Hinweise (BANNWARTH, HORNECK).

V. VON KIBÉD wies auf die Infektionen im Kindesalter (Masern, Scharlach, Windpocken, Keuchhusten, Diphtherie) als „prädisponierende" Faktoren bei Allergie hin. Das gleiche gilt nach ihm von den im späteren Leben auftretenden interkurrenten Infektionen (Grippe, Tonsillitis usw.) sowie schließlich auch von den fokalen Infektionen. Die Bedeutung dieser letzteren ist für die Allergie in den letzten beiden Dezennien mehr und mehr erkannt worden. Wir kommen im folgenden Abschnitt eingehender darauf zurück.

Das hier Vorgetragene dürfte genügen, um die eingangs gestellten Fragen wie folgt zu beantworten: Infektionsallergie und Idiosynkrasie lassen sich im Grundsätzlichen nicht von einander trennen, da sie auf den gleichen pathophysiologischen Vorgängen beruhen. Als bewiesen kann ferner gelten, daß Infektionen eine allergische Reaktionsbereitschaft auch für nichtbakterielle, d. h. idiosynkrasische Allergene erzeugen können (nicht müssen).

Ob das Umgekehrte möglich ist, daß eine idiosynkrasisch bedingte Sensibilisierung auch eine Reaktionsbereitschaft für eine nachfolgende Infektionsallergie bewirkt, ist vorläufig nicht beweisbar, wie wir oben (S. 12) schon erwähnten. Wir möchten es auf Grund klinischer Beobachtungen für möglich halten. Hinweise in der uns zugänglichen Literatur konnten nicht gefunden werden. Nach HAXTHAUSEN (briefliche Mitteilung) hat das Problem bisher jedenfalls eine systematische Bearbeitung nicht gefunden.

Eine wichtige Schlußfolgerung ist aus dem Vorgetragenen zu entnehmen: die große Bedeutung jeder, auch der „banalsten" Infektion eines Kranken, beim Säugling und Kleinstkind auch seiner Mutter. Wir müssen uns mit dem Gedanken vertraut machen, daß diese im Sinne MAYERHOFERS als „Erstkrankheit" wirksam sein können (nicht müssen). So gewinnt jede Tonsillitis, jeder grippale Infekt, selbst jedes Panaritium oder Furunkel unter Umständen für die Pathogenese einer später auftretenden Affektion — „Zweitkrankheit" — eine ausschlaggebende Bedeutung. Auf Grund dieser Erkenntnis ergibt sich die Forderung nach sorgfältigster Erhebung der Vorgeschichte eines Kranken und gegebenenfalls seiner Blutsverwandtschaft. Die leider in Krankengeschichten fast stereotype Formel: „Anamnese o. B." wird somit wohl nur in den seltensten Fällen zu Recht bestehen und sollte durch präzisere Angaben — auch nach der negativen Seite — ersetzt werden. Der alte Spruch: „Eine gute Vorgeschichte ist die halbe Diagnose" erweist auch hier wieder seine Berechtigung. Selbst der vielbeschäftigte Praktiker kann durch eine zielbewußte — und daher kurze — Aufnahme der Anamnese manchen Fall frühzeitig diagnostisch klären. Er wird bald einsehen, wie häufig allergisches Geschehen im Einzelfalle eine bedeutsame Rolle spielen kann und bei der Therapie berücksichtigt werden muß (s. a. Fragebogen, S. 174).

Fokalinfektion und Allergie.

Nachdem wir die Bedeutung der Infektionen für das allergische Geschehen gewürdigt haben, erhebt sich zwangsläufig die Frage nach derjenigen der Fokalinfektion. PÄSSLER hatte (1900) als erster auf die Tonsillen als Herde stummer Infektionen aufmerksam gemacht. Anschließend (1900—1910) wurde dieses Problem von zahlreichen Autoren (HUNTER, BILLINGS, ROSENOW u. a.) bearbeitet und bildete auf den deutschen Internistenkongressen von 1930 und 1939 einen der Hauptverhandlungspunkte. Auf der letzteren Tagung hat dann BERGER in seinem Referat die Beziehungen zwischen Fokalinfektion uud Allergie eingehend dargelegt, auf das hiermit verwiesen sei. In einem vorausgehenden Referat hatte RÖSSLE eine *Definition* des *Begriffes Fokalinfektion* gegeben. Sie beruht nach ihm auf dem Vorhandensein von umschriebenen, chronischen, durch Bakterien bedingten Entzündungsherden mit unvollkommenem Abschluß. Nach der von W. H. VEIL, GUTZEIT und PARADE, BERGER, Verf. und anderen vertretenen Anschauung können von solchen Herden aus Antigene in den Kreislauf und damit an andere Körperstellen gelangen, wo sie eine allergogene Wirkung zunächst im Sinne der Sensibilisierung, wahrscheinlich aber auch der Auslösung zu entfalten vermögen. Nach BOSHAMER steht bei der Fokalinfektion die allergische Reaktionslage im Mittelpunkt des Geschehens. Die engen Beziehungen zu den „stummen Infektionen" (S. 33) sind wohl ohne nähere Begründung verständlich. A. WESTERGREN hat wiederholt darauf hingewiesen.

Als Erreger kommen für die Herdinfektionen in erster Linie Streptokokken in Betracht. So spricht VEIL von einer „chronischen Streptomykose". Es ist aber sehr wahrscheinlich, daß noch andere Bakterien, darunter auch Anaerobier (WESTERGREN) hierher gehören. Hauptansiedlungsstätten für diese Erreger sind die Tonsillen, Zähne (Wurzelgranulome, Pulpagangrän), Nasennebenhöhlen (Sinusitis), Gallenblase (Cholecystitis, Cholecystopathie), Prostata (Prostatitis und Spermatocystitis), weibliche Adnexe (Salpingitis), Appendix. Wie VEIL nachgewiesen hat, sind auch abgekapselte „Eiterherde", wie sie z. B. nach Kriegsverletzungen an irgendeiner Stelle des Körpers zurückbleiben, in Betracht zu ziehen. Alle diese Infektherde machen klinisch meist keinerlei Erscheinungen, sie „ruhen" anscheinend. Unter bestimmten Bedingungen, die im Einzelfalle variieren mögen und uns vielfach nicht bekannt sind, werden sie „aktiv". Darunter kann man sich folgendes vorstellen: Die betreffenden Erreger vermehren sich, werden vielleicht auch wieder „virulent". In Erweiterung der von SIEGMUND vertretenen Ansicht der pathogenetischen Vorgänge möchten wir hierunter vor allem ihre Fähigkeit verstehen, den sie umgebenden Wall von Granulationsgewebe zu durchbrechen. Dieses bildet nach neueren Untersuchungen durch seinen Gehalt an Hyaluronsäure (*31*) (LEHNARTZ, LAVES, A. WESTERGREN) eine physiologische Schranke gegen alle körperfremden Substanzen, also auch gegen die Bakterien. Sie verhindert demgemäß deren „Ausbrechen" aus dem Infektherd. Bakterien können nun — unter uns unbekannten Bedingungen — ein Enzym, die Hyaluronidase (spreading factor, DURAN-REYNALS) bilden, welches die Hyaluronsäure hydrolysiert. Tritt dieser Fall ein, so sind die Infektherde nicht mehr „geschützt", die Erreger können „durchbrechen" und in den Blutkreislauf gelangen. Vollzieht sich ihr Einbruch in diesen in größerer Menge und bei hoher Virulenz, so resultiert vermutlich das klinische Bild der kryptogenen Sepsis, die hier nicht weiter interessiert. Handelt es sich dagegen um relativ wenige und wenig virulente Erreger, so kommt es klinisch nicht zu manifesten Erscheinungen. Wohl aber vermögen die Bakterien durch ihre Leibessubstanzen gewisse Zellen des Mesenchyms, insbesondere die „Uferzellen" zu verändern. Durch deren Schädigung ist diesen Substanzen dann auch der Durchtritt in das perivasculäre Gewebe (SIEGMUND) möglich. Ob die im Abschnitt Histologie (S. 20) beschriebenen Veränderungen schon, wenigstens teilweise, während des Sensibilisierungsvorganges entstehen oder erst anschließend durch einen besonderen Auslösungsvorgang, ist nicht ohne weiteres zu sagen (cf. NIEDEREHE). Denkbar ist, daß zunächst die an die Zellen herankommenden Stoffe diese in ihrer chemischen bzw. physiko-chemischen Struktur verändern, das wäre die Sensibilisierung. Bei weiterem Angebot der Stoffe kommt es dann zu den genannten, vorerst nur histologisch erkennbaren Gewebsveränderungen, bis schließlich auch klinisch manifeste Erscheinungen auftreten.

Ergänzend muß noch angefügt werden, daß höchstwahrscheinlich nicht nur die Bakterien der fokalen Infektion eine Rolle als Allergen spielen, sondern auch die durch sie am Orte der Infektion erzeugten Zerfalls- bzw. Reaktionsprodukte des Gewebes. Darauf deuten Versuche KLOTZBÜCHERs mit Tonsillenextrakten hin. Zu den Reaktionsprodukten ist vielleicht auch die Hyaluronidase zu rechnen. Ihre Eigenschaft, auch als Antigen zu wirken, ist festgestellt (LAVES).

Einzelheiten, welche die Bedeutung der Fokalinfektion für die Pathogenese allergischer Affektionen illustrieren, sollen im klinischen Teil gebracht werden. Hier kam es nur darauf an, die grundsätzliche Bedeutung zu erörtern. Wir schließen mit einer von MATHIS und SCHNETZ geprägten Formulierung: „Allergie ist als Tatsache beim Herdinfekt kein Problem mehr."

Allergie und physikalische Faktoren.

Allgemeines.

Die übergroße Mehrzahl allergischer Reaktionen des menschlichen Organismus ist, wie wir sahen, durch Allergene chemischer Natur von bekannter oder unbekannter Konstitution bedingt. Das gilt vor allem für die Sensibilisierung, nicht aber für die Auslösung. Auf die große Bedeutung sog. hirntraumatischer Reize (VEIL) sowie psychischer Momente war oben eingehend hingewiesen worden. Bei den hirntraumatischen Reizen hatten wir im Anschluß an VEIL auch solche physikalischer Natur (Strahlen) erwähnt, ohne zunächst näher hierauf einzugehen. Dies soll nun zum Abschluß des den theoretischen Grundlagen der Allergie gewidmeten Teils noch nachgeholt werden.

Von physikalischen Faktoren kommen solche *mechanischer* Art, wie Druck und Reibung, ferner *Strahlen* in Betracht. Von diesen stehen die Ultravioletten Strahlen an erster Stelle, ihnen folgen die Wärmestrahlen (Hitze und Kälte) und vielleicht auch die Röntgenstrahlen und ihre Verwandten.

Bezüglich des „Mechanismus" der Wirkung physikalischer Faktoren sind zwei grundsätzlich verschiedene Arten auseinanderzuhalten:

Die erste Art betrifft die Fälle, bei denen im Organismus, insbesondere im Blut, Stoffe präformiert vorhanden sind, welche bei Einwirkung eines physikalischen Faktors zur Auslösung einer Gewebs-Reaktion führen. Manche Autoren sind zwar der Meinung, daß es sich bei den hier in Betracht kommenden Vorgängen nicht um echte Allergie handele. Das kann hier dahingestellt bleiben. Bei der zweiten Gruppe werden die „Sensibilisatoren“ (Arzneistoffe besonders) von außen zugeführt.

Licht als Allergen.

Von den Lichtstrahlen kommen vor allem die Ultravioletten Strahlen (UVS), seltener die sichtbaren und infraroten Strahlen, in Betracht. Eine ausführliche Darstellung hierüber findet sich bei ROST und KELLER, auf die hiermit verwiesen sei. Die folgenden Ausführungen schließen sich eng hieran an, ergänzt durch neuere Beobachtungen. Von den UVS sind es fast ausschließlich die mittleren bis langwelligen, d. h. von etwa 297 bis 400 mμ Wellenlänge (ROST und KELLER, ARNOLD jr., ABRAMSON, GAY PRIETO u. a.).

Ihre Allergenwirkung setzt in der Mehrzahl der Fälle das Vorhandensein von bestimmten, im Organismus bereits vorhandenen Stoffen, den sog. photodynamischen Substanzen voraus. Zu diesen sind in erster Linie die Porphyrine (Uroporphyrin, Koproporphyrin usw.) zu rechnen. Es ist sehr wohl möglich, daß in gewissen Fällen derartige Stoffe erst unter der Einwirkung des Lichtes gebildet werden. So die von GAY PRIETO und seinen Mitarbeitern gefundenen urticariogenen Substanzen, die sich durch den PRAUSNITZ-KÜSTNER-Versuch auf normale Versuchspersonen übertragen ließen. Daß auch durch von außen zugeführte Substanzen eine Lichtsensibilisierung hervorgerufen werden kann, wurde erstmals von HAUSMANN, zunächst gegen das sichtbare Licht (500 bis ca. 600 mμ), später vom ihm und SONNE auch für die UVS nachgewiesen. Es konnte dann ferner festgestellt werden, daß die Sensibilisierung gegen verschiedene Wellenlängen weitgehend von der Art der sensibilisierenden Substanz abhängig ist.

Es ist nun nicht zu bestreiten, daß es anscheinend gelingt, mit gewissen Stoffen bei jedem Individuum eine sich an der Haut kundgebende erhöhte Reaktionsfähigkeit auf Strahlen zu erzeugen. Ob diese Fälle in das uns beschäftigende Gebiet gehören, kann zweifelhaft erscheinen, soll aber hier nicht weiter verfolgt werden. Für die Praxis ist es jedenfalls wichtig zu wissen, daß die Zuführung von gewissen Stoffen nur bei bestimmten „disponierten“ Personen eine Lichtempfindlichkeit hervorruft. Zu diesen Stoffen gehören vor allem Arzneimittel, ferner Kosmetika. Von ersteren seien genannt: Trypaflavin, Acridine (SILVANI), Sulfonamidpräparate (Uliron, GRAVE), Streptosil (TRUFFI), Neosalvarsan (Eigenbeobachtung, auch andere). Von den Kosmetika ist vor allem das vielfach zur Färbung der Lippenstifte verwandte Eosin zu erwähnen. Auch das Bergamott-Öl, Hauptbestandteil des Kölnischen Wasser, gehört hierher. Daß auch das Phosphorsesquichlorid der Streichholzschachteln, dessen allergogene Wirkung auch sonst bekannt ist, gegen Licht sensibilisieren kann, stellten ITKIN und ROSENTHAL fest.

Von sonstigen Stoffen sind von praktischer Wichtigkeit die in gewissen Wiesen-, Ufer- und Wasserpflanzen vorhandenen Säfte, so die von Schafgarbe (Achillea millefolium), Pastinak (Pastinaca sativa) u. a. Sie führen unter bestimmten Bedingungen bei entsprechend disponierten Personen unter Lichteinwirkung zu der als *Dermatitis pratensis* bekannten allergischen Hautaffektion.

Wärme- und Kältestrahlung.

Daß auch durch Wärme- und Kältestrahlung allergische Reaktionen zumindestens ausgelöst werden können, ist auf Grund klinischer Erfahrung als erwiesen anzusehen. Eine große praktische Bedeutung kommt diesem Phänomen allerdings nicht zu. Es sind immer nur einzelne Fälle, welche gelegentlich zur Beobachtung gelangen. Daraus kann geschlossen werden, daß die dafür notwendige Disposition sich verhältnismäßig selten in einem größeren Personenkreis vorfindet. Hinzu kommt außerdem, daß die anzunehmende Disposition anscheinend nicht eine dauernde Bereitschaft zur Auslösung involviert. Auf Grund langer Erfahrung kann jedenfalls gesagt werden, daß die Neigung zu derartigen allergischen Reaktionen nur zeitweilig vorhanden ist und nach längerem oder kürzerem Bestand wieder verschwindet. Relativ am häufigsten ist eine durch *Kälte* ausgelöste Reaktion. Es sind übrigens nicht so sehr überhohe Kältegrade, welche diese Reaktionen herbeiführen, sie können schon durch Wasser von 18° C hervorgerufen werden (ROTH). Sie manifestieren sich in erster Linie an der Haut in Form der Urticaria. Es unterliegt aber keinem Zweifel — und das bezieht sich auch auf die durch UVS bedingten Reaktionen — daß, wie bei allen Allergievorgängen, zugleich im „Innern" des Organismus reaktive Vorgänge statthaben. GAY PRIETO und Mitarbeiter stellten bei *Urticaria solaris* die Zeichen einer hämoklasischen Krise (WIDAL) fest. ROTH nimmt bei der Kälteurticaria die Bildung von Histamin und dessen Übertritt in den Blutkreislauf an. Für die Richtigkeit dieser Annahme sprach die günstige Wirkung des Antihistamin-Mittels Torantil. GUYE fand eine deutliche Senkung des Blutdruckes während der Reaktion. Schwierig zu beurteilen sind die bei *Wärme*-Einwirkung meist als Urticaria auftretenden Reaktionen, da hierbei die schon besprochene Wirkung des Schweißes als Allergen nicht außer acht gelassen werden darf. Die Fälle sind übrigens so selten, daß auf näheres Eingehen verzichtet werden kann.

Mechanische Einwirkungen.

Dieses Gebiet hat entsprechend seiner gewissen praktischen Bedeutung bereits eine ganze Zahl von Bearbeitern gefunden, unter denen sich namentlich auch Physiologen befinden (EBBECKE, GILDEMEISTER und Schüler). Es ist aber TÖRÖK darin beizustimmen, daß trotzdem bisher eine allgemeingültige Klärung noch nicht erreicht ist. Unter mechanischen Einwirkungen sind Drucke von einer gewissen Intensität, Reibung, evtl. auch Quetschung zu verstehen.

Die für die Praxis wichtigste und eigentlich allein in Betracht kommende Affektion ist die als *Urticaria factitia* bekannte. Bei ihr konnten LEWIS und GRANT mit dem aus den Quaddeln stammenden Serum bei intracutaner Injektion neue Quaddeln erzeugen. Auch TÖRÖK, LEHNER und URBAN kamen zu ähnlichen Ergebnissen, sind aber nicht geneigt, ihnen eine für alle Fälle zustehende Gültigkeit beizulegen.

Die Desensibilisierung.

Klinisch-therapeutische Beobachtungen und Tierversuche ergaben, daß es möglich ist, durch entsprechende Maßnahmen eine bestehende Sensibilisierung aufzuheben oder wenigstens abzuschwächen. Erwähnt wurde das bereits bei der Wirkung gewisser Arzneistoffe auf das Gehirn und vegetative Nervensystem (S. 14). Während in dieser Hinsicht die Verhältnisse ziemlich einfach zu liegen scheinen, es vielleicht aber doch nicht sind, ist dies bei anderen Desensibilisierungsmaßnahmen leider nicht der Fall. Welche Methoden hierbei in Anwendung kommen können, wird im klinischen Teil (Behandlung, S. 157) noch besprochen werden. Hier soll nur kurz auf die theoretischen Grundlagen eingegangen werden.

Solange allerdings über die dem allergischen Geschehen zugrunde liegenden Vorgänge noch keine volle Klarheit herrscht, ist es sehr schwer, die klinisch und experimentell ermittelten Tatsachen richtig zu deuten. Im Hinblick auf den Zweck dieses Buches, der Praxis zu dienen, kann nur versucht werden, in großen Zügen die in Betracht kommenden Probleme anzuführen. Bezüglich Einzelheiten muß auf die größeren Fachwerke, insbesondere URBACHs Buch verwiesen werden. Die folgenden Ausführungen schließen sich zum Teil an ihn an, allerdings mit Ausschluß immunbiologischer Gedankengänge und unter größter Zurückhaltung betreffend die Auslegung tierexperimenteller Beobachtungen.

Nach R. WEIL (zit. URBACH) gelingt es, durch wiederholte Zuführung kleiner — richtiger kleinster — Mengen eines Allergens die in Betracht kommenden Zellen des Organismus so zu beeinflussen, daß zwar keine manifeste allergische Reaktion auftritt, daß aber dauernd freie Antikörper im Blute vorhanden sind. Diese freien Antikörper vermögen nun jedes weiter zugeführte Allergen zu „neutralisieren" und so das Zustandekommen einer allergischen Reaktion zu verhindern (siehe hierzu Abb. 16, Nr. V). Bestimmte Versuche am Menschen, teils durch orale Gaben eines Allergens, teils durch epidermale Aufbringung eines solchen den Organismus an dieses zu „gewöhnen", lassen in der Tat diese Deutung zu. Die Bezeichnung Desensibilisierung ist allerdings irreführend. Wie COOKE, ferner LEVINE und COCA erkannt haben, handelt es sich anscheinend um eine Verminderung des Sensibilisierungsgrades, also um eine Hyposensibilisierung (hyposensitization).

Während die vorbeschriebene Methode der Theorie nach darauf beruht, die Antikörperproduktion zu steigern, soll es nach Ansicht URBACHs und anderer möglich sein, durch entsprechende Maßnahmen die auf Allergenzufuhr vom Organismus gebildeten Antikörper zu neutralisieren oder auf andere Weise reaktionsunfähig zu machen. Diesen Vorgang bezeichnet URBACH als „Desallergisierung", gibt aber selbst zu, daß derselbe theoretisch mit dem ersteren eng zusammenhänge. Wir fühlen uns nicht in der Lage, zu diesen Problemen selbst Stellung zu nehmen.

Im Hinblick auf die tatsächlich immer noch vorhandene Unklarheit über den Mechanismus des Allergievorganges möchten wir jedoch darauf hinweisen, daß auch andere Erklärungsmöglichkeiten in Betracht kommen: So die von uns z. Z. studierte Rolle, welche das Komplement bei der Antigen-Antikörper-Reaktion spielt. Ein näheres Eingehen hierauf scheint jedoch vorläufig nicht angebracht.

Zweiter Teil.

Die Diagnostik der Allergie

Allgemeines.

Bevor wir uns der Klinik der Allergie zuwenden, ist es notwendig, sich Rechenschaft darüber zu geben, wie der Nachweis der Allergie geführt werden kann. Es war früher schon darauf hingewiesen worden, daß dies für die Sensibilisierung nur mit biologischen Methoden möglich ist. Auch für die durch die allergische Reaktion hervorgerufenen Gewebsveränderungen sind absolut sichere Kriterien bisher nur in Ansätzen vorhanden. Es besteht allerdings die Möglichkeit, in Zukunft das Allergiegeschehen an speziellen histologischen Veränderungen zu erkennen, wenn die Konzeption RÖSSLEs von der serösen Entzündung weiter ausgebaut wird. Auch physiko-chemische Untersuchungen nach der Art der von H. SCHADE und kürzlich von FRUNDER durchgeführten erscheinen aussichtsreich.

Klinische Beobachtung und Erfahrung lassen zwar in manchen Fällen mit einer an Sicherheit grenzenden Gewißheit das Vorliegen einer allergischen Genese vermuten, aber vollkommen ausreichend ist das generell bestimmt nicht. Hier auszuhelfen sind im Laufe der Zeit eine Anzahl Methoden ausgearbeitet worden, die man als biologische bezeichnen kann. Sie werden nachstehend näher beschrieben werden. Eins muß jedoch von vornherein betont werden: wie die meisten biologischen Methoden sind sie mit mehr oder weniger zahlreichen Fehlerquellen behaftet, deren Ausschaltung oft weder leicht noch überhaupt möglich ist. Daraus ergibt sich die Forderung, die mit diesen Methoden gewonnenen Resultate soweit irgend möglich durch den klinischen Befund zu kontrollieren, wie das beispielsweise bei den Seroreaktionen der Syphilis eine Selbstverständlichkeit ist. Wie bei dieser, so wird auch hier die Klinik das entscheidende Wort zu sprechen haben und nicht das Laboratorium. — Es soll ferner nicht verschwiegen werden, daß die heutigen Methoden noch durchaus nicht das Ideal darstellen. Ihre Verbesserung oder Ersatz durch andere ist sehr zu wünschen. Immerhin sind die gegenwärtig vorhandenen doch soweit leistungsfähig, daß ein großer Teil der Diagnostik damit bestritten werden kann.

Die Anamnese.

Wenn wir uns des älteren Ausdrucks „Anamnese" bedienen, so ist das darin begründet, daß unter der deutschen Bezeichnung „Vorgeschichte" allzu gern lediglich diejenige des Patienten selbst verstanden wird. Für die Zwecke der Allergie-Diagnose ist es aber notwendig, diese auch auf die der Blutsverwandtschaft auszudehnen.

Zur Erleichterung der Aufnahme der Anamnese in diesem erweiterten Sinne habe ich vor Jahren mit Unterstützung des Internisten Dr. GILLMEISTER einen Fragebogen entworfen. In seiner heutigen Fassung (s. Anhang S. 174) ist er gegenüber der ursprünglichen vor allem insofern wesentlich verändert, als durch Infektion entstandene Krankheiten mit aufgeführt wurden. Dies ergab sich zwangsläufig aus der inzwischen gereiften Erkenntnis ihrer großen Bedeutung für die Ausbildung einer allergischen Reaktionslage. Die Anordnung der Krankheitsgruppen ist den Bedürfnissen der Praxis angepaßt. Aufgenommen wurden auch diejenigen, bei denen nach unserer Auffassung allergische Vorgänge zwar nicht allein, so doch als pathogenetischer Faktor mitbeteiligt sind.

Die Aufnahme der Anamnese an Hand des Fragebogens erfordert so wenig Zeit, daß auch der vielbeschäftigte Praktiker nach einiger Übung bei den in Frage kommenden Fällen in der Lage sein dürfte, sich der geringen Mühe zu unterziehen. Mit der Feststellung allein ist natürlich noch nicht alles getan, es muß die Auswertung folgen. Mit fortschreitender Beherrschung der Allergieproblematik wird auch diese rasch vor sich gehen. Daß sie in engster Verbindung mit der ihr vorausgehenden körperlichen Untersuchung statthaben muß, braucht kaum besonders betont zu werden. Oft wird sich schon aus diesen drei Vorgängen eine Diagnose ermöglichen lassen. Wenn dies nicht möglich ist, müssen weitere *diagnostische Hilfsmittel* herangezogen werden.

Das Hämogramm.

Zunächst die Untersuchung des *Blutes*. Auf die große Bedeutung des Verhaltens der Granulocyten (Leukocyten) wurde bereits hingewiesen (S. 19), auch das der Lymphocyten und Thrombocyten ist zu beachten. Eosinophilie ist zwar meist als positives Zeichen zu werten, aus ihrem Fehlen dürfen diagnostische Folgerungen jedoch keinesfalls gezogen werden. Aus der Blutuntersuchung allein wird sich aber zu allermeist noch kein sicherer Schluß ziehen lassen, hierzu bedarf es weiterer diagnostischer Maßnahmen. Zunächst der sog. Teste.

Die diagnostischen Hautproben oder Teste.

Allgemeines.

Der älteste Hauttest ist die von v. PIRQUET angegebene Methode, welche sich heute noch in der Tuberkulose-Diagnostik großer Beliebtheit erfreut. Andere folgten ihm (MORO, MENDEL-MANTOUX) nicht nur soweit die Tuberkulose in Frage kam, sondern auch andere Affektionen, bei deren Pathogenese allergische Reaktionen beteiligt sind. So wurden im Laufe der Zeit eine Anzahl der verschiedensten Teste ausgearbeitet, darunter auch solche, die bei nichtbakterieller Allergie, der Idiosynkrasie, anwendbar waren (SCHLOSS u. a.).

Aber nicht alle Teste haben das gehalten was man sich von ihnen versprach. Man lernte mit der Zeit einsehen, daß häufiger, als zunächst angenommen, sog. *unspezifische* Reaktionen vorkommen und in Rechnung gestellt werden müssen. HILL hat daher an einer großen Anzahl „normaler" Personen, d. h. solchen, bei denen eine allergische Reaktionslage mit einer gewissen Sicherheit auszuschließen war, Vergleichsuntersuchungen angestellt, und zwar nicht nur bei Erwachsenen, sondern auch bei Kindern. Bei diesen letzteren konnte er feststellen, daß durch Fütterung mit Allergenen (Milch, Ei usw.) Antikörper erzeugt werden. Das gelingt ziemlich regelmäßig bei Kindern von 1 bis 15 Monaten, gelegentlich auch bei solchen von 2 bis 5 Jahren, aber nicht über das 5. Lebensjahr hinaus, also auch nie bei Erwachsenen. Es ist nach ihm nicht wahrscheinlich, daß „normale" Personen jenseits des 5. Jahres durch Nahrungsaufnahme sensibilisiert werden können. Diese Feststellungen decken sich mit denen von P. WORINGER, FROBENIUS und GRÜNHOLZ bzw. G. und H. GRÜNHOLZ. Die letztgenannten Autoren haben auch einen interessanten Erklärungsversuch für diese Tatsache gegeben, auf den einzugehen zu weit führen würde.

HILL hat dann weiterhin festgestellt, daß bei Umweltsallergenen den positiven Hautproben z. B. bei Bäckern und anderen Spezialberufen nicht in gleichem Maße eine veränderte Reaktionsfähigkeit des übrigen Organismus entspricht. Nach seiner, auf eingehenden Literaturstudien beruhenden Ansicht kann gesagt werden, daß die Hautempfindlichkeit für Teste ganz allgemein beim Allergiker größer ist als beim Normalen. Aus der durch intracutane Einspritzungen veränderten Reaktionsfähigkeit der Haut lassen sich daher besondere Schlüsse in der Regel nicht ziehen.

Epidermale Teste.

Der praktischen Bedeutung nach steht hierbei der sog. Läppchentest (patch test) an erster Stelle. Die Einführung ist J. JADASSOHN (1894) zu danken. Die Methode wurde von BLOCH und seiner Schule sowie von anderen weiter ausgebaut.

Methodik: Auf eine *gesunde* Hautstelle wird ein Leinwandläppchen von 1,2 cm^2 Größe aufgelegt, welche mit der zu prüfenden Substanz beschickt, d. h. bestrichen, getränkt oder belegt ist. Letzteres bezieht sich auf feste Körper wie Haare, Blumenblätter, Pflanzenfasern usw. Darüber kommt als Decke ein etwa 1,5 cm^2 großes Stück von Billrothbatist oder ähnlichem Stoff. Das Ganze wird mit Heftpflaster (Leukoplast o. ä.) auf der Haut fixiert. Es empfiehlt sich, die Stelle vollkommen mit Pflaster abzudecken. Nach 24 Stunden wird dieser Verband abgenommen und das Resultat abgelesen. Bei negativem Ausfall ist nach weiteren 24—48 Stunden unbedingt eine Nachkontrolle erforderlich, da durchaus nicht selten eine Verzögerung des Auftretens der allergischen Reaktion vorkommt (Spätreaktion).

Der *Ausfall der Probe* wird in Anlehnung an BLOCH in etwa fünf Reaktions-Grade eingeteilt: I = einfache Rötung. II = Rötung, Schwellung, Knötchenbildung. III = wie II, aber in deutlich verstärktem Maße. IV = Blasenbildung und diffuse Rötung, evtl. Nässen. V = totale Ablösung der Epidermis und Nässen, evtl. Nekrose, Beteiligung der umgebenden Haut in verschieden großem Umfange. — Interessant und wichtig ist, daß bei positivem Ausfall Stellen früherer Prüfung mitreagieren und abgeheilte Ekzemherde wieder aufflammen bzw. z. Z. bestehende sich verschlimmern können. — Nicht allzu selten wird es übrigens vorkommen, daß das vermutete Allergen keine Reaktion auslöst, daß dagegen eine solche durch das Heftpflaster erzeugt wurde. Eine selbstverständliche Voraussetzung ist, daß die zu prüfende Substanz an sich nicht toxergisch ist oder in einer derart wirkenden Konzentration verwandt wird. Hierfür sind von verschiedenen Autoren (URBACH, R. L. MAYER usw.) sog. *Konzentrationstabellen* angegeben worden. Ihr praktischer Wert erscheint uns nicht so groß, daß sich eine Wiedergabe in diesem Buche lohnte.

Eine *Verstärkung* der Reaktion läßt sich erzielen, wenn die Haut — ähnlich wie bei der Pockenschutzimpfung — oberflächlich scarifiziert wird (SCHLOSS, BAAGÖE u. a.). Im allgemeinen wird von uns davon seltener Gebrauch gemacht.

In der *Bewertung* der erzielten Resultate muß mit größter Vorsicht vorangegangen werden. Eine *negative* Reaktion ist durchaus *kein sicherer Beweis*, daß die verdächtige Substanz als Allergen nicht in Betracht komme. Wir wiesen schon in Übereinstimmung mit MIESCHER darauf hin, daß beim Kontaktekzem eine — von der Kontaktstelle aus gesehen — abnehmende, „abgestufte" Sensibilisierung vorhanden sein kann. Daraus folgt, daß eine Läppchenprobe um so beweiskräftiger ist, je näher sie dem Krankheitsherd ausgeführt wurde. Die mancherorts eingebürgerte Anstellung der Teste am Rücken ist daher für Gewerbeekzeme usw. wenig empfehlenswert. Aber auch der *positive* Ausfall ist nicht in jedem Falle beweisend. Mit dem Vorkommen *unspezifischer* Reaktionen ist zu rechnen. Diese können allerdings weitgehend dadurch vermieden werden, daß man an Hand einer sorgfältigen Anamnese die wirklich in Betracht kommenden Prüfstoffe auswählt. Wir lehnen die schematische Ausführung von einer Unzahl von Substanzen, mit denen der Proband niemals in Berührung kommt, nicht nur als unsachgemäß ab, sondern halten sie nach reichlicher Erfahrung sogar für schädlich wegen der Gefahr einer unspezifischen Sensibilisierung.

Die Erhebung der Anamnese setzt in diesen Fällen, bei denen ja in der Mehrzahl gewerbliche Allergene in Frage kommen, eine gewisse Kenntnis des Arztes über die in Betracht zu ziehenden Arbeitsvorgänge und die dabei verwandten Substanzen voraus. Solche Kenntnis sich zu erwerben, sollte der Arzt dauernd bestrebt sein und jede sich bietende Gelegenheit zu Besichtigung gewerblicher Betriebe ausnutzen. Er wird hierbei sein Augenmerk auch auf Substanzen richten müssen, die mit dem eigentlichen Arbeitsvorgang nur in indirektem Zusammenhang stehen, wie z. B. Schmieröle, ferner *Reinigungsmittel* für Apparate *wie für die Arbeiter* selbst. Ich habe schon vor langer Zeit auf die Bedeutung der Säuberungsmittel für die Pathogenese der Gewerbeekzeme hingewiesen. Man darf daher nie versäumen, auch diese bei Hautprüfungen mit in den Kreis der zu prüfenden Substanzen einzubeziehen.

Der *Anwendungsbereich* der Methode erstreckt sich vor allem auf Hauterkrankungen, bei welchen Allergene von außen an die Haut herangebracht werden. Zu diesen sind vor allem die „Gewerbeekzeme", ferner die Mehrzahl der Hautentzündungen (Dermatitis allergica acuta vel chronica) zu rechnen. Wir machen von ihnen aber auch gern Gebrauch bei Verdacht auf besonders hochgradige Nahrungsmittel- oder Arzneistoffallergie. Würde bei diesen die später zu besprechende cutane oder orale Testung angewandt, könnten Zwischenfälle der schwerwiegendsten Art auftreten. Das ist bei der epidermalen Testung nicht zu befürchten. — Daß aber auch bei ihr gelegentlich heftigste Reaktionen auf ein Allergen auftreten können, die allerdings nur selten lebensgefährlich werden, darf nicht verschwiegen werden. So berichtet Cunz über einen Fall, bei welchem ein schwerer allergischer Schock mit Lungenödem nach Testung mit nicotinhaltigen Substanzen aufgetreten war.

Ein eigener Fall sei ausführlicher wiedergegeben: Bei einem Blumenzüchter, welcher an einer ausgedehnten Primeldermatitis gelitten hatte, wurde längere Zeit nach Abheilung derselben auf dem Unterarm ein 1 cm^2 großes Stück eines Primelblattes aufgelegt. Schon nach einigen Stunden trat eine starke Rötung in der Umgebung der Teststelle auf und am nächsten Morgen war der Arm von der Hand bis zur Schulter unförmig geschwollen, elephantiasisartig, hochrot, nässend, bei gleichzeitig stark gestörtem Allgemeinbefinden.

Für denjenigen, der häufig Läppchenproben anstellen muß, ist es zweckmäßig, sich ein *Testkombinat* zusammenzustellen. Dieses enthält: je eine Glasschale mit fertig geschnittenen Läppchen bzw. Billrothbatist, ferner Gefäße (Kruken bzw. Fläschchen von 50 g Inhalt) mit Unguentum cinereum (zur Prüfung auf Hg-Allergie), Tinctura Jodi, Vaseline, 1% Persillösung, Terpentin, Benzin und sonstige Stoffe, die in dem betreffenden Arbeitsbereich häufiger zur Anwendung kommen. Das alles wird in einem stufenförmig gehaltenen Holzblock, der für die Gefäße entsprechende Bohrlöcher enthält, eingesetzt und auf ein kleines Servierbrett gestellt. Dazu kommt noch eine gebogene Pinzette (Irispinzette) sowie ein feiner Spatel, eine Rolle Heftpflaster und eine Pflasterschere. Nicht zu vergessen ist auch ein Fettstift zum Bezeichnen der einzelnen Proben. Das ist besonders notwendig, wenn man mehrere Proben zugleich anstellt, was an sich durchaus zulässig ist.

Grundsätzlich verschieden von der vorigen ist die von György, Moro und Witebski angegebene Methode. Bei ihr wird das Allergen (Eiklar) auf die *erkrankte* Haut aufgestrichen und die danach auftretende Reaktion (Rötung, Schwellung) registriert. Urbach verfuhr ähnlich durch Aufstreichen auf die erkrankten Augenlider und beobachtete danach außer den angegebenen Symptomen auch Verengerung der Lidspalte und Tränenträufeln.

Intracutanteste.

Die Prüfung mittels Einbringung der — verdünnten — Lösung eines Allergens (0,1—0,2 cm^3) in die gesunde Haut wird als Intracutantest bezeichnet. Diese Methode wurde lange Zeit in großem Umfange angewandt, und stellenweise geschieht dies auch heute noch. Wir haben sie vor Jahren eingehenden Untersuchungen unterzogen, die diesbezüglichen Ergebnisse hat mein Schüler A. Müller zusammengestellt. Wir kamen zu der Erkenntnis und haben das später immer wieder bestätigt gefunden, daß diesen Proben für die idiosynkrasischen Allergene nur eine sehr beschränkte Beweiskraft innewohnt. Dieser Ansicht haben sich im Laufe der Jahre viele namhafte Allergieforscher angeschlossen, namentlich auch in den USA, wo ursprünglich eine erhebliche Überwertung Platz gegriffen hatte. So berichtet Coca, daß bei Nahrungsmittelallergie die Testung der Haut fast in allen Fällen versagte. Rowe kam zu der Überzeugung, daß nur den epidermalen Testen Wert beigemessen werden könne, da die intracutane Prüfung mit zuviel unspezifischen Ausfällen belastet sei. Fries und Zizmor wiesen auf das nicht seltene Versagen der Intracutanproben zur Aufdeckung spezifischer Allergene hin und fanden bei ca. 50% negativen Ausfall trotz Vorliegen manifester allergischer Erscheinungen. Thomas und Wofford schließen sich „der allgemeinen Ansicht über die Unzuverlässigkeit der Intracutanteste“ an, deren Zuverlässigkeit unter 50% liege. Zu ähnlichen Ergebnissen kamen Carrié und Wähmann. Rackemann hat ebenfalls wiederholt auf die Unzuverlässigkeit dieser Teste hingewiesen. Hamburger fand bei Asthma der

Kinder, daß die in Betracht kommenden Allergene durch eine spezifische Hautreaktion nicht feststellbar seien. Ähnlich äußert sich UNGER bezüglich der alimentär bedingten Migräne. Hierbei seien trotz positivem leukopenischen Index und klinischen Reaktionen die Hautteste nahezu regelmäßig negativ. BARTHÉLEMY kommt zu dem Schluß, daß den Intracutantesten nicht die gleiche Bedeutung wie etwa der Wassermann-Reaktion zukomme.

Das Vorstehende ist nur ein kleiner Auszug aus den Beurteilungen dieser Testmethode. Wir *resümieren* mit folgender Feststellung: Ein negativer Ausfall auf eine Substanz schließt deren Charakter als spezifisches Allergen nicht aus; eine Entscheidung kann nur in Verbindung mit der Anamnese, dem Karenz- bzw. Expositionsversuch herbeigeführt werden. In vielen Fällen ist außerdem der Ersatz durch den Leukotest sicherer und ungefährlicher.

Auf die großen Gefahren, die u. U. der Intracutantest in sich birgt, sei zum Schluß noch besonders hingewiesen. Nach einer Zusammenstellung von HARTEN und WALZER waren bis zum Jahre 1939 in der Literatur 42 Arbeiten erschienen, in denen über tödlichen Ausgang durch allergischen Schock bei intra-, seltener bei subcutaner Testung berichtet worden war. Recht instruktiv ist der folgende von uns beobachtete Fall, der glücklicherweise nicht tödlich verlief.

Ein 67jähriger Sozialrentner leidet seit Jahren an rezidivierenden Ekzemen der Arme und Beine. Die Befragung bezüglich etwa in Betracht kommender Allergene war zunächst ergebnislos. Schließlich wurde ermittelt, daß seine Frau ein Lebensmittelgeschäft betreibt und u. a. Heringe verkauft. Der öftere Genuß derselben wird vom Patienten zugegeben. Als daraufhin ein Läppchentest mit Heringssaft angeordnet worden war, glaubt der Stationsarzt ein übriges tun zu müssen und spritzt 0,2 cm² verdünnten Heringssaft intracutan. Folge: Binnen weniger Stunden entwickelt sich eine universelle Dermatitis mit schwersten schockartigen Allgemeinerscheinungen. Der Pat. war anschließend gegen fast alle angewandten Heilmittel intolerant infolge der hochgradigen plurivalenten Sensibilisierung.

Abschließend ist noch zu bemerken, daß außer idiosynkrasischen Allergenen auch solche bakterieller Natur auf diese Weise geprüft werden können. Bei diesen Prüfungen sind jedoch erhebliche technische Schwierigkeiten sowohl hinsichtlich der Herstellung der Vaccinen, deren Verdünnung, der Kontrollen usw. vorhanden. Diese Art der Testung muß daher Fachinstituten vorbehalten bleiben. — Erwähnt sei noch, daß im Handel befindliche Vaccinen — wie auch Teststoffe für idiosynkrasische Allergene — nicht als zuverlässig gelten können. Sie verlieren durch Lagern relativ rasch ihre Wirksamkeit.

Wesentlich ungefährlicher ist der indirekte Nachweis der Antikörper-Bildung durch den „*Prausnitz-Küstner-Versuch*".

Methodik: 1. Entnahme von etwa 2 cm³ Blut des Probanden. 2. Nach Absetzung des Blutkuchens wird 0,1 cm³ Serum einem Nichtallergiker streng intracutan (feine Kanüle) eingespritzt; gleichzeitig wird in einiger Entfernung eine Kontrollquaddel mit physiologischer NaCl-Lösung angelegt. 3. Nach 24—48 Stunden werden in die vorbehandelte Stelle einige Tropfen des Allergens eingespritzt. Bei wasserunlöslichen Substanzen wird statt dessen ein Läppchentest, evtl. nach vorheriger Scarifizierung der Stelle, aufgelegt. 4. Ablesung der Reaktion nach 24 Stunden. — *Auswertung:* Auftreten einer mindestens pfenniggroßen, sich deutlich aus der umgebenden Haut abhebenden Quaddel mit Rötung ist als positiver Ausfall zu werten. Die Stelle der Kontrolle muß vollkommen reaktionslos sein.— Zu beachten ist, daß für die Injektionen getrennte Spritzen und Kanülen, die frisch sterilisiert sind (bei Auskochen ohne Sodazusatz), benutzt werden.

Die Kammerprobe.

Wie schon in anderem Zusammenhange erwähnt wurde (S. 41), ist es besonders STORM VAN LEEUWEN gewesen, welcher die Rolle der Staubbestandteile der Luft als Allergene bei Asthma studiert hat. Seine Versuche führten ihn — in Verbindung mit EINTHOVEN jr. als Ingenieur — zur Konstruktion der „allergenfreien Kammer". Diese wird in zwei verschiedenen Ausführungen hergestellt. Bei der einen wird die zugeführte Luft durch Ausfrieren vollkommen von Aeroplankton gereinigt, also eine ideal staubfreie Luft hergestellt. Leider ist diese Konstruktion so kompliziert und daher kostspielig in Anlage und Betrieb, daß sie sich nur für Spezialinstitute eignet. Bei der zweiten Ausführung kommen hingegen diese Bedenken sehr viel weniger in Betracht. Sie ist aus diesem Grunde vorzuziehen, zumal sie auch bezüglich der Wirkung für die Praxis vollkommen genügt. Bei ihr wird die „native", aber „relativ reine" Luft verwandt. Man erhält diese, wenn die Luftentnahme möglichst hoch über dem Erdboden erfolgt, da erfahrungsgemäß der Gehalt an Aeroplankton mit der Entfernung vom Erdboden rasch abnimmt und schon in 20—25 m Höhe unerheblich ist (*32*).

Ein Schema der Konstruktion gibt die nebenstehende Abb. 8 wieder. Das Prinzip beruht darauf, daß mittels eines Motors (1 PS) Luft möglichst hoch über dem Dache angesaugt wird. In den Saugkopf ist ein Maschenfilter aus Metall eingesetzt, um Insekten und dergleichen abzuhalten. Die angesaugte Luft wird in eine aus Spezialstoffplatten hergestellte Kammer eingeblasen. Die Maße der Kammer sind so zu bemessen, daß ein oder zwei Betten, ein kleiner Tisch und 1—2 Stühle Platz haben, bei einer Höhe von etwa 2,20 m. Der Einbau ist also in jedem Zimmer von normaler Größe möglich. Sehr erwünscht ist es, daß dieses Zimmer möglichst in dem obersten Stockwerk gelegen ist, um lange Rohrleitungen zu vermeiden; unbedingt nötig ist das allerdings nicht. Die Beleuchtung geschieht unter Tags durch ein eingebautes großes Fenster, bei Dunkelheit durch eine elektrische Deckenlampe. Die Tür der Kammer schließt luftdicht. Der Auslaß der verbrauchten Luft erfolgt durch eine dicht oberhalb des Bodens befindliche Öffnung, die annähernd von demselben Querschnitt ist, wie die Luftzuführungsöffnung. Es hat sich als zweckmäßig erwiesen, diese möglichst weit zu halten, etwa 600—700 cm², um den Luftstrom möglichst zu verlangsamen und damit „Zug" zu vermeiden.

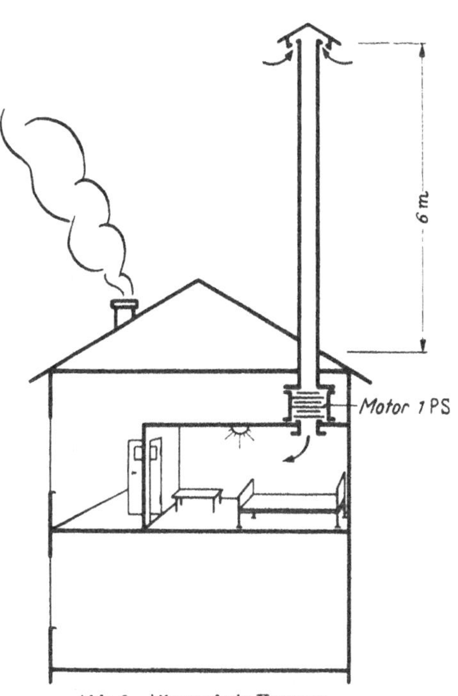

Abb. 8. Allergenfreie Kammer.

Die Kammerprobe wird so durchgeführt, daß sich der Proband für 2 bis 3 Tage, evtl. bis zu einer Woche, in der Kammer aufhält. Asthmaleidende merken dann schon sehr bald das Ausbleiben der Anfälle. Die häufig begleitenden bronchitischen Erscheinungen gehen zurück und verschwinden schließlich vollkommen. Daß auch bei bestimmten Hauterscheinungen (exsudative Ekzematoide) Rückgang bzw. Abheilung durch den Aufenthalt in der Kammer erzielt werden kann, hat Verf. nachgewiesen.

Sind durch die Kammerprobe Luftbestandteile als Allergene erkannt, so müssen daraus die entsprechenden Folgerungen für die Therapie gezogen werden. Wie das zu geschehen hat, wird in dem der Behandlung gewidmeten Abschnitt (S. 160) näher ausgeführt werden.

In Fällen, bei denen aus äußeren Gründen (namentlich wirtschaftlicher Art) die Anschaffung einer allergenfreien Kammer nicht möglich ist, kann der Versuch gemacht werden, diese durch „Sanierung der Unterkunft" zu ersetzen. Diese Methode ist an anderer Stelle (S. 138) näher beschrieben.

Die Diätproben.

Die Eliminationsdiät.

Diese Probe darf wohl als die älteste bezeichnet werden[1]. Sie besteht, wie der Name andeutet, in der Ausschaltung von Nahrungsmitteln aus der Diät eines Kranken. Sie ist zweifellos schon vor Begründung der Allergielehre von erfahrenen Ärzten angewandt worden. Allerdings ging man damals rein schematisch vor: man richtete sich nach gewissen Erfahrungen und wohl auch nach den Angaben des Kranken bezüglich des „Vertragens" oder „Nichtvertragens" eines Nahrungs-, Genuß- oder Arzneimittels.

Die unbestreitbaren Erfolge der Hungerkuren, wie sie z. B. Buchinger und andere bei anderwärts länger vergeblich behandelten Fällen erzielten, sind in vielen Fällen wohl auf die radikale Ausschaltung von Nahrungs- usw. Allergenen zurückzuführen. Bei diesen Kuren wird allerdings darauf verzichtet, eine exakte pathogenetische Feststellung zu treffen. Das hat zur Folge, daß derart behandelte Kranke einige Zeit nach Abschluß der Kur wieder rückfällig werden, da ihnen keine Anweisungen für eine zweckmäßige Gestaltung ihrer zukünftig einzuhaltenden Diät mitgegeben werden können. Daß trotzdem Dauerheilungen erzielt werden, soll nicht bezweifelt werden. Sie dürften in der Mehrzahl darauf zurückzuführen sein, daß infolge der radikalen Elimination von Nahrungsmitteln inzwischen eine Desensibilisierung eingetreten ist. Der Erfolg wurde allerdings durch eine für den Patienten nicht gerade sehr angenehme Kur erkauft, wobei auch die finanzielle Seite eine Rolle spielt.

Die große Schwierigkeit für die Anwendung der Eliminationsdiät liegt in dem Umstand begründet, daß in den seltensten Fällen nur *ein* Allergen in Betracht kommt, daß es vielmehr fast stets *mehrere* sind. Das hat zur Folge, daß die versuchsweise durchgeführte Ausschaltung nur *eines* Allergens klinisch keinen erkennbaren Erfolg haben kann. Denn dieser tritt erst ein, wenn *alle* im Einzelfalle in Betracht kommenden Allergene ausgeschaltet werden.

Wenn wir diese Methode trotzdem gelegentlich — beim Vorliegen besonderer Umstände — anwenden, so geschieht dies unter Anwendung einer Art „Kunstgriffes". Und dieser heißt „Nahrungsmitteldiarium" (food diary).

Dies wird vom Patienten wie folgt geführt: Er schreibt etwa 14 Tage lang jeden Tag gewissenhaft auf, was er an Nahrungs- und Genußmitteln (auch Zigaretten!) zu sich nimmt, mit Angabe der Tageszeit. Eine Angabe des zugeführten Quantums ist nicht erforderlich. Am Schlusse jeden Tages vermerkt er, welche Beobachtung er hinsichtlich seines Zustandse gemacht hat, wieder möglichst unter Angabe der Tageszeit. Diese Selbstbeobachtung des Patienten ist unerläßlich und sollte unter keinen Umständen fehlen.

Aufgabe des Arztes ist es dann, auf Grund der Aufzeichnungen und seiner eigenen Erfahrungen das oder die als Allergene zu vermutenden Nahrungsmittel ausfindig zu machen und deren Ausschaltung anzuraten. Die dementsprechend sich anschließende *Karenzprüfung* ergibt dann die Richtigkeit oder Unrichtigkeit seiner Annahmen. Als Beweis dafür, daß man mit dieser Methode gelegentlich Erfolg haben kann, sei der folgende Fall mitgeteilt.

Pat. X. Mitte 40, hoher Beamter, beruflich überlastet, daher Leukotest nicht durchführbar, leidet seit längerer Zeit an Ekzem der Hände und Füße, starker Juckreiz. Anderweitige Behandlung bisher erfolglos. Der Juckreiz tritt regelmäßig abends gegen 7 Uhr auf und hält einige Stunden an. Das „food diary" ergibt, daß er nur einmal am Tage Kartoffeln ißt (etwa gegen 1 Uhr). Kartoffel wurde vermutungsweise als Allergen angenommen und aus der Nahrung ausgeschaltet. Danach Abheilung der Hauterscheinungen einschließlich des Juckens innerhalb weniger Tage. — Als Patient auf Urlaub einen leichten Rückfall der Erscheinungen bemerkt, geht er selbst der Ursache nach und stellt fest, daß ein ihm zu Ehren gebackener Geburtstagskuchen 20% Kartoffelmehl enthielt.

Die Aufbaukost.

Diese vom Verf. vor über 20 Jahren angegebene Methode ist jetzt in den USA als „strict trial diet" bekannt. Sie geht in gewissem Sinne von den im Vorhergehenden erwähnten Hungerkuren aus.

---

[1] Sie wird auch als *Suchkost* bezeichnet.

Methodik: Der Patient muß zunächst zwei Tage die Aufnahme jeder Nahrung außer etwas ungesüßtem schwarzen Tee unterlassen. Das kann selbstverständlich nur bei Einhaltung von Bettruhe erfolgen. Vom 3. Tage ab wird dann Weißbrot ohne Aufstrich gegeben, sodann jeden zweiten Tag jeweils *ein* Nahrungsmittel zugelegt. Die Auswahl dieser hat sich nach individuellen Gesichtspunkten zu richten, die Wünsche des Patienten und — was heute noch wichtiger ist — die allgemeine Ernährungslage sind dabei in erster Linie zu berücksichtigen. Genaue Aufzeichnungen, ähnlich wie beim food diary, sind unumgängliches Erfordernis. Verschlimmerung der klinischen Erscheinungen, ja schon Auftreten von Pruritus zeigen sofort an, daß eins der zugeführten Nahrungsmittel als Allergen anzusprechen ist. Dieses wird dann für die Zukunft als auszuschalten vorgemerkt.

Die vorbeschriebene Methode nimmt naturgemäß viel Zeit in Anspruch, bis der Aufbau einer für den Kranken zuträglichen Diät vollendet ist. Sie wird außerdem am besten im Krankenhaus durchgeführt, denn nur dort ist die Gewähr vorhanden, daß sie auch wirklich sachgemäß und ohne eigenmächtige Abänderungen durch den Kranken geschieht. Wir empfehlen sie besonders für schwere Fälle, bei denen von vornherein anzunehmen ist, daß — mindestens bis zur Erzielung einer gewissen Desensibilisierung — relativ zahlreiche Nahrungsallergene in Betracht kommen. Bei derartigen Fällen, z. B. universellen Hautentzündungen (Dermatitis allergica, schwerem Asthma, schweren Magendarmerscheinungen usw.), wirkt die radikale Ausschaltung aller potentiellen Allergene meist an sich schon äußerst günstig. Wir greifen allerdings damit, wie GILLMEISTER sehr richtig bemerkt hat, schon in das therapeutische Gebiet über.

Der leukopenische Index.

Weitgehend ersetzbar ist heute die vorbeschriebene Methode durch die von VAUGHAN (*33*) angegebene des leukopenischen Index, kurz als Leukotest oder LPI bezeichnet. VAUGHAN ging von den schon in anderem Zusammenhange erwähnten Untersuchungen WIDALS und seiner Mitarbeiter aus. Sie hatten (1914) beobachtet, daß gewissen allergischen Erscheinungen der *Haut* korrespondierende Veränderungen im *Blut* — und zwar *um viele Stunden* — vorausgingen. Zu diesen Veränderungen, von WIDAL als *hämoklasische Krise* bezeichnet, gehört u. a. ein charakteristisches Verhalten der Leukocyten. Für ihn als Internisten standen bei der Ausdeutung seiner Beobachtungen die — auch im Tierexperiment schon festgestellten — Veränderungen der Leber im Vordergrund, auf die eminente Bedeutung für die praktische Diagnostik ist er nicht gekommen. Das gleiche gilt auch von den zahlreichen anschließenden Untersuchungen (BRACK, LEHNER, RAJKA und TÖRÖK, TRÉGER, E. F. MÜLLER u. a.). Es blieb VAUGHAN (1934) vorbehalten, sie erkannt zu haben. Er stellte fest, daß bei Zufuhr eines Nahrungsmittels an Stelle des physiologischen Anstieges der Leukocyten dann ein *Absinken unter den Nüchternwert* eintritt, wenn das betreffende Nahrungsmittel als Allergen wirkt.

Leider hat diese Methode noch bei weitem nicht die Anerkennung und die Verbreitung gefunden, die sie verdient, wie das erst kürzlich GILLMEISTER mit Recht betont hat. Die Zahl der bisher darüber vorliegenden Arbeiten ist — gemessen an ihrer Bedeutung für die Innere Medizin und die Dermatologie — auffallend gering. Von Internisten seien genannt: GAY, RINKEL, SQUIER und MADISON; SPANGLER; WALDBOTT; ASCHER und ROSENZWEIG; HANSOM; FERNADEZ CONEJO; SANCHEZ-CUENCA; KLEINE-NATROP; GILLMEISTER und seine Schüler E. SCHMIDT-ROST und HÖCKER; von Dermatologen: RUSTEN; SCHREUSS, HEINEMANN und FROWEIN; MEMMESHEIMER (Lit. s. MEMMESHEIMER bzw. ROST). Verf. hat erstmals 1939 über seine Erfahrungen bei Nahrungs- und Genußmittelprüfungen, 1940 bei Arzneistoffen berichtet und die Methode seitdem insbesondere an seiner jetzigen Wirkungsstätte in großem Umfange angewandt.

Sie hat sich ohne Übertreibung als das bisher wertvollste diagnostische Hilfsmittel zur Erkennung des Vorliegens einer Nahrungs- und Arzneistoffallergie erwiesen. Ihr Wert liegt sowohl in der Einfachheit der Ausführung wie in der relativen Zuverlässigkeit der erhobenen Resultate. Sie übertrifft die sonst in Betracht kommenden Methoden in dieser Beziehung bei weitem. Selbstverständlich sind auch ihr Grenzen gesetzt, das liegt in der Natur aller derartigen Untersuchungsmethoden und betrifft sowohl das rein Technische der Ausführung wie auch die Bewertung der Resultate. Strenge Kritik und insbesondere stete Kontrolle durch den klinischen Befund sind unerläßliche Voraussetzungen.

Ausführung: 1. Feststellung der Leukocytenzahl im nüchternen Zustande (Nüchternwert). 2. Zuführung der Prüfsubstanz. 3. Dreiviertel- bis eine Stunde Ruhe. 4. Erneute Leukocytenzählung (Verdauungswert).

Im einzelnen ist hierzu folgendes zu bemerken: Zu 1 und 4 Blutentnahme wie üblich (Fingerbeere, Ohrläppchen; bei Säuglingen an der Ferse). Vorherige Hautreinigung ist nur bei starker Verschmutzung erforderlich. Einstich am besten mit einer FRANKschen Nadel, sonst mit Skalpell. Abwischen des ersten Bluttropfens mit trockenem Tupfer. Der zweite wird in die Leukocytenpipette bis Marke I aufgezogen, dann mit Essigsäure bis Marke II verdünnt. Tüchtig schütteln. Die ersten 4—5 Tropfen werden verworfen. Deckglas fest aufdrücken. Durchzählen der ganzen Kammer. Zwei- bis dreimalige Wiederholung der Zählung und Berechnung des Mittelwertes.

Zu 2: Die zu prüfende Substanz muß möglichst *einfach* zusammengesetzt sein, d. h. also praktisch gesprochen: Tee oder Kaffee darf nicht gesüßt sein. Salz und Zucker müssen trocken geschluckt werden. Ist das bei Salz nicht möglich, so kann es evtl. in Oblate gegeben werden. Fleisch darf nicht gesalzen oder sonst gewürzt sein, ebenso Kartoffeln. Brot selbstverständlich ohne Aufstrich (der geringe Salzgehalt muß notgedrungen mit in Kauf genommen werden). Das gleiche bezieht sich auch auf Salzheringe, Bückling, Wurst, bei letzterer spielt auch der variierende Gehalt an Gewürzen eine Rolle. Ei muß getrennt nach Eigelb und Eiklar getestet werden. Nicht vergessen werden darf Wasser (aus dem Haushalt des Patienten).

Die *Menge* spielt in gewissen Grenzen keine besondere Rolle. Als Durchschnitt liegt diese für feste Substanzen bei 50—100 g, für Flüssigkeiten bei 100 cm^3 (= 1 Tassenkopf). Bei Salz genügen etwa 5 g, bei Zucker 30 g. Süßstoff 1 Tablette, Ei 1 Stück.

Zu 3: Unbedingt erforderlich ist, daß der Proband zwischen den beiden Blutentnahmen sich vollkommen ruhig verhält (auch keine Defäkation!). Auch psychisch ist möglichst jede An- oder Aufregung zu meiden. Rauchen oder Wassertrinken ist zu verbieten. Das gleiche gilt übrigens auch für das Verhalten *unmittelbar vor* der Probe. Am idealsten ist es, wenn die Prüfung morgens, solange der Patient sich noch im Bett befindet, durchgeführt wird. Nach MEMMESHEIMER ist dann auch das Zähneputzen kurz vor der Probe zu unterlassen.

Wie schon erwähnt wurde, soll die zweite Blutentnahme nach einer Stunde erfolgen. Handelt es sich jedoch um Substanzen, die erfahrungsgemäß rasch in den Blutkreislauf übergehen, so muß die zweite Zählung wesentlich früher, d. h. nach 20—30 Min. erfolgen. Dies kommt in Betracht z. B. bei Alkohol, Nikotin (bes. beim „Lungenrauchen") sowie nach Einspritzungen von Medikamenten. — Gelegentlich kann auch eine Zählung nach $1^1/_2$ und 2 Stunden aufschlußreich sein. In praxi ist dies erfahrungsgemäß mit gewissen Schwierigkeiten verbunden. Wir verzichten daher in der Regel hierauf.

In besonders gelagerten Fällen kann die Prüfung auch zweimal am Tage mit jeweils einer anderen Substanz ausgeführt werden. Wichtig ist nur, daß einwandfreie „Nüchternheit" besteht, d. h. daß 4—5 Stunden vorher nichts genossen wurde.

Wichtig ist es ferner, daß in den Fällen, bei denen als Folge der Probe eine starke Leuko*penie* aufgetreten ist, für die nächsten 1—2 Tage von weiteren Testen Abstand genommen wird. Ebenso wird beim Auftreten von Fieber verfahren; geringe Temperaturerhöhungen sind ohne Bedeutung. Gleichzeitig vorhandene örtliche Infektionen, wie z. B. Furunkel, Panaritien, Schnupfen, sind keine Gegenindikation. Bei ihrem Vorliegen pflegen die „Ausschläge" der Leukocytenzahlen meist sogar erheblich erhöht zu sein, nach unten oder oben, je nachdem, ob ein Allergen vorliegt oder nicht.

Die erhobenen Befunde werden fortlaufend in ein Schema nach dem Muster auf Seite 97, welches zugleich ein praktisches Beispiel wiedergibt, eingetragen. Bezüglich der *Bewertung* des Ausfalls der Prüfung bestehen bei den einzelnen Untersuchern noch gewisse Unterschiede, die allerdings nicht grundsätzlicher

Art sind. Nach VAUGHAN sind nur Differenzen gegenüber dem Nüchternwert in der Größenordnung von etwa 1000 *nach unten* als positives Zeichen für das Vorliegen eines Allergens beweisend. Dieser Auffassung konnten wir uns auf Grund langjähriger Erfahrung nicht voll anschließen. Der Dermatologe ist gegenüber dem Internisten insofern in einer glücklicheren Lage, daß er die Allergenwirkung einer Substanz durch die Reaktion der Haut meist sofort feststellen kann. Vielfach sagen die Patienten schon selbst, noch ohne Kenntnis des Prüfungsergebnisses, voraus, ob sie ein Nahrungsmittel „vertragen" haben oder nicht.

Bei diesen Prüfungen spielt offenbar die Zuführung einer allergogenen Substanz *allein*, d. h. ungemischt mit anderen, nichtallergogenen Nahrungsmitteln insofern eine wichtige Rolle, als die im positiven Falle auftretenden Reaktionen sehr viel stärker sind im Gegensatz zu einer Zuführung in „gemischter Kost". Darunter ist eine solche zu verstehen, bei der Allergene und Nichtallergene zugleich zugeführt werden. Da die Nichtallergene eine physiologische, mit Leukocytose verbundene Reaktion erzeugen, kann die durch ein gleichzeitig vorhandenes Allergen hervorgerufene, mit Leukopenie einhergehende Reaktion ganz oder teilweise unterdrückt und daher klinisch nicht in dem Grade manifest werden, wie dies bei solitärer Zufuhr der Fall ist.

Wir sahen z. B. im Laufe der Jahre gelegentlich nach etwa einer Tasse Pfefferminztee Allgemeinreaktionen auftreten, welche an Schwere denen zuweilen bei der Serumkrankheit auftretenden nichts nachgaben (passagere Drüsen- und Gelenkschwellungen, vorzeitig einsetzende Menses, starke Blutdrucksenkung mit Vernichtungsgefühl usw.). Wochenlanger früherer Genuß dieses Tees während einer gleichzeitigen Mahlzeit hatte nie zu derartigen schweren Folgezuständen geführt.

Im Gegensatz zu VAUGHAN bewerten wir schon ein Nichtansteigen der Leukocyten oder ein Absinken unter 1000 als positiv oder zumindesten als zweifelhaft. Die weitere Klärung erfolgt dann auf Grund der klinischen Beobachtung: Verschlimmerung der krankhaften Erscheinungen — positiver Karenz- oder Expositionsversuch. Daß auch anscheinend „unspezifische" positive Reaktionen vorkommen, soll nicht verschwiegen werden. Wie diese zu erklären sind, oder was sich hinter ihnen verbirgt, bleibt vorläufig noch unklar.

Auffallend häufig treten solche anscheinend unspezifische Reaktionen besonders bei jüngeren Kindern auf. Bei ihnen sind selbst stark positive Resultate stets besonders kritisch zu bewerten und einer klinischen Nachprüfung zu unterziehen. G. u. H. GRÜNHOLZ haben, wie bereits erwähnt, kürzlich über gleichlautende Beobachtungen berichtet. Sie sind geneigt, dies auf einen gesteigerten Sympathicustonus zurückzuführen.

Was die *Auswahl der zu prüfenden Substanzen* betrifft, so geschieht diese am zweckmäßigsten ebenfalls auf Grund eines food diary. Aus diesem ersieht man leicht, welche Nahrungsmittel regelmäßig oder öfter genossen werden. Diese stehen dann beim Testen an erster Stelle. Saisonmäßig bedingte kommen erst in zweiter Linie in Frage. *Nicht geprüft* werden solche, welche nur selten oder überhaupt nicht genossen werden, ferner *diejenigen, bei welchen schon anamnestisch ihr Allergencharakter feststeht.* Dieses letztere ist besonders zu beachten. Besteht doch die Gefahr, daß nicht nur die vorhandenen Krankheitserscheinungen verschlimmert werden, sondern auch eine Sensibilisierung gegen bisher „vertragene" Nahrungsmittel erzeugt wird.

Es kann ferner vorkommen, daß ein längere Zeit nicht zugeführtes Nahrungsmittel zunächst einen negativen Leukotest ergibt. Dieser wird erst positiv, wenn es eine zeitlang, d. h. einige Tage regelmäßig genommen wurde. Hierauf hat RINKEL schon hingewiesen. Aber auch das Umgekehrte kommt vor: Nachprüfung nach einem längeren Intervall kann sowohl negativen LPI, wie negativen Expositionsversuch ergeben und zwar auch bei längerer Zuführung. Derartige

Allergene habe ich als solche II. Ordnung bezeichnet, sie wurden schon in anderem Zusammenhange (S. 32) erwähnt. — Von den Allergenen I. Ordnung kann gesagt werden, daß auch sie bei jahrelanger Kontrolle periodisch einen negativen LPI geben *können*, das hängt offenbar mit der bei vielen Kranken zu beobachtenden Periodizität ihrer allergischen Disposition zusammen.

Dritter Teil.

Klinik der Allergie.

Allgemeines zur Pathogenese und Klinik allergischer Krankheiten. Toxergie — Allergie.

Unter allergischen Krankheiten sollen aus Gründen möglichst einfacher Darstellung alle Krankheiten verstanden werden, bei deren Genese allergische Reaktionsvorgänge nachgewiesen oder anzunehmen sind. Wir unterscheiden zwischen Krankheiten, welche ganz oder vorwiegend allergisch bedingt sind, obligat allergische Krankheiten, und solchen, bei denen eine „komplexe Ätiologie" (WESTERGREN) vorliegt. Unter diesen sind nach unserer Terminologie diejenigen Affektionen zu verstehen, bei denen sowohl toxergische wie allergische Vorgänge anzunehmen sind, fakultativ allergische Krankheiten.

Ehe wir uns den Problemen zuwenden, welche bei dieser letztgenannten Gruppe vorliegen, ist es notwendig, den Begriff Toxergie in seiner Gegensätzlichkeit zur Allergie zu erläutern. Unter *Toxergie* (*27*) soll die Wirkung eines Agens auf den normalen, „nicht vorbehandelten" Organismus verstanden werden. In Tab. 7 ist es unternommen worden, die beiden Reaktionsformen Toxergie und Allergie vergleichend aufzuführen. Ein ähnlicher Versuch ist bereits von TZANK gemacht worden. Er stellt „intoxication" und „intolérance" einander gegenüber. Diese Begriffe, wie auch der Begriff „Pathergie" (RÖSSLE, URBACH) decken sich mit den unseren nur teilweise, doch kann aus verständlichen Gründen hierauf nicht näher eingegangen werden. Übernommen wurden aus der Aufstellung TZANKs nur die verschiedenen analytischen Gesichtspunkte, das sind die Überschriften (Z. I—VII), alles andere wurde neu gestaltet.

Tabelle 7.

Toxergie	*Allergie*
I. Ätiologie.	
Agens: Wirkung pharmakologisch, d. h. entsprechend chemischer Konstitution bzw. Massenwirkungsgesetz (plus Zeitfaktor)	*Agens:* Wirkung biologisch (wahrscheinl. Antigen-Antikörper-Reaktion): nicht entsprechend Massenwirkungsgesetz
Organismus: Reaktion innerhalb der Norm	*Organismus:* Reaktion entsprechend der Reaktionslage (individuelle Disposition)
II. Pathophysiologisch	
Vorgang: Pharmakologisch-chemisch definierbar	*Vorgang:* Physikalische bzw. physikalisch-chemische (evtl. vitale) Gleichgewichtsstörung (Tonusänderung, zentral und peripher [ZNS und VNS])
Agens: pharmakologisch aktiv	*Agens:* pharmakologisch inaktiv
Organismus: pharmakologisch passiv	*Organismus:* biologisch aktiv

Tabelle 7 (Fortsetzung).

Toxergie	*Allergie*
III. Pathologisch-anatomisch	
Läsion: spezifisch d. h. bestimmt durch Art des Agens *Quantitatives Problem*	*Läsion:* unabhängig von Art des Agens, d. h. die *gleiche* Läsion durch *verschiedene* Agentien (= Allergene) *Qualitatives Problem*
IV. Klinisch	
Agens: Wirkung artspezifisch	*Agens:* Wirkung unspezifisch, d. h. weitgehend unabhängig von Art, Menge, Dauer der Einwirkung
Terrain: accessorisch	*Terrain:* essentiell, d. h. abhängig von Fähigkeit zur Ausbildung einer Reaktionslage. Z. B. Gegensatz Haut — Ovar!
V. Ablauf.	
Keine Latenz (Inkubation), Entwicklung fortschreitend	Latenz (phase préparatoire) notwendig. Entwicklung krisenhaft (plötzliches Auftreten bzw. Verschlimmerung, ebenso Rückbildung bzw. Heilung)
VI. Humorale Reaktion.	
Abhängig vom betroffenen Organ	Abhängig von zentraler Regulation (Hämoklasische Krise, Eosinophilie) daher gleichartig bei den verschiedensten Manifestationen
VII. Teste.	
Agens: Feststellung durch chemisch-pharmakologische Methodik sowie bakteriologische bzw. histologische Untersuchung	*Agens:* Feststellung durch biologische Teste (epidermal, intracutan usw.)

Zum besseren Verständnis wollen wir im folgenden versuchen, an Hand eines praktischen Beispiels die Unterschiede darzulegen. Wir wählen als „Modell" (SEELIGER, BONHÖFFER) die Urticaria genannte Hautaffektion. Von ihr ist allgemein bekannt, daß sie sowohl durch Einwirkungen gewisser chemischer Stoffe, z. B. Ameisensäure, von außen auf die Haut selbst, extern, wie nach oraler oder parenteraler Zuführung anderer Substanzen, intern, entstehen kann. Es bedarf wohl kaum näherer Begründung, daß diesen beiden Entstehungsformen trotz Identität der Morphe ganz verschiedene pathophysiologische Vorgänge zugrunde liegen müssen. Bis ins einzelne sind diese zweifellos noch nicht bekannt, aber doch soweit hinreichend vollständig, daß wir uns eine einigermaßen befriedigende Vorstellung machen können.

Noch eine Vorbemerkung ist hier zu machen: Wie Verf. schon seit Jahren betont hat, ist die Haut, wie auch andere Organe, verhältnismäßig beschränkt in ihrer Fähigkeit zu pathologischen Veränderungen (*34*). Das heißt, daß sich die gleiche Morphe auf Grund ganz verschiedener krankhafter Vorgänge entwickeln kann: pathomorphologische Identität, pathophysiologische Divergenz. Diese Erkenntnis setzt eine funktionelle Betrachtungsweise an die Stelle der immer noch vorherrschenden morphologischen. Sie führt zum „Denken in Vorgängen".

Betrachten wir so eingestellt unsere Tabelle, dann wird uns leichter verständlich, daß die toxergisch bedingte Urticaria als Voraussetzung eine normale Haut hat, also keine irgendwie gesteigerte Reaktionsfähigkeit derselben. Die entstehende Reaktion, hier die Quaddel, hängt lediglich ab von den Eigenschaften des Agens (VIRCHOWs Noxe), d. h. dessen chemischer Natur, ferner der Dosis im weitesten Sinne sowie dem Orte der Einwirkung (Ziffer I, II, III, IV der Tab.). Während das Agens das aktive Prinzip darstellt, ist die Rolle der Haut passiv (Z. III). Das Auftreten der Reaktion vollzieht sich *sofort* (*35*) nach Berührung der Haut mit dem Agens, also ohne „Latenz" (Z. V).

Dieser, kurz als „toxergisch" bezeichneten Urticaria steht die allergische diametral gegenüber. Die Einwirkung des Agens geschieht nicht von außen her, sondern von „innen", z. B. durch Aufnahme als Nahrungsmittel oder durch Einspritzung (Heilserum z. B.). Die chemische Konstitution ist *pharmakologisch* betrachtet gänzlich ohne Bedeutung (Z. I), für Konzentration, Häufigkeit und Dauer der Einwirkung (Z. II) gilt das gleiche. Es gibt demgemäß eine unbegrenzte Zahl von Substanzen verschiedenster chemischer Zusammensetzung, welche zur Entstehung dieser Urticaria führen können, und dies meist in minimalsten Dosen und nach nur einmaliger Einverleibung. Grundvoraussetzung ist dagegen die entsprechende Reaktionsfähigkeit, die Reaktionslage, des Organismus (Z. II). Dieser muß „vorbehandelt", sensibilisiert sein, wie das im theoretischen Teil näher ausgeführt wurde. Der Organismus nimmt also aktiv (Z. III) an der Entstehung teil, die Rolle des Agens ist demgegenüber — pharmakologisch betrachtet — als inaktiv oder mindestens als beschränkt aktiv zu bezeichnen. Der Ort des Auftretens der Reaktion wird nicht von der „Einfallspforte" des Agens bestimmt (Magen-Darm, Blutkreislauf usw.), sondern von Bedingungen, die uns heute noch unbekannt sind bzw. nur vermutet werden können: Tonusänderungen im vegetativen Nervensystem oder dessen übergeordneten Zentren, unterschiedliche Reaktionslage einzelner Organe, um nur einige anzudeuten. Während bei der toxergisch bedingten Urticaria die Hauterscheinungen unmittelbar nach der Einwirkung des Agens auftreten, sehen wir bei der allergisch bedingten eine klinisch „stumme" Vorphase als besonderes Charakteristikum vorliegen (Z. V). Sie beträgt mehrere Stunden, ja Tage. TZANK bezeichnet sie ganz zutreffend als „phase préparatoire". Danach tritt die Affektion jedoch *plötzlich*, krisenhaft auf und kann sich evtl. in Schüben ebenso krisenhaft wiederholen.

Ein weiterer fundamentaler Unterschied ist die Allgemeinreaktion des Organismus; während diese bei der toxergischen Form vollkommen fehlt, sind, wie das WIDAL bereits festgestellt hat, bei der allergischen schon viele Stunden *vor* Auftreten der manifesten klinischen Erscheinungen charakteristische Veränderungen im Blut (S. 17) nachweisbar. Diese deuten auf eine Mitbeteiligung des gesamten Organismus hin, insbesondere zunächst des vegetativen Nervensystems und des Diencephalon. Aber damit nicht genug: es können sich auch neben den Hauterscheinungen krankhafte Erscheinungen an anderen Organen, z. B. Neuritis, meningeale Symptome, Drüsenschwellungen, Arthritis usw. entwickeln. Auch der weitere Verlauf zeigt bemerkenswerte Unterschiede: spontane, mehr oder minder rasche Rückbildung ist zwar möglich, wie das auch bei der toxergischen der Fall ist, im Gegensatz zu ihr kann er sich aber auch völlig anders gestalten. Der Bestand kann sich über eine gewisse Zeit, bis zu Tagen, ausdehnen. Die Einzeleffloreszenz kann sich ferner vergrößern, ausbreiten und u. U. riesigen Umfang annehmen (Urticaria gigantea). Und schließlich besteht noch ein charakteristischer Unterschied in dem Nachweis der urticariogenen Substanz: bei der toxergischen kann er meist leicht auf chemisch-pharmakologischem Wege geführt werden, bei der allergischen Form ausschließlich durch die — an anderer Stelle näher besprochenen — biologischen Teste.

Zusammenfassend kann demnach festgestellt werden: Während bei der toxergischen Urticaria das Wesentliche in der Art des Agens zu sehen ist und eine Reaktion des Substrates, d. h. des Organismus, nur in örtlich beschränkter

Form vorhanden ist, ist bei der allergischen Form die Natur des Agens in weitem Umfange unwichtig, wichtig und essentiell ist dagegen die Reaktionslage des gesamten Organismus.

Bisher hatten wir bei diesen Betrachtungen nur die idiosynkrasisch bedingten Reaktionen im Auge. Es fragt sich nun, ob sie auch auf die *infektionsallergischen* anwendbar sind. Das kann nach unserer Ansicht in vollem Umfange bejaht werden. Wenn sich auch die Wirkung der Bakterientoxine nicht pharmakologisch spezifizieren läßt, so besteht doch die Möglichkeit, aus dem Unterschied ihrer Wirkung im „Normalzustand" gegenüber der des „Sensibilisierungszustandes" gewisse Schlüsse zu ziehen. Das trifft auf alle 7 Abschnitte unserer Aufstellung zu. Vorweg sei allerdings bemerkt, daß für diese Betrachtung noch manche Grundlagen fehlen. Es kann sich daher hier auch nur um einen Versuch handeln, die toxergisch und die allergisch bedingten Reaktionen voneinander zu unterscheiden. Die folgenden Ausführungen sind daher im Sinne einer Arbeitshypothese zu werten. Sie betreffen als „Modell" eine in der Praxis überaus häufige Erkrankung, den *Furunkel*. Es soll damit der praktische Arzt angeregt werden, sich über die Pathogenese dieser ihm wohlbekannten Affektion Gedanken zu machen, die von der bisherigen Schulmeinung abweichen. Diese faßt — man kann vielleicht sagen in zu mechanistischer Weise — die Entstehung auf, als lediglich durch das Eindringen von Staphylokokken (St. aureus) in einen Haarbalg bedingt. Dort vermehren sie sich, durchbrechen die Follikelwand und erzeugen dann im perifollikulären Gewebe eine Entzündung, die nach relativ kurzer Zeit zu Eiterbildung und sehr bald auch zur Nekrose führt.

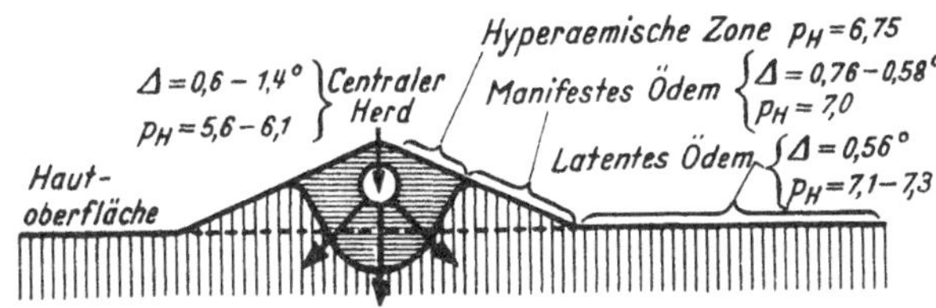

Abb. 9. Schema der osmotischen Hypertonie und der H-Hypertonie der „Entzündung" (Furunkel). (Nach H. SCHADE, Physikaliche Chemie, 1923.)

Eine Analyse der Gesamtsituation ergibt nun, daß sich um den zentralen Infektionsherd ein entzündliches Ödem etabliert, dessen besondere physikochemischen Eigenschaften in zonenartiger Ausbildung H. SCHADE nachgewiesen hat. Wir möchten dieses Ödem der z. B. bei der Tuberkulose bekannten „perifokalen Entzündung" gleichsetzen (S. 130).

Daß sich hierbei relativ komplizierte Vorgänge abspielen, ist aus der Abb. 9 ersichtlich: Im Zentrum des Herdes deutliche Acidose (p_H 5,6—6,1) und Gefrierpunktserniedrigung (Δ = 0,6—1,4°). Diese Werte verändern sich peripherwärts stufenweise über die Zone der Hyperämie, des manifesten und latenten Ödems bis zu den Normalwerten. — Die H-Hypertonie ist, wie neueste tierexperimentelle Untersuchungen von FRUNDER gezeigt haben, als Folge der Infektion aufzufassen, kann demnach nicht ohne weiteres als allergische Reaktionserscheinung gedeutet werden. Ob dies auch für die osmotische Hypertonie, d. h. das Ödem, zutrifft, kann dagegen zweifelhaft sein. Sie wird von FRUNDER jedenfalls nicht erwähnt. Wir sind geneigt, sie als „seröse Entzündung", und damit als allergisch bedingt aufzufassen.

Nun hat schon UNNA (zit. GANS) bemerkt, daß das Eindringen der Staphylokokken in einen Haarbalg allein „keinesfalls genügt", um den skizzierten Ablauf der Affektion zu erklären. Das ergibt sich aus der klinischen Beobachtung. Dermatologen wie GANS, KYRLE, SABOURAUD haben betont, daß die Virulenz des Erregers allein nicht maßgeblich sein könne, es müßten auch noch andere „dispositionelle" Faktoren mitwirken. Auch die im Einzelfalle vorhandene

„Widerstandskraft" des Organismus reicht für eine Erklärung nicht aus. Ja, GANS weist interessanterweise auf gewisse wesensverwandte Züge mit der Tuberkulose und Syphilis hin. Um es kurz zu machen, die eingangs erwähnte „mechanistische" Auffassung hat viele Autoren, so auch uns, nie voll befriedigt.

Betrachtet man die Pathogenese des Furunkels unter dem Gesichtswinkel einer möglichen *allergischen Reaktion*, die *neben der toxergischen einhergeht*, so wird einem manches bisher Unverständliche klar. Jeder, der selbst an einem Furunkel gelitten hat, wird bestätigen können, daß ihn die gewisse „Plötzlichkeit" des Auftretens und die schnelle Ausbildung der vollen Krankheitserscheinungen überrascht hat. Diese Form der Entwicklung ist aber eine, die uns gerade für diejenige allergischer Reaktionen sehr charakteristisch zu sein scheint. — Dem Kliniker ist noch eine weitere Tatsache auffällig, nämlich die, daß Furunkel beim *Kind* und im *Jugendalter auffallend selten* sind. Und dies, trotzdem gerade in diesen Jahren Lebensweise und Umwelteinflüsse die Infektion eigentlich begünstigen müßten. Das bedarf kaum näherer Begründung. Verf. hat z. B. als Arzt zweier Seekadetten- und Schiffsjungenschulschiffe mehrere Jahre Gelegenheit gehabt, einen Personenkreis zu betreuen, der sich zu 50% aus Jugendlichen zusammensetzte. Dies dazu noch größtenteils in den Tropen, wo die dauernd schweißdurchfeuchtete Haut verbunden mit unzureichender Hautpflege infolge Frischwasser-Knappheit eigentlich das Auftreten hätten begünstigen müssen. Davon konnte jedoch bei den Jugendlichen — im Gegensatz zur „alten" Mannschaft — keine Rede sein. Die Affektion war erstaunlich selten. Bestätigt wird diese Beobachtung durch eine statistische Aufstellung aus der Kinderabteilung unseres Krankenhauses. In den Jahren 1944/48 wurden bei 2560 Kindern (bis zu 12 Jahren) nur 0,07% Furunkel festgestellt! In unserer eigenen Abteilung betraf die Mehrzahl der Furunkelfälle ausgesprochen Personen des mittleren und höheren Lebensalters, die jüngste Patientin war bis jetzt 17 Jahre.

Nebenher sei erwähnt, daß auch für Schweißdrüsenentzündung der Achselhöhle und für Erysipel ganz ähnliche Beobachtungen gemacht wurden.

Nun kennt der Dermatologe noch eine andere staphylogene Infektion von Haarbälgen, die *Folliculitis*. Sie ist besonders häufig im Gesicht lokalisiert. Hier fehlen alle beim Furunkel so charakteristischen klinischen Erscheinungen. Sie entwickelt sich schleichend, die perifollikulären Erscheinungen sind auffallend gering, es kommt nie zu einer ausgedehnten Nekrose des Gewebes, ja fast nie zu einer Zerstörung der Haarpapille. Der ganze Krankheitsverlauf ist ausgesprochen gutartig, dabei aber trotzdem sehr langdauernd, da die Infektion an sich nur schwer zu beseitigen ist. Eine Abschwächung der Virulenz der Kokken kann somit kaum angenommen werden.

Stellen wir die beiden Krankheitsbilder Furunkel und Folliculitis einander gegenüber unter Berücksichtigung der geschilderten Ablaufs- und Vorkommens-Merkmale, so kommt man zu folgender *Schlußfolgerung*: der schon von anderen Autoren vermutete „weitere Faktor" bei der Pathogenese ist die allergische Reaktion. Sie ist ermöglicht durch eine irgendwann einmal vorausgegangene Infektion, welche infolge Sensibilisierung durch die Bakterientoxine die Reaktionslage schaffte. Die Auslösung des Krankheitsbildes erfolgte dann durch die Haarbalginfektion. Sie ist im Sinne MAYERHOFERs die „Zweiterkrankung". Bei der Folliculitis ist die Mitwirkung einer allergischen Reaktion offensichtlich gar nicht oder sehr abgeschwächt vorhanden, darauf kann hier nicht näher eingegangen werden.

Nebenher sei erwähnt, daß das Überstehen eines Furunkels keine Immunität gegen eine Neuinfektion bewirkt, sie scheint im Gegenteil geradezu den Boden dafür zu schaffen, wie das auch in der Literatur mehrfach hervorgehoben wird.

Welche voraufgegangene Infektion zur Erzeugung der Reaktionslage in Betracht kommt, ist im Einzelfalle schwer zu sagen. Es ist wahrscheinlich, daß vielfach ganz „banale“, kaum beachtete und als harmlos betrachtete Infekte in Frage kommen, wie dies z. B. auch HANSEN in anderem Zusammenhange als möglich annimmt. In anderen Fällen wird die betreffende Infektion erst die allergische Reaktionslage schaffen als Begleitvorgang ihrer toxischen Wirkung, der Toxergie, so z. B. bei der Tuberkulose.

Wir sind uns bewußt, daß zur Bestätigung unserer Arbeitshypothese noch mancher Punkt zu klären ist. Trotzdem scheint uns, von diesem „Modell“ ausgehend, hier ein Weg eröffnet, um das von uns supponierte Nebeneinander von toxergischer und allergischer Reaktion bei einer Reihe von Infektionen zu verstehen. Dies spielt z. B. bei der Tuberkulose eine geradezu ausschlaggebende Rolle. Hat man sich diese Auffassung erst einmal richtig zu eigen gemacht, so fällt einem das Verständnis für viele bisher nicht recht erklärbare Phänomene erheblich leichter.

Während TZANK jedoch offensichtlich ein „Entweder — oder“, d. h. intoxication — intolérance, im Auge hatte, ist nach unserer Ansicht in den meisten Fällen ein „Sowohl — als auch“ für die Pathogenese anzunehmen. Das bedeutet also, daß beide Prozesse, der toxergische und der allergische, in demselben Organismus, ja am selben Organ oder — sogar an der gleichen Stelle eines Organs — nebeneinander vorkommen können.

Haut.

Allgemeines.

Die allergischen Reaktionen des Hautorganes sind zweifellos die bis jetzt am besten bekannten und studierten.

Für die Zwecke dieses Buches kann es nicht in Frage kommen, zu weit in dermatologische Einzelheiten einzugehen. Wir werden bemüht sein, das für das allgemeine Verständnis Wesentliche herauszuschälen. Es soll daher auf das Klinische nur soweit eingegangen werden, als es hierzu unumgänglich ist. In der Hauptsache wird uns die Pathogenese zu beschäftigen haben. Von diesem Standpunkte aus lassen sich zwei Hauptgruppen unterscheiden: die *vorwiegend idiosynkrasisch* und die *vorwiegend infektionsallergisch* bedingten Hauterkrankungen. Aus dieser Formulierung geht schon hervor, daß — mindestens nach dem heutigen Stande unserer Kenntnisse — eine scharfe Trennung zwischen diesen beiden Gruppen nicht möglich ist. Dies rührt daher, daß es im Einzelfalle, im allgemeinen wenigstens, oft nicht möglich ist, festzustellen, wodurch die Sensibilisierung zustande gekommen ist. Nur bei den durch direkten Kontakt mit der Haut entstandenen Affektionen kann das meist erschlossen werden, aber auch da sind Irrtümer möglich. Für die Auslösung wird die Entscheidung vielfach leichter sein. Wie schon im allgemeinen Teil ausgeführt wurde, ist mit einer gewissen Sicherheit anzunehmen, daß es Fälle gibt, bei denen eine Sensibilisierung durch Infektionsallergene, eine Auslösung dagegen durch idiosynkrasische Allergene möglich ist. Auch für das umgekehrte Verhalten liegen Anhaltspunkte vor, obwohl zuzugeben ist, daß hier der Forschung noch ein weites Feld offen steht.

Die vorwiegend idiosynkrasisch bedingten Hauterkrankungen.

Pruritus, Juckreiz.

An sich ist Pruritus ein Symptom, welches bei einer ganzen Anzahl Erkrankungen verschiedenster Ätiologie, nicht nur der Haut, vorkommt. Es gibt aber auch genügend oft Fälle, bei denen weder an der Haut noch an anderen

Organen, einschließlich dem Blut, krankhafte Veränderungen nachweisbar sind. Solche Fälle werden meist als *Pruritus essentialis* bezeichnet. In diese Gruppe hat nun zweifellos die Allergieforschung eine große Bresche geschlagen. Sie stellte fest, daß ein großer Teil derselben als allergisch bedingt anzusehen ist, und hat das namentlich durch den Behandlungserfolg bewiesen. Wir betonen ausdrücklich, daß das nur für einen, allerdings recht großen, Teil der Fälle, aber sicher nicht für alle gilt. So konnte z. B. Verf. und seine Schule für einen anderen Teil Störungen im Kohlenhydratstoffwechsel als ursächlich in Betracht kommend nachweisen.

Der allergisch bedingte Pruritus tritt in zwei Formen auf, universell und lokalisiert. Für den letzteren kommt in einem gewissen Prozentsatz der Fälle direkter Kontakt einer allergogenen Substanz mit der Haut in Frage. Es gibt aber genügend Fälle, bei denen wir ebenso wie für den universellen Pruritus eine „zentrale" Genese annehmen. Wir verstehen darunter die Auslösung „von innen her", aller Wahrscheinlichkeit nach auf dem Wege über das Gehirn und das Nervensystem. Wie die Sensibilisierung zustande gekommen ist, kann nur von Fall zu Fall unter Berücksichtigung der Anamnese geschlossen werden und wird oft ungeklärt bleiben. Bezüglich der Auslösung lassen sich dagegen, wenn man nur an die Möglichkeit der allergischen Genese denkt, aus der Vorgeschichte sowie mittels food diary und Leukotest oft überraschende Aufschlüsse erzielen. Man wird dann finden, daß anscheinend ganz „harmlose" Nahrungs- oder Genußmittel, gelegentlich auch Arznei- oder Gewerbestoffe als Allergene wirksam sind. Wichtig ist es in solchen Fällen, sowohl die Art des Auftretens wie die Lebensgewohnheiten der Patienten zu beachten. Bezüglich des Auftretens ist besonders das vielfach krisenartige desselben bemerkenswert. Der Juckreiz tritt fast nie sofort, sondern erst 5 bis 8 Stunden nach Zuführung eines Allergens auf, wechselt also in seiner Intensität. Bei den Lebensgewohnheiten ist neben Essen und Trinken auch an Arzneimittel sowie an gewerblich verwendete Stoffe des eigenen Berufes wie der Familienmitglieder zu denken.

Beispiele für Arzneistoffe: Die 50jährige Haushälterin eines Arztes wird von dem Kollegen überwiesen, da sie seit über einem Jahre an einem heftigen Juckreiz am ganzen Körper, besonders am Stamm, leidet. Die bisherige Behandlung mit den verschiedensten Mitteln war ohne jeden Erfolg. Schwere psychische Depressionen. Die Befragung ergab, daß die Patientin seit Jahren ganz regelmäßig ein Schlafmittel (Phanodorm) einnimmt. Als dieses Mittel versuchsweise ausgesetzt wurde, trat sofort ein völliges Nachlassen der Beschwerden ein. — Ein 51jähriger Kaufmann klagt seit Monaten über ständig zunehmenden Juckreiz. Die Anamnese ergibt, daß er seit längerer Zeit regelmäßig ein Vitamin C-Präparat einnimmt. Leukotest auf dieses positiv. Nach Ausschaltung Abheilung.

Eine für die Praxis besonders wichtige Form des lokalisierten Pruritus stellt der des Afters und der Vulva, seltener des männlichen Genitales, dar. Diese Affektion kann auch mit ekzemartigen Hautveränderungen verbunden sein, braucht es aber durchaus nicht. Sie soll daher hier abgehandelt werden. Auf Grund langjähriger Erfahrung können wir sagen, daß in einem recht hohen Prozentsatz der Fälle nicht so sehr örtlich angreifende „Noxen" (Wasser, Seife, Desinfektionsmittel), sondern Nahrungsallergene als ursächliche Faktoren anzuschuldigen sind. Diese Auffassung ist kürzlich auch von RUGELEY bestätigt worden. Er stellte bei 12 von 14 seiner Patienten alimentäre Allergie als einzige Ursache des Puritus ani fest. Sein Rat, bei dieser Affektion weniger häufig an „psychogene Faktoren", sondern an Nahrungsallergene zu denken, kann auf Grund eigener Erfahrung nur unterstrichen werden. Wir gehen sogar noch weiter und weisen darauf hin, daß auch andere Substanzen, u. U. sogar gewerblicher Art, in Betracht kommen. Einige Beispiele mögen das Vorgetragene erläutern, zunächst für *Nahrungsmittel*:

Dr. X. Y., praktischer Arzt, leidet seit Jahren an zeitweise unerträglichem Afterjucken, das jeder Behandlung trotzte. Durch unsere Erfolge bei einigen seiner Patienten aufmerksam gemacht, führt er auf meinen Rat bei sich selbst eine Reihe Leukoteste durch. Diese ergaben eine hochgradige Allergie gegen Kartoffeln. Nach Ausschaltung dieser waren seine Beschwerden in relativ kurzer Zeit verschwunden. Versuchsweise Zuführung von Kartoffeln nach einigen Monaten löste sofort wieder ein Rezidiv aus. — Eine 42jährige Hausfrau leidet seit langem an anfallsweisem Afterjucken, vielfache Behandlung bisher ohne Erfolg. Leukotest ergibt positiven Ausfall auf *Eiklar*. Nach Ausschaltung Heilung. —

Für *gewerblich* verwendete Stoffe seien folgende Fälle angeführt: Ein 62jähriger Friseurmeister leidet seit Monaten an Afterjucken, das sich gegen jede Behandlung als refraktär erwies. Schließlich ergab sich bei wiederholter eingehender Befragung, daß er gezwungen war, zum „Tönen" der Haare seiner Kundinnen mit Ursol (Paraphenylendiamin) zu arbeiten. Da diese Substanz nicht mit seiner Haut in direkten Kontakt kam, konnte nur *Einatmung* in Frage kommen. Auf meinen Rat ließ er diese Prozeduren nicht mehr in seinem Geschäft ausführen, sondern in dem eines anderen Friseurs, danach war bald das Leiden behoben. — Dieser Fall erinnert an einen von NILES beschriebenen. Bei der Frau eines Pelzarbeiters trat heftigster Pruritus vulvae auf, für dessen Entstehung eine Ursache nicht gefunden werden konnte. Schließlich ergab es sich, daß der Ehemann, der in seinem Berufe mit Ursol zu tun hatte, aber völlig hautgesund war, die mittelbare Ursache war, indem er Ursol in seinen Kleidern oder an seinem Körper (Finger) mit nach Hause brachte. Ob in diesem Falle der „indirekte" Kontakt mit der Substanz durch Berührung oder durch Einatmung anzunehmen ist, mußte dahingestellt bleiben.

Urticaria, Nesselsucht.

Bei dieser Affektion handelt es sich um das Auftreten eines Transsudates von Gewebsflüssigkeit vorzugsweise im Papillarkörper der Haut ohne Beimengung von geformten Blutbestandteilen. Dieses Transsudat drängt die kollagenen Bindegewebsfasern auseinander, ohne daß diese in ihrer Form verändert werden (KYRLE). Sie nehmen allerdings saure Farbstoffe (Eosin) weniger gut an. Außer teilweise maximaler Erweiterung der Capillaren finden sich mäßig starke lymphocytäre Infiltratmäntel um diese Gefäße. Wir haben also das Bild einer „serösen Entzündung" vor uns. Was dieser Affektion nun die besondere Note gibt, ist folgendes: Zunächst das plötzliche, krisenartige Auftreten und Verschwinden, die stets ausgeprägte umschriebene Form, wenn auch die Größe der Einzelefflorescenz schwankt, ferner der nahezu stets vorhandene Juckreiz. Dieser letztere vor allem, aber auch die umschriebene Form geben einen deutlichen Hinweis darauf, daß es sich um einen „nervös gesteuerten" Vorgang handeln muß. Erzeugt man durch eine kleine Menge Normalserum eine intracutane Quaddel, so entsteht klinisch das gleiche Bild, aber nie ist damit das Auftreten von Juckreiz verbunden. Diese Tatsache läßt kaum eine andere Deutung zu als die, daß es sich um eine besondere chemische Zusammensetzung der Transsudatflüssigkeit handeln muß.

Ob das die früher erwähnten H-Substanzen sind, muß dahingestellt bleiben. Wären sie es, so müßten sie in doppelter Weise wirken. Einmal dadurch, daß sie zentral (am Diencephalon ?) angreifend einen besonderen Tonus im vegetativen Nervensystem auslösen, der dann zu den geschilderten örtlichen Erscheinungen führt. Und zweitens müßten sie auch örtlich eine Reaktion besonderer Art erzeugen. Bei dem derzeitigen Stande unserer Untersuchungsmethoden ist eine Klärung dieser Frage vorderhand nicht zu erwarten. Wichtig ist auf jeden Fall die schon 1912 von CIMBAL vermutungsweise geäußerte Feststellung, daß die Genese der Urticaria ein „zentrales Problem" ist. Über die sonst bei Urticaria zu beachtenden klinischen und pathophysiologischen Phänomene war bereits in anderem Zusammenhange (S. 67) gesprochen worden.

Über die Entstehung der Bereitschaft zu urticarieller Reaktion, also die Sensibilisierung, kann z. Z. nur soviel gesagt werden, daß — entsprechende Disposition vorausgesetzt — Nahrungs- und Arzneimittel fast ausschließlich in Betracht kommen. Ob auch durch überstandene Infektionen eine Sensibilisierung statthaben kann, ist derzeit nicht mit Sicherheit zu sagen.

Vorläufig ist ferner die Tatsache nicht zu erklären, daß einige Nahrungsmittel, wie z. B. Krebse, Hummern, Muscheln, Schweinefleisch oder Arzneistoffe (Chinin) besonders gern Urticaria auslösen. Daß sie daneben aber auch „ekzematogen" wirken können, allerdings wohl nie bei demselben Patienten, darf nicht unerwähnt bleiben.

Auffallend ist noch eine Tatsache, auf die Verf. schon vor Jahren hingewiesen hat: Bei der von ihm beschriebenen exquisit allergischen Hautaffektion, dem spätexsudativen Ekzematoid, wird Urticaria sowohl in der eigenen wie in der Familienanamnese nur sehr selten gefunden (s. Abb. S. 83). Da bei der erwähnten Erkrankung alles auf das Vorliegen eines erhöhten Tonus im parasympathischen System hindeutet (Vagotonie), ist es immerhin möglich, daß hier der Schlüssel zum Verständnis liegt. Das würde bedeuten, daß die Entstehung der Urticaria entweder durch den Vagotonus unterdrückt oder durch Sympathicotonus bedingt wird. — Diese Auffassung würde auch das Verständnis für die Pathogenese der — relativ seltenen — *chronischen Form* der Urticaria erleichtern. Bei dieser sind Allergene meist nicht feststellbar, auch die Antihistaminica ohne Wirkung, eine „umstimmende" Behandlung dagegen öfters von Erfolg.

Serumkrankheit.

Eine Sonderform der Urticaria oder eine nahe Verwandte dieser ist die *Serumkrankheit*, die v. PIRQUET und SCHICK als erste in ihrem Wesen als allergische Reaktion erkannt und beschrieben haben. Man versteht hierunter einen Symptomenkomplex, der außer Urticaria noch eine Reihe anderer Erscheinungen umfaßt. Hierzu gehören: Fieber, Gelenkschwellungen, auch Ödeme oder intestinale Erscheinungen. Sogar Anschwellung der Lymphdrüsen, namentlich der regionären, d. h. im Bereiche der Injektionsstelle liegenden, sind zuweilen vorhanden. COLOMBE und DAVY sahen bei 102 Fällen von Serumkrankheit 14 mal Lymphdrüsenschwellung, meist in der Halsgegend, auftreten. Nach eigenen Beobachtungen tritt ferner vielfach Versiegen der Schweiß- und Urinsekretion auf. Alle diese Symptome können in verschiedener Mischung und Intensität vorhanden sein oder — außer der Urticaria — ganz fehlen. Die Dauer der Krankheit beträgt 1—3 Tage (H. SCHMIDT). Wie F. und W. KNÜCHEL festgestellt haben, wird die Blutgerinnung stark gehemmt, wahrscheinlich auf Thrombin- (Prothrombin-) und Fibrinogenmangel beruhend.

Die Sensibilisierung erfolgt in der Mehrzahl der Fälle durch die Erstinjektion. Sie erzeugt also keinerlei krankhafte Erscheinungen. Diese treten erst im Anschluß an die Zweitinjektion auf. Die Zeit zwischen den beiden Injektionen kann in weitem Umfange variieren. Das kürzeste Intervall beträgt 8—10 Tage, es umfaßt die „phase préparatoire" (TZANK), während der sich, wie früher (S. 5ff). dargelegt wurde, der Mechanismus der Sensibilisierung vollzieht. Von diesem Zeitpunkte ab, also etwa dem 10. Tage, kann das Intervall viele Jahre, vielleicht sogar lebenslänglich sein. Im eigenen Fall des Verf. betrug sie z. B. 4 Jahre. — Auftreten der Serumkrankheit schon nach der ersten Injektion ist relativ selten und wird von einzelnen Autoren auf 10—20% der Fälle geschätzt (URBACH). Nach unseren Erfahrungen erscheint die erstere Zahl zutreffender.

Das vorzugsweise Auftreten nach der Reinjektion weist in den betreffenden Fällen eindeutig darauf hin, daß die Sensibilisierung durch die Erstinjektion erfolgt war. Wie diese letztere dagegen bei den Fällen zustande gekommen sein kann, welche bereits auf die Erstinjektion mit Erscheinungen reagieren, ist verschiedenen Deutungen ausgesetzt. Da diese Frage mehr von theoretischem Interesse ist, soll hier nicht näher darauf eingegangen werden. Hinweisen möchten wir lediglich darauf, daß im Einzelfalle auch an eine Sensibilisierung durch ein heterologes Allergen, z. B. eine früher stattgehabte Pocken-Schutzimpfung oder eine Infektion gedacht werden kann. — Recht bemerkenswert ist auch die von dem Pädiater JOPPICH gemachte Beobachtung, daß bei Säuglingen im allgemeinen Serumkrankheit (bei Diphtherie-Schutzimpfung) nicht vorkommt.

Ein interessantes Phänomen ist schließlich noch zu erwähnen: man sieht öfter, daß sich die urticariellen Hauterscheinungen von der Injektionsstelle aus ausbreiten. In einem von uns kürzlich beobachteten Fall trat am 9. Tage um diese Stelle eine handgroße Rötung und Schwellung auf, die erst nach einer Woche wieder verschwand. Dieses Verhalten erinnert an die von MIESCHER erwähnte, von der Kontaktstelle aus abnehmende — abgestufte — Sensibilisierung bei Arzneistoff-Idiosynkrasie (S. 6). Wir konstatieren demgemäß eine doppelte Wirkung des Allergens: eine örtliche, an der Kontaktstelle, und eine allgemeine, vermutlich über das Diencephalon gehende.

QUINCKEsches Ödem.

Diese Affektion geht vielfach unter den Namen „angioneurotisches" oder „neurotisches Ödem". Da unter dieser Bezeichnung jedoch eine Anzahl Ödeme der Haut und Schleimhäute verstanden werden, die nicht allergisch bedingt sind, scheint es zweckmäßig, für das *allergisch bedingte* „umschriebene Ödem" die Bezeichnung „*QUINCKEsches Ödem*" zu wählen, wie dies auch CURSCHMANN getan hat. Die auf anderweiter Ätiologie beruhenden, morphologisch ähnlichen Affektionen scheiden demgemäß aus unserer Betrachtung aus.

Die für das QUINCKE-Ödem charakteristischen klinischen Erscheinungen sind: Auftreten ödematöser Schwellungen verschiedener Größe und ohne „*entzündliche*" *Merkmale*, ferner die Plötzlichkeit des Auftretens und Verschwindens bei Abwesenheit von subjektiven Beschwerden, also *ohne Juckreiz*. Hierin liegt ein wesentlicher Unterschied gegenüber der Urticaria. Ein weiterer Unterschied wird darin gefunden, daß sich die Urticaria im allgemeinen nicht an den Schleimhäuten, namentlich des Respirationstraktes, manifestiert, wohingegen das QUINCKEsche Ödem durchaus nicht selten gerade diese mit ergreift (Näheres s. S. 92). Aber nicht nur der genannte Trakt kann gleichzeitig oder wechselweise befallen werden. Vieles spricht dafür, daß, wie an anderen Stellen (S. 105) berichtet werden wird, auch im Bereiche des Magendarmtraktes bzw. der Leber analoge Erscheinungen auftreten können. Auch gewisse Erkrankungen des Stützapparates (*Hydrops articularis intermittens*) gehören wahrscheinlich hierher; ferner gewisse Fälle von Migräne (S. 112).

Weist schon die plötzliche Art des Auftretens auf eine allergische Genese hin, so wird diese Vermutung noch verstärkt durch das häufige Vorkommen allergischer Erkrankungen in der Familienanamnese (URBACH u. a.). Auch bei den Patienten selbst werden andere allergische Erscheinungen gelegentlich gefunden, mit Ausnahme von Ekzemen. Bei diesen letzteren ist das Auftreten des QUINCKE-Ödems als eine große Ausnahme zu bezeichnen und mag sich in Zukunft vielleicht als pathogenetisch bedeutsam erweisen.

Auf welche Weise die entsprechende Reaktionslage zustande kommt, ist derzeit nicht mit Sicherheit zu sagen. Vermutungsweise möchten wir annehmen, daß dies am ehesten durch überstandene Infektionen statthat. Daß die Auslösung in einer gewissen Anzahl von Fällen durch idiosynkrasische Allergene erfolgen kann, ist durch eine Anzahl einschlägiger Beobachtungen sichergestellt (Lit. s. URBACH). Für manche Fälle mag auch eine bestehende Fokalinfektion in Betracht kommen. Darauf weisen zwei von uns kürzlich beobachtete Fälle hin, bei denen Penicillin eine nahezu schlagartige Wirkung entfaltete (S. 92).

Purpura allergica.

Purpura ist ein Symptom, keine Krankheit, charakterisiert durch das Auftreten von fleckförmigen Blutungen in der Cutis bei Abwesenheit von Erscheinungen entzündlicher Natur und daher auch von Beschwerden subjektiver Art. Ätiopathogenetisch gibt es — soweit sich zur Zeit übersehen läßt — eine ganze Anzahl krankhafter Störungen des Organismus, welche mit Hautblutungen einhergehen können. Es ist eine relativ neue Erkenntnis, daß *eine* Gruppe solcher Störungen als allergisch bedingt aufgefaßt werden muß. Diese wäre demnach als *Purpura allergica* zu bezeichnen, sie dürfte im wesentlichen die Fälle umfassen, welche unter dem Namen „Purpura rheumatica" und „Purpura idiopathica" bekannt sind. Diese beiden Namen weisen schon in gewissem Sinne auf die zweifache allergische Genese hin, die infektionsallergische und idiosynkrasische. Kann man heute doch als eine gewisse Regel aufstellen, daß fast alles, was bisher als idiopathisch bezeichnet wird, als allergisch anzusprechen ist.

Wir haben demgemäß zwei Untergruppen von allergischer Purpura zu unterscheiden. Eine, bei deren Pathogenese vorwiegend oder ausschließlich eine Infektionsallergie in Betracht kommt, und eine andere, bei der idiosynkrasische Allergene im Vordergrunde stehen. Wir wählen absichtlich diese vorsichtige Formulierung, weil es mindestens im Einzelfalle zweifelhaft sein kann, ob die notwendig vorauszusetzende Sensibilisierung durch das auslösende idiosynkrasische Allergen oder einen vorausgegangenen Infekt stattfand. Und selbst bei der rheumatischen Form ist es, wenn wir auch bei ihr die Erzeugung der allergischen Reaktionslage durch Infektion annehmen, nicht in jedem Falle sicher, daß die Auslösung durch das homologe Allergen, sondern durch ein idiosynkrasisches erfolgte. Zu den letzteren rechnen wir mit VEIL-STURM auch die hirntraumatischen Reize, z. B. auch Kälteeinwirkung.

Diese Auffassung rechtfertigt an sich schon die Einreihung in dieses Kapitel. Ferner auch deshalb, weil wir die für Allergie typischen Endothelschädigungen der Haargefäße annehmen müssen. Histologisch sind zwar, darin stimmen Histologen wie KYRLE, GANS u. a. überein, an den Capillaren keinerlei Veränderungen zu finden, welche den Austritt der roten Blutkörperchen hinreichend erklären könnten. Man kann daher nach dem heutigen Stand unserer Kenntnisse nur annehmen, daß eine, vorläufig histologisch nicht darstellbare, Schädigung der Gefäßendothelien zu unterstellen ist, welche den Erythrocyten die Diapedese ermöglicht. Daß wir, entsprechend unserer Gesamteinstellung bezüglich der örtlichen allergischen Reaktionen auch hierbei an eine führende Rolle des vegetativen Nervensystems denken, ist wohl verständlich.

Wir wenden uns zunächst der in diesen Abschnitt gehörigen *idiosynkrasisch bedingten Purpura* zu.

Indem wir die Bekanntschaft mit dem klinischen Bild voraussetzen, bleibt uns die Aufgabe, den Nachweis der Möglichkeit der Entstehung durch idiosynkrasische Allergene zu führen. In der Literatur sind im Laufe der Jahre eine ganze Reihe einschlägiger Beobachtungen erschienen. So beschreibt HAMPTON zwei Fälle von Purpura *mit arthritischen Erscheinungen*, bei denen in einem Falle auf Milchprodukte, auch Milchschokolade, sowie Kartoffeln, im anderen Falle auf Milch, Weizen, Karotten, Äpfel, Pflaumen, Ananas, Orangen und Bohnen Purpura auftrat. Die entsprechenden *Hautteste* waren *negativ*, dagegen fanden sich im Darmschleim reichlich eosinophile Leukocyten. KERN berichtet einen Fall, bei dem neben den Hautblutungen nephritische Erscheinungen mit Blutungen (Rest N-Erhöhung über 100%) nach dem Genuß von Zwiebeln auftraten. Der Patient ging an einer Urämie zugrunde, als er verbotswidrig einen Zwiebelmus gegessen hatte. Ähnliche Fälle sollen nach KERN auch von OSLER, ALEXANDER und EYERMANN beschrieben sein. MALAGUZZI VALERI sah nach dem Genuß von Geflügelfleisch außer den Hautblutungen auch blutige Stühle auftreten. — Ein eigener Fall sei nachstehend berichtet:

Frl. J., 23 Jahre, wurde auf einer inneren Abteilung wegen Verdacht auf Ulcus ventriculi (röntgenologisch nichts nachweisbar) behandelt. Nach Absetzen der zunächst verordneten Schonkost Auftreten einer ausgedehnten Purpura. Die nunmehr erfolgte Bestimmung der Thrombocyten zeigte stark erniedrigte Werte (um 60000). Die anschließend durchgeführten Leukoteste ergaben erhebliches Absinken der Leukocyten auf *Citrone,* deren reichlicher Genuß (Tochter einer Grünwarenhändlerin) zugegeben wurde. Nach Ausschalten derselben Abklingen der Purpura und Rezidivfreiheit. — Ein ganz ähnlich gelagerter Fall ist von DUTTON berichtet worden. Besonders bemerkenswert an diesem war, daß der Hauttest negativ ausgefallen war und daß auf erneute Zufuhr von Citrone prompt ein Rezidiv auftrat.

Auch auf Arzneistoffe sind eine Reihe von Fälle zurückgeführt worden. BOIDIN und DE LIGNIÈRES konstatierten eine Purpura an den Unterschenkeln, als wegen Rheuma (!) ein Goldsalz gegeben worden war. AUBERTIN und MAY-DARHOVSKY sahen das gleiche nach Sulfonamid-Medikation, DE OREO nach Atophan (Cinchophen), GRUBER u. a. nach Sedormid. Der letztgenannte konstatierte dabei eine Schädigung der Knochenmarksriesenzellen und Zerstörung der Thrombocyten im Blut. — Sehr interessant ist ein von WEINGÄRTNER beschriebener Fall von Purpura nach Erstimpfung. Hier fand sich zugleich im Blute eine *Hyper*thrombocytose. — THOMAS und FORSYTHE konstatierten bei 10 von 64 Fällen mit Purpura das Vorliegen allergischer Faktoren, nach deren Elimination Heilung eintrat.

Das hier Mitgeteilte dürfte genügen, um einen Überblick über die Wichtigkeit des Problems zu geben und um dazu anzuregen, in allen den Fällen, bei denen die Ätiologie unklar ist, auch an die Möglichkeit allergischer Genese zu denken.

Bezüglich der *infektionsallergisch bedingten Purpura* kann z. Z. nur soviel gesagt werden, daß ihre allergische Genese dann angenommen werden muß, wenn die klinischen Erscheinungen auf Infektionsallergie hindeuten. Dazu gehören Fieber, Gelenkschwellungen, gastrische Störungen, Auftreten im Frühjahr und Herbst, also ganz gleich, wie bei den unten noch zu besprechenden „rheumatoiden" Erkrankungen. Wie aber schon erwähnt, können z. B. Gelenkerscheinungen auch bei der idiosynkratischen Form auftreten. Vorsicht ist also hinsichtlich einer zu raschen Entscheidung geboten.

Erytheme und Exantheme.

Unter *Erythemen* werden herkömmlich teils fleckförmige, teils flächenhafte Rötungen der Haut verstanden, denen ein mehr oder weniger passagerer Charakter eigen ist. Auf Druck können sie zum Verschwinden gebracht werden. Treten sie über größeren Hautbezirken oder universell auf, so wird auch von *Exanthemen* gesprochen. Dies besonders gern, wenn es sich um solche Erscheinungen bei akuten Infektionskrankheiten, wie Masern, Scharlach usw. handelt. Ob bei der Pathogenese dieser Art von Exanthem allergische Vorgänge eine Rolle spielen, ist wohl diskutiert worden, zur Zeit aber nicht spruchreif (s. S. 124).

Anders liegt dies bei einer anderen großen Gruppe, die als *Arzneiexantheme* bezeichnet werden. Das über diese vorliegende Schrifttum ist so groß, daß wir hier nur versuchen können, Allgemeingültiges sowie einige Besonderheiten vorzubringen. Da die feingeweblichen Veränderungen wenig Charakteristisches bieten, können sie hier übergangen werden.

Zunächst ist zu sagen, daß aus der klinischen Morphe, also der Art des Ausschlages, nicht ohne weiteres auf die Natur des in Betracht kommenden Allergens geschlossen werden kann. Es soll nicht geleugnet werden, daß gewisse Arzneistoffe mit einer Art Vorliebe Exantheme bestimmter Art hervorbringen. So tritt beim Vorliegen einer Quecksilberallergie gern ein an Scharlach erinnernder Ausschlag auf (sog. scarlatiniformes Exanthem). Ist dieses, wie es gelegentlich vorkommt, noch von Fieber begleitet, so verstärkt sich der Verdacht. Fehlende Rachenerscheinungen und negativer Dicktest weisen dann meist auf die wahre Sachlage hin. Das Auftreten eines Exanthems nach örtlicher Einreibung von Unguentum cinereum (gegen Filzläuse) ist älteren Ärzten eine wohlbekannte Erscheinung. Auch gewisse andere Arzneimittel führen besonders gern zu exanthemartigen, allergischen Hautreaktionen, so Chinin, Antipyrin, Pyramidon, Copaiva und Arsen. Daß auch Sulfonamide hierher gehören, ist bei der inzwischen bekanntgewordenen allergogenen Eigenschaft der meisten derselben verständlich. Aber auch bei ihnen bestehen anscheinend Unterschiede, die durch ihre chemische Struktur bedingt sind. Das gleiche gilt in gewissem Sinne auch von Arsen, insbesondere den Salvarsan-Präparaten. Salvarsan-Natrium scheint nach unseren Erfahrungen nicht so häufig als Allergen zu wirken als Neosalvarsan.

Die Art der *Zuführung* eines Arzneistoffes spielt an sich keine Rolle. Die häufigste wird naturgemäß die *orale* sein. Daß auch Aufnahme durch den *Respirationstrakt* in Frage kommen kann, zeigen zwei andernorts mitgeteilte (*36*) Fälle von Hg-Allergie. Bezüglich des direkten *Kontaktes* mit der Haut sind bei den Arzneistoffen, welche zur Behandlung auf diese gebracht werden, die Voraussetzungen gegeben. Das gleiche ist von gewissen gewerblich verwandten Substanzen zu sagen, wie z. B. Terpentin, welches auch durch die Atmung in den Körper gelangen kann. Im allgemeinen werden allerdings diese Stoffe nicht so sehr Exantheme erzeugen als Dermatitis, der wir uns nunmehr zuwenden.

Dermatitis allergica und Ekzem.

Während sich bei den Exanthemen die allergische Reaktion vorwiegend, mindestens primär, im Papillarkörper der Haut und vor allem an dessen Gefäßen abspielt, auch die „entzündliche Note“ deutlich zurücktritt, ist dies alles bei dem, was wir als *Dermatitis acuta* bezeichnen, wesentlich anders. Bei ihr sind sowohl im Papillarkörper entzündliche Veränderungen wie auch eine Beteiligung der Epidermis vorhanden. Histologisch handelt es sich um eine Erweiterung der Haargefäße mit seröser Exsudation in die Umgebung und in die Epidermis, begleitet vom Auftreten mehr oder weniger starker Infiltratmäntel, um die Capillaren besonders. Nach BRUNN (s. auch S. 21) soll im Gegensatz zu Entzündungen anderer Genese als besonders charakteristisch deren Zusammensetzung aus Lymphocyten sein. Auch eosinophile Leukocyten können, aber müssen nicht vorhanden sein. Ob das für alle Fälle in dieser Form gültig ist, soll hier dahingestellt bleiben. In der Epidermis kommt es zunächst zu dem, was histologisch als Status spongioides bezeichnet wird. Das heißt zum fleckförmigen Auseinanderweichen der Stachelzellen und Ansammlung von Serum in den interepithelialen Saftspalten. Nimmt diese Ansammlung zu, so wölbt sich die Hornschicht über das Niveau der Haut vor und es entstehen Bläschen, Status vesiculosus. Diese können an der Oberfläche einreißen und Serum nach außen treten lassen, so entsteht dann punktförmiges Nässen, Status madidans. In manchen Fällen können sich die obersten Epidermislagen auch flächenhaft ablösen, es resultiert dann eine mehr oder minder große nässende Fläche.

Beim *Ekzem* sind die feingeweblichen Veränderungen nahezu die gleichen, aber es besteht insofern ein erheblicher Unterschied, als bei ihm das Auftreten der Bläschen mit einem meist sehr heftigen *Juckreiz* verbunden ist, während dieser bei der Dermatitis fehlt. Sie verursacht höchstens ein gewisses Brennen, aber nie Jucken. Dieses Phänomen ist pathogenetisch von Bedeutung. Es läßt sich kaum anders erklären, als daß die beim Ekzem vorhandene Serum-Ansammlung irgendwie chemisch anders zusammengesetzt sein muß als diejenige bei Dermatitis. Beweis dafür scheint uns der Umstand, daß der Juckreiz sofort aufhört, wenn z. B. durch Kratzen oder Drücken die Ekzembläschen zum Platzen und damit zur Entleerung gebracht werden. Auch in der Cutis sind die histologischen Veränderungen beim Ekzem gegenüber denen der Dermatitis andere. Durch Zurücktreten der Exsudation, Verstärkung der pericapillären Infiltratmäntel, auch durch Quellung der kollagenen Faserbündel und Vermehrung der Histiocyten wird das erzeugt, was dem Kliniker als „Infiltrat" imponiert.

Auch im weiteren Verlauf ergeben sich zwischen Dermatitis und Ekzem erhebliche Abweichungen. Für die Dermatitis kann als Faustregel gesagt werden, daß der Satz gilt: cessante causa, cessat effectus. Das bedeutet also, daß sich mit Fortfall der „Noxe", d. h. meist des Allergens, die klinischen Erscheinungen — oft sogar ohne jede Behandlung — zurückbilden können. Beim Ekzem ist das nicht so ohne weiteres der Fall. Hier ist auch nach Elimination des Allergens, falls es überhaupt bekannt ist, in der Regel noch eine besondere Behandlung notwendig. Der *Gesamtverlauf* des Ekzems wird demgemäß generell als *chronisch* zu bezeichnen sein.

Gemeinsam ist der Dermatitis und dem Ekzem das, was ich als „Störung des Verhornungsablaufs" bezeichnet habe. Darunter ist zu verstehen, daß der normalerweise statthabende Vorgang der Umbildung der Stachelzellen zur Hornschicht unterbrochen wird. Die verhornenden Zellen bleiben kernhaltig (Parakeratose) und sind in ihrem Gefüge gelockert. Ihre Verbände reißen demgemäß ein, blättern ab und es entsteht Schuppen- oder Schüppchenbildung. Mit der allergischen Reaktion hat dieser Vorgang direkt anscheinend nichts zu tun. Er ist vermutlich nur eine indirekte Folge der Vorgänge, welche sich im Papillarkörper der Haut als allergische Reaktion abspielen und sich — sekundär — von da auf die Epidermis fortsetzen.

Wie schon im allgemeinen Teil ausgeführt wurde, kann eine allergische Hautreaktion auf zweierlei Weise zustande kommen. Einmal durch direkten Kontakt des Allergens mit einer Hautstelle, zum anderen durch „Fernauslösung". Diese wäre dann nur auf dem Wege über das vegetative Nervensystem denkbar. So ergeben sich klinisch zwei verschiedene Formen von Dermatitis und Ekzem: eine durch Kontakt, also von außen entstandene, als *Kontaktdermatitis* bzw. *Kontaktekzem* bezeichnete und eine „endogene", also von innen her entstandene. Wieweit diese beiden Formen miteinander pathogenetisch verwandt sind, soll hier nicht nochmals diskutiert werden. Daß sie es sind, geht u. E. schon aus dem häufig zu beobachtenden Phänomen des Springens (S. 13) hervor. Damit bezeichnen wir das Auftreten neuer Krankheitsherde an Stellen, die dem Kontakt mit dem Allergen bestimmt nicht ausgesetzt waren.

Noch zu erörtern bleibt die Frage der *Sensibilisierung*. Hier lassen sich vielleicht aus der Verteilung auf die Altersgruppen gewisse Schlüsse ziehen. Wie aus den Abb. 10 (S. 80), 13 und 14 (S. 84) hervorgeht, treten Ekzeme (außer dem exsudativen Ekzematoid) nach dem 10. Lebensjahre überhaupt erst auf, Dermatitis allergica gelegentlich etwas früher, aber doch auch selten. Soweit Kontakterkrankungen in Frage kommen, mag das mit äußeren Umständen (Eintritt in Berufe) zusammenhängen. Für die durch Nahrungs- usw. Allergene hervorgerufenen Affektionen muß dagegen angenommen werden, daß die Sensibilisierung erst im Laufe der ersten beiden Lebensjahrzehnte erworben wurde. Aber wie? Sollten nicht die im Laufe dieser Jahre etwa überstandenen Infektionen, auch die „banalsten", wie Schnupfen, Grippe, Angina, Bronchitis, Enteritis usw. hierbei eine Rolle spielen und den Boden vorbereiten für die unter Umständen erst sehr viel später auftretende Hautaffektion? Die gleichen Gedankengänge werden uns später beim *Rheuma* wieder entgegentreten. Sie wurden in einem früheren Abschnitt (S. 47) bereits ausführlicher abgehandelt.

Zusammenfassend läßt sich sagen, daß zwischen Dermatitis allergica und Ekzem sowohl klinisch wie histologisch, wahrscheinlich aber auch pathophysiologisch gewichtige Unterschiede bestehen, die im klinischen Bild sowohl morphologisch wie im Verlauf erhebliche Unterschiede aufweisen. Hinsichtlich weiterer Einzelheiten muß auf die einschlägigen dermatologischen Lehrbücher verwiesen werden. Hier kam es nur darauf an, die hauptsächlichsten generellen Unterschiede aufzuzeigen.

Warum im Einzelfalle das gleiche Allergen eine Dermatitis, im anderen ein Ekzem erzeugt, kann nur indirekt geschlossen werden. Sicher ist nur, daß zunächst eine bestimmte allgemeine oder örtliche „Disposition“ vorhanden sein muß, ferner, daß beim Vorliegen dieser der wiederholte Kontakt mit dem Allergen eine Rolle spielt. Man könnte daran denken, daß durch diesen letzteren im Falle des Ekzems irreversible Veränderungen geschaffen werden, während diejenigen bei Dermatitis als spontan reversibel aufzufassen wären.

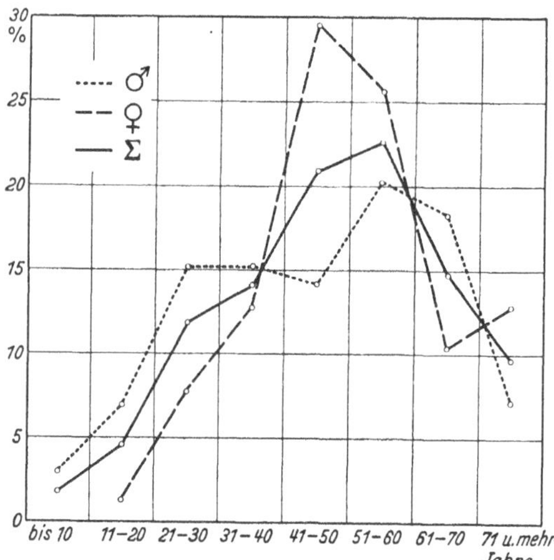

Abb. 10. Zugangsalter bei Ekzem (277 Fälle).

Wenden wir uns nunmehr den in Betracht kommenden *Allergenen* zu, so ist in dem Abschnitt über die Allergene eigentlich schon das Wesentlichste gesagt worden. Um Wiederholungen zu vermeiden, soll daher hier nur einiges Ergänzendes gebracht werden. Zunächst ist festzustellen, daß für diese beiden Hautaffektionen in der Mehrzahl der Fälle Infektionsallergie ohne Bedeutung zu sein scheint. Das bedeutet aber nicht, daß doch vielleicht für gewisse Formen von Ekzem Infektionserreger örtlich auch im Sinne allergischer Reaktion wirksam sein könnten. Verf. hat hierauf schon früher hingewiesen und dies auf die gelegentlich durch Penicillin und Sulfonamide erzielten Erfolge zurückgeführt. Neuerdings hat MIESCHER und seine Schule das Problem in Angriff genommen, es ist jedoch vorläufig noch zu früh, Abschließendes vorbringen zu können.

Im Vordergrunde stehen daher zur Zeit immer noch die *idiosynkrasischen Allergene*. Die hauptsächlich in Betracht kommenden sind in Tab. 2—5 aufgeführt. Wie aus Tab. 1 hervorgeht, kommen als „Eintrittspforte“ sowohl die Haut wie auch andere Organe in Betracht. Im ersteren Falle entstehen die als Kontakterkrankungen bezeichneten Affektionen, im anderen Falle die gewöhnlich als „endogene“ bezeichneten. Sie sind es im Sinne der kausalgenetischen Auffassung nicht, da die betreffenden Allergene ja nicht im Organismus entstanden sind, sondern von außen zugeführt wurden, also *exogen* sind. Auch die von Darmparasiten (Askariden) stammenden Stoffe sind hierher zu rechnen. Eine Ausnahme machen hier allerdings die von uns als „körpereigene Stoffe“ (Schweiß und Talg) bezeichneten. Sie entstehen zwar *im* Organismus, wirken aber erst als Allergene, wenn sie *von außen her* an die Haut herangebracht werden.

Als endogene wären auch noch Substanzen zu bezeichnen, die im Verdauungstrakt entstehen und bei Resorption durch die Darmschleimhaut in den Kreislauf gelangen. Bekannt ist über diese, bisher nur hypothetisch angenommenen Stoffe allerdings nichts. Soweit sie unter der Einwirkung gewisser Darmbakterien, besonders Colibacillen, entstehen, liegt ihrer Auffassung als exogen entstanden nichts im Wege.

Wenn wir die von uns aufgestellten 6 Allergengruppen (Tab. 1) überblicken, so ergibt sich, daß von diesen, außer den Nahrungs- und Genußmitteln und dem Aeroplankton, alle anderen Substanzen enthalten, die sowohl durch Kontakt wie „von innen her" allergogene Eigenschaften entfalten können.

An erster Stelle stehen hierbei die *gewerblich* verwandten Stoffe. Sie werden im allgemeinen nur an den Stellen der Haut ihre Wirkung entfalten, wo diese mit ihnen in Berührung kommt. Sie können aber in manchen Fällen auch durch „Springen" an anderen, Nichtkontaktstellen, Erscheinungen *auslösen*, nachdem die Haut, oder sagen wir richtiger der gesamte übrige Organismus, von der Kontaktstelle aus sensibilisiert worden war.

Besonders sei da auf die Schmieröle hingewiesen, da sie — außer im Autogewerbe — meist nicht in Betracht gezogen werden.

Vor einem Fehlschluß muß sich allerdings der Arzt hier hüten. Verf. hat schon vor langem darauf hingewiesen, daß es gar häufig nicht die Substanzen sind, die in dem betreffenden Gewerbe verwandt werden, sondern diejenigen, mit denen sich der Arbeiter reinigt (Seifen, Fett- und Lacklösungsmittel usw.). Auch noch eine andere Möglichkeit besteht: es kommt immer wieder vor, daß die angeschuldigten Gewerbestoffe überhaupt nicht als Allergen wirken, sondern Nahrungsallergene. Diese können an den gleichen Stellen z. B. ein Ekzem hervorrufen, an denen auch in dem betreffenden Gewerbe verwandte Stoffe angreifen.

Beispiel: Eine Hausfrau konsultiert mich wegen eines hartnäckigen Ekzems an den Händen, welches trotz vielfacher Behandlung immer wieder rezidiviert. Die Entstehung wird auf den Gebrauch der im Haushalt üblichen Reinigungsmittel zurückgeführt, obwohl diese fast ganz gemieden werden. Leukotest ergibt Allergie gegen Kalb- und Schweinefleisch sowie gegen Roggenbrot. Nach Ausschaltung dieser trat das Ekzem nicht mehr auf, trotz nunmehr erfolgender regelmäßiger Benutzung der früher angeschuldigten Mittel. Die Abheilung des Ekzems erfolgte, das wird nach dem früher Gesagten verständlich sein, unter der üblichen Ekzemtherapie, nicht spontan (irreversibler Vorgang!).

Daß Gewerbestoffe auch durch den *Respirationstrakt* zur „Einverleibung" gelangen können, ist bei deren flüchtigem Charakter zu beachten, wie z. B. Terpentin. Nach meiner Erfahrung erkranken Maler (auch Kunstmaler) gelegentlich an Dermatitis oder Ekzem auch dann, wenn sie den direkten Kontakt damit streng vermeiden.

Einer meiner Patienten erkrankte an einem Ekzemrezidiv an den Unterschenkeln, nachdem er sich kurze Zeit bei einem Bekannten aufgehalten hatte, in dessen Zimmer ein etwa 1 m^2 großes Stück des Fußbodens mit terpentinhaltiger Farbe gestrichen war. Er hatte vor längerer Zeit an einem durch Terpentin erzeugten Ekzem gelitten.

Daß in gleicher Weise auch Lacke, Beizen, Bodenöle wirken können, läßt sich durch Beispiele ebenfalls belegen. Es ist gerade in diesen Fällen meist nicht leicht, das schuldige Allergen zu ermitteln. Man muß — nach Art eines Kriminalisten — alle Umstände der Kontaktmöglichkeit zu eruieren versuchen.

Beispiel: Eine Büroangestellte kommt wegen hartnäckiger Ekzeme im Gesicht und an den Händen zur Behandlung. Infolge Versagens der üblichen Behandlung werden ihre Lebensgewohnheiten eingehend überprüft. Schließlich ergibt sich folgendes: Der Ausschlag ist immer am stärksten am Anfang jeder Woche und nimmt im Laufe derselben merklich ab. Das Büro, in dem sie tätig ist, wird am Wochenschluß gereinigt und der Fußboden frisch mit einem Bodenöl gewichst. Infolge der geschlossenen Fenster reichert sich die Luft des Raumes mit den im Öl enthaltenen flüchtigen Substanzen an, erkennbar an dem am Montagmorgen vorhandenen starken Geruch. — Nach Abstellung des Bodenölens erfolgte rezidivlose Heilung.

Wir widerstehen der Versuchung, hier noch weiter in das Gesamtgebiet der gewerblichen Hauterkrankungen gehörige Einzelheiten anzuführen. Der näher Interessierte findet solche in meinen „Hautkrankheiten".

Bezüglich der *Arzneistoffe* liegen die Verhältnisse ganz ähnlich wie bei den vorgenannten Substanzen. Sie können sowohl örtlich, also durch Kontakt wirken, wie bei Aufnahme auf anderem Wege. Über die am meisten in Betracht kommenden gibt Tab. 3 Auskunft. Es würde den Rahmen dieses Buches weit übersteigen, wollten wir auch nur den Versuch machen, alle die Möglichkeiten aufzuzeigen, wann und wie durch sie allergische Hautreaktionen hervorgerufen werden können. Besonders ist darauf hinzuweisen, daß die neueren und neuesten Mittel wie die Sulfonamide sowie Penicillin allergogene Eigenschaften entwickeln können. Bei den erstgenannten ist hierbei die Abhängigkeit von der chemischen Konstitution sehr in die Augen fallend. Besonders scheint MP (Marfanil-Prontalbin) diese Eigenschaft zu entwickeln, während wir z. B. von Badional bisher diesen Eindruck nicht hatten.

Bei Penicillin liegen die Verhältnisse, soweit wir sie bis jetzt übersehen, besonders eigenartig. Es kann, allerdings selten, als Allergen wirken, darüber ist nach eigenen und fremden Erfahrungen kein Zweifel. Daneben scheint es aber, wie Verf. als erster festgestellt hat, in vielen Fällen auch eine antiallergische Eigenschaft zu entwickeln. HELLERSTRÖM hat das bestätigt.

Hier möge eine von Dr. SHAWYER berichtete Selbstbeobachtung von Penicillin-Allergie wiedergegeben werden, zumal dieser Fall daneben außerordentlich instruktiv ist und viele Punkte bestätigt, die in diesem Buche erwähnt wurden.

In der Familie Migräne und Heufieber. Selbst Migräne. Wegen Knochenbruchs Penicillin ($7^1/_2$ Mega-E). Danach zunächst keine Erscheinungen. 17 (!) Tage nach letzter Penicillin-Injektion Urticaria, 2 Tage später Oedema Quincke, Oligurie und Dysurie. 5 Tage später Gelenkschwellungen an großen und kleinen Gelenken, epigastrische Beschwerden, Diarrhöen. Temp. 37,3, Puls 90. Anschließend intermittierende Ödeme des Pharynx, der Glottis und Zunge. Weiterhin Asthma und paroxysmale Rhinorrhoe, Schmerzen in Händen und Füßen, starker Juckreiz. — Übliche Behandlung erfolglos, dagegen schlagartige Besserung auf Vitamin K (synthetisch) 2mal täglich 20 mg.

Man kann diesen Bericht geradezu als Schulfall für die Einsicht in die Möglichkeiten des allergischen Geschehens im Organismus bezeichnen. Als Selbstbeobachtung eines Arztes kommt ihm besonderer Wert zu.

Inzwischen haben Beobachtungen an meiner Klinik einwandfrei ergeben, daß *auch die sog. Antihistamin-Mittel als Allergene* wirksam sein können (ROST und HORNEMANN). GUTMANN hat auf diese paradoxe Wirkung bereits aufmerksam gemacht, wie nachträglich festgestellt wurde.

In diesem Zusammenhange sei auf eine andere Beobachtung hingewiesen. Insulin vermag, das ist wohl allgemein bekannt, als Allergen zu wirken, aber dies hindert keineswegs seine Eigenschaft, den Blutzucker zu senken.

Bezüglich des *Aeroplankton* ist zu sagen, daß Hauterscheinungen durch dessen Einatmung auftreten können, wie Verf. nachgewiesen hat. Wir kommen gleich noch beim exsudativen Ekzematoid darauf zurück (S. 83).

Gifte tierischer Herkunft können durch örtliche Einwirkung, also von der Haut her, zu Dermatitis führen. Das kommt vor allem bei Bienenzüchtern vor (ACKERMANN, BÖRLIN). Auch durch Raupen verschiedener Art kann diese Affektion erzeugt werden, worauf TOURAINE und Mitarbeiter kürzlich hinwiesen und wir aus eigener Erfahrung bestätigen können.

Wir beenden hiermit diese kurze Übersicht, um nicht zu weit in Einzelheiten von spezialistischem Interesse einzugehen. *Eine* Affektion der Haut müssen wir jedoch noch etwas ausführlicher besprechen wegen der Bedeutung grundsätzlicher Art, die ihr zukommt (s. a. S. 28ff.). Das betrifft das exsudative Ekzematoid.

Exsudatives bzw. spätexsudatives Ekzematoid.

Diese Affektion wurde vor etwa 20 Jahren als besonderes Krankheitsbild von mir und meinen Schülern studiert. Wir stellten eine Anzahl von Merkmalen (Stigmata) fest, welche diese Affektion besonders charakterisieren[1]:

Zunächst das gehäufte Auftreten von allergischen Erkrankungen in der Aszendenz (Abb. 11) sowie in der Eigenanamnese (Abbildung 12). Auffallend ist hierbei, daß Urticaria ganz außerordentlich zurücktritt im Gegensatz zu den anderen allergischen Erkrankungen.

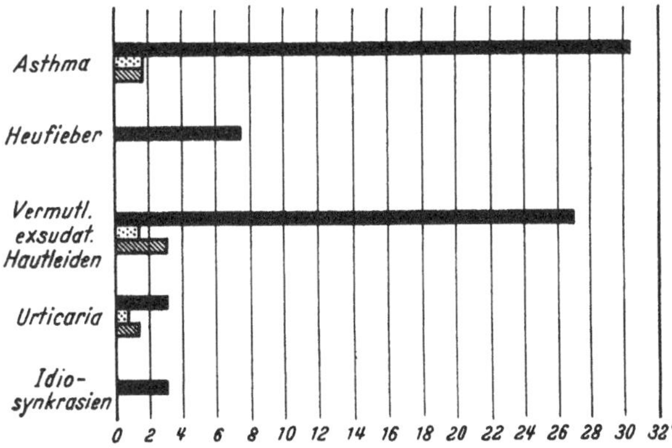

Abb. 11. Familienanamnese bezüglich allergischer Krankheiten bei exsudativem bzw. spätexsudativem Ekzematoid.

Des weiteren: der periodische Ablauf der Hauterscheinungen. Es läßt sich deutlich eine Frühperiode vom 1. bis zum 5. Jahre mit abnehmender Frequenz bis zu diesem Jahre unterscheiden von einer Spätperiode, welche ungefähr im 6. Lebensjahre beginnt und ihren Gipfel bis zum 20. Jahre aufweist, um dann langsam bis zum Klimakterium abzufallen, nach diesem aber kaum noch manifest wird (Abb. 13 und 14).

Ein weiteres periodisches Merkmal ist die Abhängigkeit von den Jahreszeiten: Ansteigen der Erkrankungen im Frühjahr und Herbst, sowie bei bzw. vor der Menstruation und bei Gravidität.

Weitere Stigmata sind in „reinen" Fällen das Vorherrschen des leptosomen Konstitutionstypus, auffallend niedriger Blutzuckerwerte, Vermehrung des glykolytischen Fermentes im Blute, Störungen in der Magensaftsekretion (vorwiegend Anazidität bzw. Achylie, seltener Hyperazidität). Weiter Eosinophilie und Lymphocytose, Alkalose im Blut, Hypoproteinämie und Hypocholesterinämie, relative Kaliumverminderung und Calciumvermehrung. Ein Teil dieser Befunde ist im Laufe der Jahre auch von anderer Seite bestätigt worden, insbesondere diejenigen bezüglich der Blutzuckerregulation (SCHREUS und FROWEIN, URBACH).

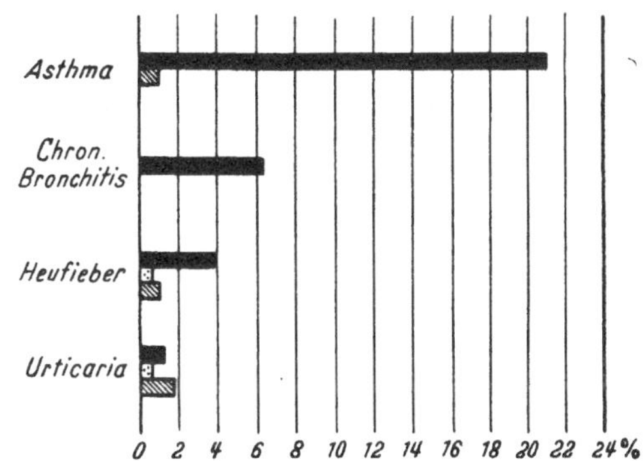

Abb. 12. Eigenanamnese bezügl. allergischer Krankheiten bei exsudativem bzw. spätexsudativem Ekzematoid.

Zeichenerklärungen zu Abb. 11 und 12:

exsudative Ekzematoide ... Gesamtzahl 330
Dermatitis toxica .... „ 309
Ekzeme .... „ 160

Es konnte ferner mittels Leukotest festgestellt werden, daß bei diesen Fällen fast stets eine alimentäre Allergie, und zwar meist gegen mehrere Nahrungsmittel, vorliegt. Auch Allergie gegen Aeroplankton ließ sich durch die „Kammerprobe" oder „Sanierung der Unterkunft" mehrfach nachweisen.

Ein nicht unerheblicher Teil der Patienten leidet zugleich an *Asthma*. Dies tritt überwiegend alternierend mit den Hauterscheinungen auf. Auffallende

[1] Aus didaktischen Gründen konnten Wiederholungen aus dem Abschnitt „Allergie und Konstitution" (S. 28 ff.) nicht vermieden werden.

Beziehungen ergaben sich ferner zu Ichthyosis und Katarakt (s. a. S. 118). Sehr selten sind bei diesen Patienten Erscheinungen des Status seborrhoicus (Comedonen, Akne, intertriginöse Ekzeme), ferner Diabetes, Morbus *Basedow*, Tuberkulose, Psoriasis, Strophulus, Ulcus ventriculi und Pylorospasmus anzutreffen. Daß praktisch Urticaria und übrigens auch QUINCKEsches Ödem fehlen, wurde oben schon erwähnt.

Bezüglich der Hauterscheinungen besteht zwischen Früh- und Spätperiode ein gewisser Unterschied. Während sie in der ersteren den Typus des Ekzems zeigen (Hauptlokalisation Gesicht und Gliedmaßen), sind sie in der Spätperiode nicht einheitlich. Hier können außer ekzemartigen Erscheinungen solche in der Form disseminierter oder konfluierender Knötchen oder Papeln zugleich oder nebeneinander gefunden werden. Wegen dieser klinischen Verschiedenheiten hat man früher, und tut dies auch heute noch, das Vorliegen verschiedener Krankheiten angenommen und so finden sich, außer Ekzem schlechthin, folgende Bezeichnungen: Gneis oder Milchschorf für die Frühperiode; für die späte: Dermatitis lichenoides pruriens (NEISSER), Neurodermie oder Neurodermitis, Asthma-Ekzem, oder Asthma-Prurigo, Prurigo BESNIER. Unter der letzteren Bezeichnung ist die Affektion im Ausland be-

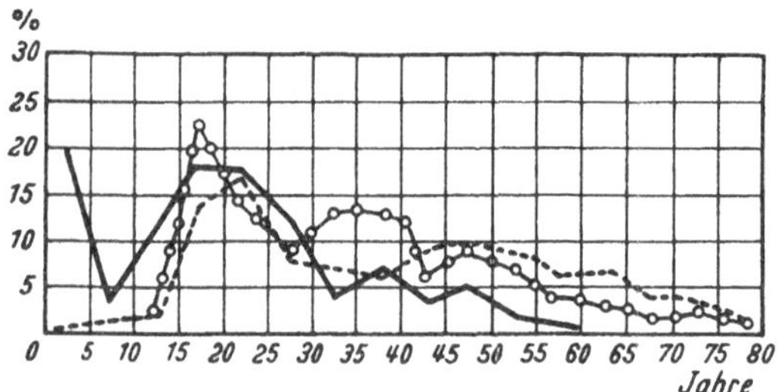

Abb. 13. Zugangsalter bei exsudativem bzw. spätexsudativem Ekzematoid.

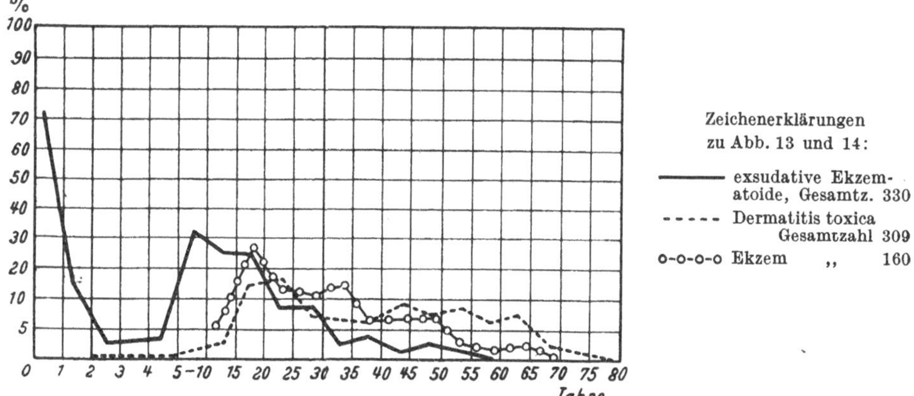

Abb. 14. Beginn und Wiederbeginn der Hauterscheinungen bei exsudativem und spätexsudativem Ekzematoid.

[Die Abb. 11—14 sind entnommen aus G. A. ROST und A. MARCHIONINI, Würzburg. Abh. 27 (1932)].

kannt, in USA wird sie „atopic disease" genannt. Verf. darf für sich in Anspruch nehmen, erkannt zu haben, daß ätiopathogenetisch gesehen in allen diesen Fällen die gleiche Krankheit vorliegt. Dies war nur möglich dadurch, daß an Stelle des Primates der Morphe die kausale Genese zur Aufklärung als richtunggebend zugrunde gelegt wurde.

Die vorwiegend infektionsallergisch bedingten Hauterkrankungen.

Allgemeines.

Über die Entstehung der im folgenden Abschnitt aufgeführten Hautaffektionen auf der Basis der Allergie sind die Ansichten zur Zeit noch sehr geteilt. Sie stehen sich teilweise diametral gegenüber. Für die erste Gruppe, welche wir als die

„rheumatoiden" bezeichnen wollen (Erythema nodosum und exsudativum multiforme, Erythematodes acutus, Pupura rheumatica)[1] finden sich immerhin in der Literatur genügend Hinweise. Für eine zweite vom Verf. aufgestellte (Furunkel, Karbunkel, Erysipel) sowie für eine dritte im wesentlichen nur von spezialistischem Interesse, umfassend die Dermatitis herpetiformis, die Sarkoide und Morbus *Symmers*, erfolgte die Zuteilung vorläufig nur im Sinne der Arbeitshypothese. Aus diesem Grunde sollen diese Erkrankungen hier übergangen werden. Über die von uns angenommene Pathogenese des Furunkels war schon früher (S. 69) das hier Interessierende ausgeführt worden.

Ausgangspunkt für alle unsere Überlegungen ist die Annahme, daß bei den Erkrankungen der ersten Gruppe, entsprechende Disposition vorausgesetzt, *durch eine oder mehrere im Vorleben überstandene Infektionen*, gleichviel welcher Art, eine *allergische Reaktionslage geschaffen* wurde. Diese führt dann bei Einwirkung eines homologen oder heterologen Reizes zur Auslösung der von uns als allergische Reaktionen gedeuteten Haut- und vielfach auch Allgemeinerscheinungen.

Diese „Auslösungsreize" brauchen also nicht unbedingt die gleichen Erreger zu sein, welche die „Erstkrankheit" und damit die Reaktionslage erzeugten. Ja, es kann sich — im Sinne des hirntraumatischen Reizes von VEIL-STURM — um „Noxen" gänzlich anderer Natur, z. B. UV-Strahlen (Sonnenlicht, Kälte usw.), handeln.

Die rheumatoiden Hauterkrankungen.

Schon SCHÖNLEIN (1793—1864) hatte den Begriff der *Peliosis rheumatica* für die heute *Purpura rheumatica* genannte Affektion aufgestellt. Da seine Lehre nicht von ihm selbst, sondern von seinen Schülern, z. T. sehr ungenau, aufgezeichnet wurde, ist es angesichts der Wahl des Wortes Peliosis (πελίωσις = blutunterlaufene Stelle) durchaus möglich, daß er mit dieser Bezeichnung überhaupt oder auch die bei Erythema nodosum auftretenden Blutungen gemeint hat. Es wäre falsch, die Beobachtungen der älteren Kliniker zu gering einzuschätzen. Sie beobachteten, nur gestützt auf ihren Blick und die klinische Erfahrung, vielfach sehr scharf und wußten treffende Schlüsse zu ziehen. So hat auch die ältere französische Dermatologie Beziehungen zwischen Erythema nodosum und Rheuma angenommen. Die Ablehnung, die diese Auffassung bis in die neueste Zeit seitens namhafter Dermatologen gefunden hat, geht vermutlich auf folgendes zurück: Man dachte bzw. denkt bei „Rheuma" noch in erster Linie an den akuten Gelenkrheumatismus (Polyarthritis acuta). Inzwischen ist man jedoch dazu gekommen, zwischen diesem und den „rheumatoiden" Affektionen zu unterscheiden. Nachdem der Nachweis geführt worden war (RÖSSLE, KLINGE usw.), daß mindestens die letzteren zum Formenkreis der infektionsallergischen Erscheinungen gehören, war es möglich, eine Brücke zwischen den rheumatischen Gelenk- und Muskelaffektionen und gewissen Hauterkrankungen zu schlagen. Die von den alten Klinikern ausgesprochene Ansicht erhielt nunmehr pathogenetisch eine Untermauerung. Von vornherein muß jedoch auf die Möglichkeit hingewiesen werden, daß die von uns und anderen angenommene allergische Entstehung nur für einen vorläufig nicht näher abzuschätzenden Teil der in Frage kommenden Hautaffektionen zutrifft. Wenn wir auch der Überzeugung sind, daß vermutlich die überwiegende Mehrzahl der betreffenden Affektionen zu dieser Gruppe gehört, so würde doch eine dahingehende Beweisführung die uns gesteckten Grenzen weit überschreiten. Im übrigen sei auf das Kapitel *Rheuma* (S. 132ff.) verwiesen.

[1] Auch *Periarteriitis nodosa*, die sich in allerdings seltenen Fällen auch an der Haut manifestiert, gehört hierzu.

Erythema nodosum und Erythema exsudativum multiforme.

Seinem Namen entsprechend ist das *Erythema nodosum* charakterisiert durch das Auftreten von knoten- oder plattenartigen Infiltraten in der Cutis und Subcutis, die *innerhalb weniger Stunden entstehen.* Die Haut darüber ist hoch- bis karminrot, manchmal auch mehr bläulich. Eine Um- oder Weiterbildung der Knoten findet nicht statt, auch verursachen sie kaum Beschwerden. Dagegen tritt insofern innerhalb einiger Tage eine wahrnehmbare Veränderung ein, indem sich die Haut über den Knoten tiefblau verfärbt und alsdann ins Grünliche und Gelb übergeht. Sie weist also das für Blutergüsse charakteristische Farbenspiel auf, daher die Bezeichnung „contusiforme".

Bei *Erythema exsudativum multiforme* finden sich im Gegensatz zur vorerwähnten Affektion die Hauterscheinungen vorwiegend in den obersten Schichten der Cutis, dem Stratum papillare und subpapillare lokalisiert. Es treten — und zwar ebenfalls *plötzlich* — pfennig- bis talergroße runde Flecke auf, die leicht erhaben, in der Mitte aber etwas eingesunken sind und dort eine bläuliche Verfärbung aufweisen. So entstehen kokardenartige Bilder, die sehr charakteristisch sind. Auch diese Flecke unterliegen keiner Um- oder Weiterbildung und machen keinerlei Beschwerden. Blutungen entstehen nicht.

In manchen Fällen können sich über ihnen Blasen infolge eines — sekundären — Ödems der Epidermis entwickeln. Diese Blasenbildung wird fast stets beobachtet, wenn sich die Erkrankung auf der Mund- und Rachenschleimhaut findet, was bei Erythema nodosum nicht vorkommt.

Während, wie diese kurze Skizze zeigt, morphologisch zwischen den beiden Affektionen gewisse Unterschiede vorhanden sind, die sie zweifellos voneinander unterscheiden, so bestehen doch daneben eine Anzahl Merkmale, welche darauf hindeuten, daß ihnen pathogenetisch manches Gemeinsame eigen ist.

Zu diesen gemeinsamen Merkmalen möchte Verf. zunächst die *histologisch* erkennbaren Veränderungen der Haut rechnen. Ohne zu sehr in Einzelheiten einzugehen, scheint folgendes wichtig: Das bei beiden Affektionen vorhandene Ödem der Cutis, wenn dieses auch in verschiedenen „Horizonten", je nach Art jener liegt. Dies führt weiterhin zu einer Verquellung der kollagenen Faserbündel, wie sie nach unserer Ansicht gerade bei allergisch bedingten Hautveränderungen in recht charakteristischer Weise immer wiederkehren. Während die bei beiden Erkrankungen gefundenen perivasculären zelligen Infiltrate uns wenig sagen, möchten wir den Veränderungen an den Gefäßendothelien, wie sie z. B. auch von GANS beschrieben sind und die wir auf Grund eigener Untersuchungen bestätigen können, wiederum als einen Hinweis auf die allergische Genese ansehen. Von negativen Feststellungen sei die Abwesenheit von Mikroben jeder Art erwähnt, ferner die Eigenart des histologischen Bildes, welches ebenso wie die klinischen Erscheinungen keinerlei Um- oder Weiterbildung in irgendwie bedeutsamem Sinne erkennen läßt.

Dem Histologen drängt sich bei vielen ähnlich gelagerten Fällen (s. Erythematodes) mehr und mehr die Überzeugung auf, daß wir es mit Erscheinungen der „serösen Entzündung" zu tun haben. Erscheinungen, die heute — selbstverständlich nicht immer, aber doch oft — als allergisch (allergisch-hyperergisch nach RÖSSLE) aufzufassen sind.

Richtungweisend für die Pathogenese scheinen uns ferner die folgenden *klinischen* Verlaufsmerkmale: Beiden Affektionen ist ein ausgesprochenes *Prodromalstadium* eigen, welches außer Symptomen allgemeiner Art (Kopfschmerz, Müdigkeit), Temperatursteigerungen geringen bis mäßigen Grades, vor allem aber Gliederschmerzen aufweist. Erscheinungen, welche wir auch bei den rheumatoiden Erkrankungen finden. Der Ausbruch der Hauterscheinungen ist ferner

„oft“ (TACHAU) begleitet von rheumatischen Schmerzen in bzw. um die Gelenke, namentlich der unteren Gliedmaßen (Kniegelenk, Sprunggelenk). Ein krankhafter Befund ist an diesen aber nur selten zu erheben.

Weiter zu erwähnen ist die nicht seltene Vergrößerung der Lymphdrüsen, die allerdings nur mäßigen Umfang annimmt (Mikroadenie). Eine Ausnahme machen allerdings die *Hilus*drüsen. Diese zeigen nach ERNBERG, WALLGREN und BELFRAGE eine akut auftretende Vergrößerung, die sich recht regelmäßig findet, aber einen durchaus gutartigen Charakter hat und niemals von irgendwelchen spezifischen Lungenerscheinungen begleitet ist. Die von den genannten Autoren s. Z. ausgesprochene Vermutung, daß es sich um tuberkulöse Erscheinungen handeln müsse, ist schon „bald“ (TACHAU) in Zweifel gezogen worden, nachdem man die häufige Unspezifität der Tuberkulin-Hautreaktion kennengelernt hatte. Diese Drüsenschwellung wird heute mit Recht als allergisch bedingt aufgefaßt.

Es finden sich aber auch an anderen Organen Veränderungen und zwar nahezu durchweg im Sinne der serösen Entzündung, welche als allergische Reaktionen aufgefaßt werden können. So an den *Nieren* (Albuminurie, Zylinder, Erythrocyten), dem *Herzen* und den *serösen Häuten.* Bezüglich der letzteren hatte TH. VEIEL schon vor vielen Jahren die „damals sehr verbreitete Ansicht“ (TACHAU) vertreten, daß deren Beteiligung ziemlich häufig sei. Wenn auch dieser Ansicht von späteren Autoren nicht beigetreten worden ist, so verdient sie doch heute wieder mehr Beachtung. Wir finden dieses Phänomen wieder bei der von uns als allergisch aufgefaßten rheumatoiden Erkrankung Erythematoses acutus und der Polyserositis (S. 100). Das — nicht zuletzt durch die Allergieforschung inaugurierte — moderne Streben nach synoptischer oder Ganzheitsbetrachtung führt uns mehr und mehr dazu, Erkrankungen von Organen außerhalb des eigentlichen Krankheitsbildes darauf zu prüfen, ob sie nicht doch pathogenetisch zu jenem in näheren Beziehungen stehen. Es ist davor zu warnen, sie von vornherein „als Koinzidenzen“ aus dem Kreis der ärztlichen Erwägungen zu eliminieren.

Dies bezieht sich auch auf die — weniger bei Erythema exsudativum als „häufiger“ bei Erythema nodosum — beobachteten Miterkrankungen des *Endo-* und *Myokard.* Da entsprechend der relativen Gutartigkeit beider Affektionen Obduktionsbefunde äußerst selten sind, können derartige Veränderungen nur durch die klinische Untersuchungsmethodik erschlossen werden. Es kann erwartet werden, daß mit der fortschreitenden Verfeinerung der modernen Herzdiagnostik die positiven Befunde früherer Autoren eine Bestätigung erfahren werden.

Von weiteren klinischen Merkmalen deuten folgende auf den rheumatoiden Charakter hin: Die *Plötzlichkeit* des Auftretens. Sie wird stets als besonders bezeichnend hervorgehoben und ist, wie schon mehrfach erwähnt, sehr charakteristisch gerade für allergisch bedingte Erkrankungen; ferner das *saisongebundene Auftreten*: Frühjahr und Herbst sind die bevorzugten Jahreszeiten. Diese periodische Art des Auftretens scheint einer Reihe von allergischen Affektionen (s. u. a. Asthma, spätexsudatives Ekzematoid, Rheuma) zuzukommen. Wie aus den klinischen Symptomen hervorgeht, ist ferner eine Neigung zum Reaktionsablauf am mesenchymalen Gewebe und damit zur Systemerkrankung erkennbar. Erst kürzlich haben das NOOJIN und CALLAWAY für die beiden Erythemerkrankungen ausgesprochen. Verf. hatte das gleiche für den ebenfalls hierher gehörigen Erythematodes schon vorher dargetan.

Gemeinsam mit den rheumatoiden Erkrankungen ist beiden Erythemen das prompte Ansprechen auf Salicyl-Behandlung. Nach eigener Erfahrung wirkt z. B. das salicylhaltige Cylotropin bei intravenöser Anwendung geradezu spezifisch, besonders bei Erythema exsudativum. Nach neueren eigenen Beobachtungen ist anscheinend Penicillin in manchen, allerdings nicht allen Fällen wirksam.

Aber wenn dies der Fall ist, dann kann diese Wirkung nicht anders als schlagartig bezeichnet werden.

Diese Auffassung führt nun auch zum Verständnis dafür, daß namentlich für das Erythema nodosum eine ganze Anzahl der verschiedensten Infektionen als „Ursache" in Betracht gezogen worden sind, obenan die Tuberkulose. Es würde viel zu weit führen, auf das schon kaum noch zu überblickende Schrifttum über diese Fragen einzugehen. Es kann heute als gesichert gelten (s. u. a. NOOJIN und CALLAWAY), daß die Wirkung der KOCH-Bacillus-Infektion ebenso wie die der vielen anderen angeschuldigten Mikroben nicht im Sinne der Toxergie, sondern der Allergie anzusehen ist. Erreger der verschiedensten Art können nach unserer Auffassung den Organismus sensibilisieren und so die Reaktionslage schaffen, welche eine Auslösung durch den homologen Erreger oder eine heterologe Noxe (Reiz) ermöglicht. Wir sagen auch hier wieder ausdrücklich Noxe und nicht Allergen, da neben Bakterien und idiosynkrasischen Allergenen auch Traumen, insbesondere Strahlen in Betracht kommen. Bezüglich der Auslösung durch Bakterien scheint, darauf weisen die obengenannten Autoren hin, neben vorausgehenden Tonsillitiden auch Erkältungskatarrhe usw. in Betracht zu kommen. Von idiosynkrasischen Allergenen sind besonders Arzneimittel zu erwähnen. So ist in neuerer Zeit mehrfach auf die Sulfonamide (GREITHER, BRAUN) aufmerksam gemacht worden.

Nahrungsallergene scheinen sowohl nach eigenen Erfahrungen wie denen von NOOJIN und CALLAWAY bei beiden Affektionen nicht in Frage zu kommen.

Zusammenfassend wäre mithin festzustellen: In Übereinstimmung mit neueren Autoren halten wir uns für berechtigt, beide Erytheme in die Gruppe der rheumatoiden Hautaffektionen einzureihen und sie somit als infektionsallergisch bedingt aufzufassen. Darüber, welche Erreger die Sensibilisierung und gegebenenfalls auch die Auslösung bewirken, lassen sich nach dem heutigen Stande der Untersuchungsmethodik höchstens Vermutungen aussprechen. Wir befinden uns da in der gleichen Lage wie bei den rheumatoiden Erkrankungen des Körperstützgewebes (S. 132), an deren infektionsallergischer Bedingtheit heute wohl kaum noch Zweifel bestehen.

Purpura rheumatica — Erythematodes acutus.

Diese beiden relativ seltenen Hauterkrankungen reihen sich hier folgerichtig an. Die erstere war aus didaktischen Erwägungen schon in anderem Zusammenhange besprochen worden (S. 76). Die letztere soll, da sie in der Hauptsache von spezialistischem Interesse ist, nur in großen Zügen Darstellung finden. Ganz übergehen läßt sie sich nicht, da sie ein treffendes Beispiel für die Eigenart der rheumatoiden Hauterkrankungen ist und als eine Ergänzung zu den rheumatoiden Affektionen des Körperstützsystems dient.

Klinisch ist die Erkrankung dadurch ausgezeichnet, daß sie — wie Verf. erstmals dargetan hat — ebenfalls mit einer Prodromalperiode einhergeht. Diese Vorperiode weist die gleichen Symptome auf, wie sie oben (S. 86) schon erwähnt wurden. Sie kann u. U. 1—2 Jahre umfassen. Die Patienten sind nicht „richtig krank", fühlen sich aber auch nicht vollkommen wohl und arbeitsfähig. Das Auftreten der Hauterscheinungen an freigetragenen Körperstellen (besonders Gesicht und Hände) vollzieht sich auch wieder plötzlich, nicht selten im Anschluß an eine intensive Sonnenbestrahlung oder Kälteeinwirkung.

Der *histologische* Befund der erkrankten Haut läßt wieder alle die uns schon bekannten Gewebsveränderungen erkennen: Veränderungen an den Capillarendothelien, Ödem mäßigen Grades in den oberen Schichten der Cutis mit fibrinoider Verquellung der kollagenen Fasern, neben den hauptsächlich aus

Lymphocyten bestehenden perivasculären Infiltratmänteln. Irgendwelche Erreger sind einwandfrei bisher nicht nachgewiesen worden. Alle diese Erscheinungen als Folgen einer allergischen Reaktion aufzufassen, bereitet uns heute keine Schwierigkeit mehr.

Das gleiche gilt nun aber auch für die sowohl klinisch wie autoptisch nachweisbaren Gewebsveränderungen an anderen Organen als der Haut. Sie finden sich zunächst am *Herzen*. LIBMAN und SACKS haben (1924) als erste auf das Vorkommen einer Endocarditis verrucosa als Syndrom des Erythematodes aufmerksam gemacht, sog. LIBMAN-SACKS-Syndrom. Diese Befunde sind später von GROSS, BAEHR, KLEMPERER und SCHIFFRIN, JARCHOW, DENZER und BLUMENTAL bestätigt worden. GINZLER und FOX konnten diese Befunde dahin erweitern, daß nicht nur am Herzen, sondern noch charakteristischer an den *Blutgefäßen anderer Organe*, besonders der *Niere*, krankhafte Veränderungen nachgewiesen wurden. 1941 haben dann KLEMPERER, POLLAK und BAEHR auf Grund eines relativ großen Autopsiematerials (25 Fälle) auch an den *serösen Häuten*, *Lungen*, *Leber*, *Milz* und *Lymphdrüsen* histologisch Veränderungen festgestellt, die nahezu ausschließlich das bindegewebige Stützgerüst dieser Organe betrafen. Sie bestehen in fibrinoider Degeneration des kollagenen Gewebes sowie Proliferation, Degeneration oder Nekrose der Fibroblasten. Ähnliche Veränderungen sind weiterhin auch von MIESCHER (5 Fälle) mitgeteilt worden. (Endocarditis verrucosa, Nephrose, interstitielle Nephritis, Milz und allgemeine Drüsenschwellung). MONTGOMERY (Mayo-Klinik) fand bei seinen 15 Autopsiefällen in *jedem Falle* ASCHOFFsche *Knötchen* (!) im Myokard. KEIL hält diese Knötchen geradezu als pathognomonisch verwertbar für Erythematodes. Diese Befunde wurden absichtlich ausführlicher wiedergegeben, weil sie eine starke Stütze für die Auffassung dieser Erkrankung als rheumatoider Affektion bilden. — Bezüglich weiterer Einzelheiten muß auf die Arbeit des Verf. *(38)* verwiesen werden. Dies bezieht sich namentlich auch auf die Frage der Sensibilisierung und Auslösung. Ihre Beantwortung erfolgt in nahezu der gleichen Weise, wie dies oben für die beiden Erytheme dargetan wurde.

Zusammenfassend glauben wir uns nach alledem berechtigt, die vorstehend angeführten Hauterkrankungen als zur Gruppe der rheumatoiden Erkrankungen gehörig und damit auch als Systemerkrankungen aufzufassen. Wenn dies aber zutrifft, dann kann auch ihre Zugehörigkeit zu den infektionsallergisch bedingten Affektionen nicht zweifelhaft sein.

Respirationstrakt.

Allgemeines.

Allergische Reaktionen können an allen Teilen des Atmungsapparates, Nase und deren Nebenhöhlen, Kehlkopf und Lungen auftreten. Dreierlei Auswirkungen kann man unterscheiden: 1. schleimiger Katarrh an *sämtlichen* Schleimhäuten, 2. Ödem, fast ausschließlich an der Schleimhaut des Kehlkopfes und schließlich 3. Krampf der Bronchialmuskulatur. Daß der ursprünglich schleimige Katarrh bei längerer Dauer in ein schleimig-eitriges, selten rein eitriges Stadium übergehen kann, ist ergänzend anzufügen.

Rhinitis allergica.

Plötzlichkeit des Auftretens ist sehr charakteristisch für die *Rhinitis allergica*, unabhängig von der Art ihrer Genese. Besonders deutlich wird das da, wo sie als Folge einer alimentären Allergie auftritt. In diesen Fällen halten auch die klinischen Erscheinungen nur so lange an, als das Allergen wirksam ist. Daher geht diese Affektion auch unter der Bezeichnung *Stundenschnupfen.* Die Schleimproduktion kann während der Dauer des Bestehens recht erheblichen Umfang annehmen, um dann ebenso plötzlich, wie sie gekommen ist, zu verschwinden. In gewissen Fällen kann sich die Schwellung von der Schleimhaut der eigentlichen Luftwege auch auf die der Nebenhöhlen fortsetzen. Das ist dann meist mit dem Auftreten von „Eingenommenheit" des Kopfes, nicht eigentlichen Kopfschmerzen, verbunden, obwohl auch diese nicht völlig ausgeschlossen sind.— Für diese Form des Katarrhs sollte die vielfach übliche Bezeichnung „Rhinitis vasomotorica" nicht angewandt werden, nachdem ihre allergiebedingte Pathogenese heute feststeht.

Ob es außerdem noch eine auf vasomotorischen Störungen beruhende Rhinitis gibt, soll damit nicht bestritten werden, ihre Berücksichtigung liegt aber außerhalb des Rahmens unserer Aufgabe.

Wie schon aus dem oben Gesagten hervorgeht, handelt es sich bei dieser Affektion, soweit sie sich wenigstens unter dem Bilde des Stundenschnupfens manifestiert, um Allergene, die, aus dem Verdauungstrakt stammend, durch Resorption in den Blutkreislauf gelangten und ihre Wirkung von dem supponierten Allergiezentrum aus entfalten. Es kommen die verschiedenartigsten Nahrungsmittel in Betracht. Nach VAN DISHOECK z. B. Fleisch, Fisch, Mehl, Tee, Kakao, Gemüse, Obst, Eier. In einem vom Verf. beobachteten Fall bestand eine hochgradige Empfindlichkeit gegen Majoran (Origanum majoranum), einem in Deutschland viel verwendeten Würzstoff für Wurst. Neben der alimentär bedingten Form bestehen noch zwei weitere: eine durch Kontaktallergie mit Aeroplankton bedingte und eine solche durch Infektionsallergie[1]. Bei dem ersteren sind es vor allem die Pollen von Gräsern, Baum- und Strauchblüten sowie Blumen, also organische Substanzen. Ihnen zuzurechnen sind auch die Sporen von Schimmelpilzen (Aspergillus niger, Alternaria tenuis usw.), welche, wie früher bereits erwähnt, mehr oder weniger reichlich in unserer Einatmungsluft vorhanden sind. Mineralische Allergene (Kohlenstaub z. B.) scheinen nur ausnahmsweise in Betracht zu kommen, ebenso flüchtige chemische Stoffe, wie das als Mottenmittel bekannte Naphthalin.

Heuschnupfen, Heufieber.

Da die Pollen von Gräsern, Blüten usw. nur zu gewissen Jahreszeiten im Aeroplankton vorhanden sind, ergibt sich für diese Allergene eine „saisonmäßige" Bedingtheit. Das heißt, daß die betreffenden Patienten nur eine gewisse Zeitspanne, eben während der Blüte allergische Reaktionen zeigen. Diese Art von Rhinitis wird als *Heuschnupfen* oder *Heufieber* bezeichnet. Sie ist wohl stets von einer Conjunctivitis begleitet, meist auch von Symptomen allgemeiner Art wie Mattigkeit, Nervosität, Unruhe, Hitze- und Kältegefühl, zuweilen auch mäßigen Fiebersteigerungen. Alles dies deutet darauf hin, daß neben einer örtlichen (Kontakt)-Wirkung der Allergene auch eine allgemeine, vermutlich zentral gesteuerte Reaktion vorliegt. Wie leicht verständlich, ist das Auftreten des Heuschnupfens nicht nur zeitgebunden, sondern auch *orts*gebunden. An Orten, die relativ frei von Pollen sind, wie auf hoher See oder Inseln, fern der Küste, z. B. Helgoland, ist keine Möglichkeit für die Entstehung gegeben. Eine andere Bedeutung der Örtlichkeit besteht in der qualitativen Unterschiedlichkeit des Pollengehaltes. Dieser variiert

---

[1] Hier sind auch neueste Beobachtungen zu erwähnen, nach denen die sog. Antihistamin-Mittel (z. B. Antistin) die Entwicklung einer Rhinitis acuta, des „gewöhnlichen" Schnupfens common cold), unterdrücken können.

naturgemäß mit der Art der Flora eines bestimmten Bezirkes. Diese Unterschiede sind deshalb wichtig, weil in der Regel nur Sensibilisierung gegen eine oder einige wenige Pollenarten vorliegt, während sämtliche anderen keine Reaktionen auslösen. Wenigstens zunächst nicht, es liegt aber durchaus im Bereiche der Möglichkeit, daß mit der Zeit auch eine weitergehende Sensibilisierung durch bisher „vertragene" Pollen eintritt. Es resultiert dann eine Art Plurivalenz.

Im Hinblick auf die Variabilität des Pollengehaltes der Luft auf der einen Seite und der individuellen Empfindlichkeit auf der anderen Seite ist es sehr schwer, irgendwie allgemeingültige Angaben über die wichtigsten in Betracht kommenden Pflanzen zu machen. Wir geben im Anhang (S. 173) eine kurze Zusammenstellung der für Deutschland am meisten in Betracht kommenden Gräser. Außer diesen, gelegentlich auch neben diesen, spielen bei uns die Pollen von Akazie (Robinia pseudoacacia) und Linden (Tiliaceen) eine gewisse Rolle. Um den Gegensatz zwischen verschiedenen Lebensräumen recht deutlich zu machen, sei hier erwähnt, daß in USA die Pollen der Ragwurz (ragweed, Artemisia trifida) weitaus an der Spitze stehen. Nach ANDERSON leiden von den etwa 3 Millionen Heuschnupfern in den Staaten und Kanada 80% allein an Ragweed-Allergie.

Wie aus dem bisher Vorgetragenen hervorgeht, handelt es sich weder in Europa noch anderwärts um eine Allergie spezifisch gerichtet gegen *Heustaub*, wie der aus dem Englischen (hayfever) übernommene Name andeutet. Es ist in Wirklichkeit eine „Ausscheidung" der Gräser in Form der Pollen während der Blüte, also ehe sie geschnitten und zu Heu getrocknet werden. Ferner handelt es sich nicht allein um die Pollen der Grasarten unserer Wiesen und Gärten, sondern auch um solche von Getreidepflanzen und Zierbäumen. Wie DOERR aber schon festgestellt hat, ist die Bezeichnung Heufieber bzw. Heuschnupfen heute schon so eingebürgert, daß es aussichtlos erscheint, sie durch neue Namen zu ersetzen (URBACHs Rhinopathia allergica u. a.).

Während wir auf die mögliche Bedeutung der Schimmelpilzsporen beim Asthma eingehen werden, muß hier noch die Frage erörtert werden, inwieweit Infektionsallergene für Manifestationen an der Schleimhaut der oberen Luftwege in Frage kommen. Es handelt sich, um es ganz klar zu machen, einmal um schnupfenartige Begleitsymptome einer echten Infektionskrankheit (Virusgrippe, Pocken, Syphilis z. B.) und zum anderen um Reaktionen, hervorgerufen durch rein örtliche Ansiedelung der Mikroben, hauptsächlich Strepto- und Staphylokokken. Wir können uns, als dafür nicht zuständig, hier in keine Diskussion darüber einlassen, wie weit im Einzelfalle bzw. bei den verschiedenen Krankheitsbildern toxergische und allergische Vorgänge zu unterscheiden sind. Wir registrieren lediglich, daß nach neueren Anschauungen (PINESS und MILLER, BARNETT und CARNAHAN, GROVE und FARRIOR u. a.) nicht nur bestimmte Formen von Rhinitis, sondern auch die vielfach damit verknüpfte Erkrankung der Nasennebenhöhlen (Sinusitis) sowie auch des Kehlkopfes (Laryngitis) infektionsallergisch bedingt sein sollen. HANSEL weist besonders darauf hin, daß diese Affektionen vielfach irrtümlich als Erkältungskrankheiten aufgefaßt werden, da ihre allergische Genese nicht erkannt wurde.

Noch auf einen Zustand sei aufmerksam gemacht, der für die Praxis nicht unwichtig ist, auf das „unechte Heufieber", wie ich es nennen möchte. In diesen Fällen handelt es sich überhaupt nicht um eine durch Pollen bedingte Rhinitis, sondern um eine saisonbedingte durch Nahrungsmittel. So konnte ich wiederholt eine angebliche Allergie gegen Lindenblütenpollen als durch Spargelgenuß bedingt feststellen. Der Irrtum war verständlich, weil am

Aufenthaltsort dieser Patienten die Lindenblüte mit der Spargelernte zusammenfiel. — Daß gelegentlich die Pollenallergene als Allergene II. Ordnung (s. S. 32) aufzufassen sind, bewies folgender Fall:

Frl. X. Y., 23 Jahre, als Tochter des Besitzers eines großen Gartenlokals in diesem als Kassiererin tätig, leidet z. Z. der Lindenblüte so stark unter „Heuschnupfen", daß sie ihre Tätigkeit nicht ausüben kann. Durchprüfung mittels Leukotest ergibt vor allem stark positiven Ausfall auf Hühnerei. Regelmäßiger Genuß dieser wird zugegeben. Nach Elimination von Ei in jeder Form verschwand der „Heuschnupfen" zwar nicht völlig, trat aber so geringfügig auf, daß Pat. ihre Tätigkeit wieder aufnehmen konnte.

Ähnliche Beobachtungen sind von M. J. GUTMANN mitgeteilt worden (Allergie gegen Alkohol, Kirschen, Orangen usw. während der Heufieberzeit).

Schließlich möchten wir noch an das erinnern, was gelegentlich der Besprechung der Disposition (S. 23) schon gestreift wurde. Heuschnupfen scheint besonders häufig mit leptosomem Körperbau einherzugehen (KRETSCHMER).

Quinckesches Ödem.

Während wir bisher an den oberen Luftwegen ausschließlich allergische Reaktionen in Form eines schleimigen Katarrhs kennen gelernt haben, müssen wir noch eine völlig anders geartete Reaktion hier anschließen: das QUINCKEsche *Ödem*. Ausführlicher wurde über dieses bereits an anderer Stelle berichtet und seine Pathogenese diskutiert. Wir können uns daher kurz fassen. Hier, wie an der Haut, handelt es sich, schon der Name deutet das an, um ödematöse Zustände der Schleimhaut, ohne daß gleichzeitig katarrhalische Erscheinungen im Vordergrunde des klinischen Bildes stehen. Als besonders charakteristisch ist ebenfalls die Plötzlichkeit des Auftretens und des Verschwindens hervorzuheben. Mitten im besten Wohlsein, meist ohne irgendwelche Prodromalsymptome, kommt es vorzugsweise im Pharynx, Larynx und der oberen Trachea zu einer Anschwellung der Schleimhaut, die keinerlei Rötung oder sonstige „Entzündungserscheinungen" aufweist. Die hierdurch bedingte Behinderung der Atmung kann verschieden starken Umfang annehmen. In schweren Fällen kann die namentlich an der Glottis vorhandene Schwellung (Glottisödem) so erheblich sein, daß die Luft kaum noch den Kehlkopf zu passieren vermag und schließlich Erstickungsanfälle auftreten. Es ist nicht ausgeschlossen, daß die erklärliche Unruhe und Angst des Kranken, vielleicht auch die „forcierte" Atmung, ferner die CO_2-Überladung des Blutes dazu beiträgt, den Zustand noch zu verschlimmern. Wird in solchen Fällen nicht durch ärztliches Eingreifen (S. 158) schnell Hilfe gebracht, ist ein tödlicher Ausgang durchaus im Bereiche der Möglichkeit. Zur Illustrierung des oben Gesagten sei nachfolgend ein Fall mitgeteilt. Die gute Wirkung der Penicillinbehandlung (S. 155) wird gleichzeitig dadurch belegt.

Dr. v. X., Ärztin, 31 Jahre. *F. A.*: Disposition zu Tbc von beiden Eltern. Ein Bruder an Tbc. gestorben, litt an Heufieber. *E. A.*: Masern, Diphtherie, Windpocken, Appendektomie, 1935 Lähmungserscheinungen (es wurde Myeloencephalitis diagnostiziert). 1943 Empyem der Gallenblase. Seit Kindheit Heufieber. Urticaria nach Genuß von Erdbeeren, Milch und Eiern und durch Anwesenheit von Primeln. Von November 1947 bis Oktober 1948 Aufenthalt in der Schweiz, dort absolutes Wohlbefinden. Bis Oktober 1948 anfallsfrei. Seidem häufige Anfälle von Glottis-Ödem, zeitweise etwa alle 12 Stunden. Schlagartiges Abklingen nach Calcium-Injektionen. Krankenhausaufnahme hier 24. November 1948.

Aufnahme-Befund: Blasse Hautfarbe. Körperbau: Intermediär-Typ. Stark verzögerter schwach-roter Dermographismus. Innere Organe o. B. Bald nach der Aufnahme Glottisödem, das sich etwa alle 6 Stunden wiederholte. Keine Wirkung nach Adrenalin-Injektionen, nach Calcium sofortiges Abklingen. Beginn einer Penicillin-Kur. Nach etwa 1 Mill. E. Penicillin nur noch ein Abortivanfall, allgemeines Wohlbefinden. Nach insgesamt 3 Mill. E Penicillin kein Anfall mehr. Laut Leukotest Eliminierung von Kartoffeln, Zucker und

Eiweiß. 9. 12. 1948 Entlassung, völlig anfallsfrei geblieben. 31. 12. 1948 laut telefonischer Auskunft treten wieder erneute Anfälle auf, da Pat. an Furunkulose leidet. Erneute Penicillinkur von 2 Mill. E. Daraufhin Besserung, aber unvollständig. 9. 1. 1949 Nach weiteren Penicillin-Gaben (insgesamt 3 Mill. E) völliges Abklingen der Furunkulose und kein Anfall von Glottis-Ödem. 17. 1. 1949 allgemeines Wohlbefinden, bis jetzt anfallsfrei geblieben.

Asthma.

Von den an der Lunge auftretenden allergischen Reaktionen ist bisher nur das Asthma als solche unumstritten anerkannt.

Es als Asthma „bronchiale“ zu bezeichnen, wie dies vielfach noch üblich ist, liegt kein Anlaß vor, da es eine andere ähnliche Erkrankung nicht gibt. Die in Laienkreisen zuweilen gebrauchte Bezeichnung „Herzasthma“ ist irreführend. Dies ist wichtig zu wissen für die Aufnahme der Anamnese hinsichtlich Asthmavorkommen in der Familie. Wenn Patienten angeben, daß bei einem der Vorfahren Asthma erst in vorgerückten Jahren aufgetreten sei, muß dies stets mit größter Zurückhaltung bewertet werden. Eingehendere Befragung ergibt dann meist, daß es sich wahrscheinlich um „Herzasthma“ d. h. einer zeitweisen, durch Arteriosklerose der Kranzgefäße und Myodegeneratio des rechten Herzens bedingten funktionellen Störung, gehandelt haben dürfte.

Die *Pathogenese* des Asthma ist trotz der Tausenden von Arbeiten, die sich mit diesem Thema beschäftigt haben, auch heute noch keineswegs geklärt. Der Grund liegt nach unserer Ansicht darin, daß klinisch wohl eine Einheit, pathogenetisch dagegen eine Vielheit von „Faktorenkomplexen“, als „Ursachen“ vorliegt. Unsere Aufgabe ist daher insoweit abgrenzbar, daß wir uns nur mit der allergisch bedingten Form zu befassen haben; und auch dies nur soweit, wie wir von klinisch gesicherten Tatsachen ausgehen können. Soviel kann aber ohne Übertreibung gesagt werden, daß bei einer recht erheblichen Zahl von Fällen die Reaktion auf Allergene im Vordergrunde steht. Es darf darüber hinaus erwartet werden, daß mit Verfeinerung der Untersuchungsmethoden auf Allergievorkommen und Zunahme der Kenntnisse über Allergie überhaupt mancher bisher ätiopathogenetisch unklare Fall zur Gruppe des allergiebedingten Asthmas zu zählen sein wird.

Für praktisch-klinische Zwecke können pathogenetisch die zwei Hauptgruppen unterschieden werden, die wir auch sonst unterscheiden müssen: das idiosynkrasische und das infektionsallergisch bedingte.

Relativ gesichert sind die Verhältnisse, soweit die Infektionsallergie in Frage kommt. Mindestens ist dies in einer Hinsicht der Fall: Es darf als eine heute nicht mehr bestrittene Tatsache gelten, daß durch eine vorausgegangene pulmonale Infektion (Bronchitis, Pneumonie) bei einem entsprechend Disponierten eine allergische Reaktionslage entstehen kann, die bald oder später zu einem — durch Infektionsallergene oder idiosynkrasische Allergene ausgelösten — Asthma zu führen vermag (Lit. s. Urbach, Kämmerer usw.).

Kämmerer, der sich besonders eingehend mit diesem Problem beschäftigt hat, stellte in seinem Material in 59% der Asthmafälle vorausgegangene Pneumonie fest und sah in 56,5%, daß akute infektiöse Erkrankungen der Respirationsorgane den ersten Anfall unmittelbar *auslösten*. Daraus geht eindeutig hervor, daß sowohl die Reaktionslage (Sensibilisierung) wie die Auslösung infektionsallergisch bedingt sein kann. Ob bei den Fällen, bei denen mit Sicherheit die Auslösung auf diesem Wege statt hatte, die Sensibilisierung auch auf Infektion zurückzuführen ist, darf, so wie wir das Zusammenspiel zwischen Infektionsallergie und Idiosynkrasie heute ansehen, nicht ohne weiteres unterstellt werden. Es ist mindestens theoretisch denkbar, daß z. B. die Sensibilisierung durch ein idiosynkrasisches Allergen, etwa Schimmelpilzsporen oder andere Bestandteile des Aeroplankton, vielleicht sogar durch ein Nahrungsallergen, für möglich gehalten werden kann.

In diesem Zusammenhange ist es nicht uninteressant, eine Äußerung von MATHIS zu erwähnen. Nach ihm sei die Mehrzahl der Asthmafälle infektbedingt, und zwar direkt oder indirekt. Letzteres faßt er ganz in unserem Sinne so auf, daß durch den chronischen Infekt, i. e. die Fokalinfektion, eine erhöhte Allergiebereitschaft gegenüber exogenen Allergenen erzeugt werde. „Tote Zähne sind foci I. Ordnung".

Welche Infektionserreger in Betracht kommen, kann hier im einzelnen nicht untersucht werden. So einfach wie die Beantwortung dieser Frage auf den ersten Blick aussieht, ist sie zweifellos nicht. Wir denken hierbei nicht nur an das noch ungeklärte Problem des Synergismus zwischen bekannten Erregern und Viren, wie dies anscheinend bei der Virusgrippe z. B. der Fall ist. Wie die Erfahrungen mit der allergenfreien Kammer uns und anderen (STORM VAN LEEUWEN) gelehrt haben, verlaufen beispielsweise die banalen Erkältungen (Schnupfen) bei Aufenthalt in der allergenfreien Kammer sehr viel milder und rascher als sonst. STORM VAN LEEUWEN stellte ferner fest, daß auch bei Keuchhusten in der allergenfreien Kammer schlagartig die Anfälle aufhören. Diese Beobachtungen könnten immerhin so gedeutet werden, daß Bestandteile des Aeroplankton auch bei der Auslösung der infektionsallergischen Asthmaanfälle synergistisch irgendwie maßgeblich beteiligt sind.

Hier anzuschließen ist auch die Frage nach der Bedeutung der tuberkulösen Infektion der Lunge für die Genese des Asthma. Die Ansichten hierüber stehen sich z. T. geradezu diametral gegenüber (Ausführliches siehe bei KÄMMERER). Wir gehen wohl nicht fehl in der Annahme, daß eine Sensibilisierung durch den KOCH-Bacillus durchaus möglich und in bestimmten Fällen auch wahrscheinlich sein mag, da wir grundsätzlich diese Eigenschaft *den* Mikroben zuerkennen müssen, die ein bestimmtes Organ befallen oder im Blutstrom kreisen, auch wenn sie nicht „ortsfest" werden (vgl. Bacillämie HUEBSCHMANN u. a.). Eine *Auslösung* durch die erwähnte Infektion können wir uns allerdings nur in besonders gelagerten Fällen vorstellen.

Zusammenfassend läßt sich sagen, daß Infektionsallergene sowohl für die Erzeugung der Reaktionslage wie für die Auslösung von Asthmaanfällen in Betracht kommen können. Es wird dies aber nur in den Fällen mit absoluter Sicherheit angenommen werden dürfen, wo durch die entsprechenden Proben die Wirkung idiosynkrasischer Allergene bestimmt ausgeschlossen werden kann. Je mehr wir Einblick in die große Bedeutung dieser letzteren Kategorie, namentlich auch der Nahrungsallergene bekommen, desto vorsichtiger werden wir in unseren Annahmen.

Es kommt hinzu, daß es nach unseren Beobachtungen möglich erscheint, daß die letztgenannten Allergene als solche I. Ordnung wirken können. Sind sie ausgeschaltet, so vermögen die in diesem Falle als Allergene II. Ordnung zu betrachtenden Infektionsallergene nicht mehr entsprechend zu wirken.

Bei den *idiosynkrasischen Allergenen* sind zwei Gruppen zu unterscheiden: diejenigen des Aeroplankton und die Nahrungsallergene im weitesten Sinne. Wir wenden uns zunächst den ersteren zu. Es war eine schon längst bekannte Tatsache, daß der Aufenthalt an bestimmten Orten z. B. in Tälern oder feuchten Niederungen irgendwie stärker zu Asthma „disponierte" als in anderen Gegenden. Man schuldigte hierfür das Klima an. Und nach Aufkommen der Allergenforschung sprach man von „Klimaallergenen" (STORM VAN LEEUWEN). *Klima* ist ein Begriff der Meteorologie, der bestimmt wird durch Temperatur, Luftfeuchtigkeit, Windverhältnisse, Insolation usw. Für medizinisch-biologische Betrachtungen kommen in einem erweiterten Sinne zu den meteorologischen Faktoren bekannter und evtl. unbekannter Natur noch das, was man als ökologische Faktoren bezeichnen könnte. Dazu wären die Einflüsse der regionalen Flora (und Fauna ?), der Gehalt der Luft an Staub, Jod, Kochsalz usw. zu rechnen, die sich besonders auf die Zusammensetzung des Aeroplankton auswirken. Während, wie wir sahen, beim Heufieber der Gehalt der Luft an Pflanzenpollen an erster Stelle steht, treten diese beim Asthma erheblich zurück. Das sog. *Heuasthma* ist nicht allzuhäufig. Dafür scheint der Gehalt des Aeroplankton an Hefen und Pilzsporen, namentlich denen der Schimmelpilze, besonders wichtig zu sein (s. Abb. 4—7). Zu diesen gehören diejenigen der Gattung Mucor, Penicillium und Aspergillus in ihren verschiedenen Varietäten, sowie sog. wilde Hefen. Es kommen aber auch Sporen von Pilzen, die als Saprophyten auf anderen Pflanzen leben, z. B. Tilletia, ein Parasit des Weizens (Jiménez Diaz und Mitarbeiter), ferner auf dem Getreide lebende Milben (Frugoni) gelegentlich in Frage.

Entsprechend den Fortschritten der modernen Klimaforschung wird jetzt außer dem Klima einer Region auch ein *Mikroklima* anerkannt. Vom medizinischen Standpunkt aus kann man daher heute vom Klima eines Hauses, ja eines einzelnen Zimmers sprechen. Wie bereits erwähnt, weist die Luft in unseren Wohnräumen regelmäßig und dauernd einen gewissen, im Einzelfalle in der Stärke variierenden, Gehalt an Hefen und Schimmelpilzsporen auf.

Daß alle die genannten Allergene zur Entstehung des Asthma wirksam sein können, ist durch den Karenzversuch in zahlreichen Fällen nachgewiesen worden. Besonderen Verdienst hat sich Storm van Leeuwen durch seine am Menschen durchgeführten Versuche zur Aufklärung dieser Verhältnisse erworben. Von diesen sei zur Erläuterung einer kurz beschrieben:

St. v. L. nahm einen seiner holländischen Asthmapatienten mit in die Schweiz und stellte dort zunächst fest, daß dieser an dem betreffenden Orte völlig frei von Asthma war. Schloß er dann den Patienten in ein Zimmer ein, in welchem er Staub aus der holländischen Wohnung dieses Kranken verstäubt hatte, so reagierte dieser sofort mit einem typischen Asthmaanfall. Dieser blieb dagegen aus, wenn statt des holländischen Staubes solcher aus einer Schweizer Wohnung verwandt wurde.

Aus diesen und vielen anderen Beobachtungen ergibt sich die große Bedeutung des Klimas bzw. des von diesem abhängigen Aeroplankton für die Pathogenese der hier in Betracht kommenden Fälle von Asthma. Überall da, wo hohe Luft- und Bodenfeuchtigkeit das Wachstum von Schimmelpilzen begünstigen, das sind Marschen und Poldergegenden, werden im Gegensatz zu Geest- und Gebirgsland, für das Auftreten von Asthma günstigere „klimatische Vorbedingungen" vorhanden sein. Das Gleiche gilt aber im Einzelfalle auch für Wohnungen. Sei es, daß diese in der Nähe von Wasser (Seen, Teichen) liegen, sei es, daß mangelnde Besonnung (Nordseite, Baumschatten) einzelne Zimmer besonders feucht halten.

Es war früher auch auf den *sonstigen* Gehalt des Aeroplankton an organischen und anorganischen Bestandteilen hingewiesen worden. Wie weit die letzteren in Rechnung zu stellen sind, ist ein wohl nur im Einzelfalle (Abdämpfe gewisser Fabriken, Medikamentenstaub in Apotheken und pharmazeutischen Fabriken) in Betracht kommendes Moment. Anders der Gehalt an organischen Substanzen. Darunter sind Bruchstücke von Tierhaaren und Federn, Pflanzenfasern, Tierexkrementen zu verstehen.

Für die Praxis ist da besonders zu denken an Haare von Haustieren, besonders von Katzen und Hunden. Einer meiner Patienten bemerkte stets das Auftreten asthmatischer Erscheinungen (und Pruritus), wenn er bei Bekannten deren Katze auf den Schoß nahm. Ein anderer das gleiche, wenn er in einem Zimmer schlief, welches als Bettvorleger ein Fell der Angoraziege aufwies. Ja selbst von gewebten Teppichen aus Tierhaaren sind derartige Fälle bekannt geworden. Ähnliches gilt von den Federn, die namentlich zur Füllung von Kopfkissen und Bettdecken Verwendung finden. Diese Punkte sind bei der „Sanierung der Unterkunft" (S. 138) wichtig zu beachten. Die

Exkremente von Vögeln in Käfigen, auch von solchen der Kleidermotte (URBACH) oder Wanzen (LAHOZ und RECATERO) können durch Verstäuben asthmatische Erscheinungen hervorrufen.

Das gleiche gilt, allerdings wohl nicht in ganz so großem Umfange, von Pflanzenfasern, wie z. B. von dem zur Kissenfüllung verwendeten Kapok, kurzen Frucht- und Samenhaaren gewisser tropischer Gewächse *(39)*. Aber auch da gibt es Unterschiede, am wenigsten scheint der sog. Prima-Javakapok Allergennatur zu besitzen.

Es ist aber nicht nur das Wohnungsklima bzw. das dortige Aeroplankton, sondern auch das von Arbeitsräumen, wie Polsterei- und Schneidereiwerkstätten sowie Stallungen. Bei den ersteren sind es die gleichen Stoffe, wie die zu Kissen und Decken verwendeten (Tierhaare und Pflanzenfasern). Bei Schneidereiwerkstätten sind es dagegen meist weniger die verwendeten Kleiderstoffe, wie die bei Reparatur (Auseinandertrennen) getragener Kleider in die Luft gelangenden Staubbestandteile aus diesen.

Daß auch der Aufenthalt in Tierställen, besonders mit Pferde- und Kuhhaltung, zu Asthma führen kann, ist eine bekannte Tatsache. Außer den Haaren kommt allerdings, namentlich bei Pferden, anscheinend der Gehalt der Luft an Ammoniak des Pferdeurins hinzu, als chemischer Faktor des Aeroplankton. Ähnlich zu bewerten ist auch das bei der Pelzfärberei und in Frisiersalons verwendete Ursol (Paraphenylendiamin), das von R. L. MAYER eingehend studiert worden ist.

Die *zweite* Gruppe der idiosynkrasischen Allergene bilden die Nahrungs- und Genußmittel. Ihnen anzuschließen sind auch die Arzneimittel. Die große Bedeutung dieser Stoffe als Allergene ist relativ spät erst bekannt geworden und auch wohl heute noch in ihrem ganzen Umfange nicht erkannt. Dies ist auf verschiedene Umstände zurückzuführen. Wenn wir davon absehen, daß vielfach an diesen pathogenetischen Faktor überhaupt nicht gedacht wird, so ist doch noch folgendes zu beachten: Die Feststellung von Nahrungsallergenen erfordert eine Einsicht darüber, daß fast stets eine Plurivalenz von Allergenen vorliegt, d. h. daß nicht *ein* Allergen, sondern mehrere nebeneinander in Frage kommen. Bedient man sich zu ihrer Auffindung der Hautteste, so wird man vielfach zu ganz unzutreffenden Ergebnissen gelangen. Diese können, wie an anderer Stelle erwähnt, unspezifisch sein, also irrigerweise eine Substanz als Allergen anzeigen, oder negativ sein, obwohl die geprüfte Substanz in Wirklichkeit als Allergen fungiert. Exakte Aufschlüsse geben nur die verschiedenen Diätproben bzw. der Leukotest (S. 63). Die Zahl der bisher hierüber vorliegenden Mitteilungen ist noch verhältnismäßig klein und uns z. Z. teilweise nicht zugänglich. Wir können URBACH (s. a. Lit. dort) darin beistimmen, daß im Prinzip *jedes Nahrungsmittel als Allergen wirksam* sein kann. Der älteste beschriebene Fall ist der des Polenkönigs JAGELLO, der beim Genuß von Äpfeln Asthma bekam.

Aus neuester Zeit liegt eine interessante Studie von LINDEBERG-LINDVET vor, welcher bei einer Reihe von Asthmatikern z. T. ganz überraschende Aufschlüsse über das bis dahin nicht vermutete Vorliegen von alimentärer Allergie feststellte. Nach mündlicher Mitteilung von ihm scheint in Schweden Zucker eine besonders wichtige Rolle zu spielen.

Zur Illustrierung lassen wir hier die Krankengeschichte eines unserer Patienten folgen, der zugleich an spätexsudativem Ekzematoid litt.

R. S., 30 Jahre, Ingenieur. *Anamnese*: Familie: Ein Bruder sowie ein Vatersbruder leiden an Asthma. Eigene: Als Kind Masern und Otitis media. Im 22. Lebensjahre Appendicitis mit Peritonitis. Im 23. Lebensjahre Pneumonie und Pleuraempyem. Seit dieser Zeit Asthma. — Außerdem bis zum 3. Lebensjahre, vom 9. bis zum 11. und vom 16. Lebensjahre ab ständig hautleidend, und zwar *abwechselnd Asthma und „Ekzem"*. Beide Erscheinungen zeigen im Frühjahr und Herbst deutliche Verschlimmerung. — Vielfache Kuren bisher ohne Erfolg. *Aufnahme:* 19. 4. 1948: Lungen z. Z. frei von Erscheinungen. Haut im Gesicht und am Hals, sowie in den Ellbogenbeugen und Kniekehlen leicht gerötet mit zahlreichen deutlich erhabenen Infiltraten („neurodermieartig"). Vielfache Kratzstriemen. Pruritus. Blutbefund: Erythroc. 4 Mill., Hbgl. 80%, Leukoc. 5200, davon Eo. 9%, Baso. 0, Myelo. 0, Jgdf. 2%, Stabk. 5%, Segmk. 55%, Lymphoc. 28%, Mono. 1%. — Senkung 6/13. Sonstiger Befund: o. B. *Verlauf:* Fast täglich Asthmaanfälle, die Asthmolysin-Einspritzungen erforderlich machten. Da nach etwa 3 Wochen der Leukotest auf Asthmolysin positiv ausfiel (s. Tabelle), zugleich mit Nachlassen der Wirkung, Übergang zu Adrenalin plus Atropin. Takata, Bilirubin und Senkung auch im Anfall regelrecht. Der an 20 Nahrungsmitteln durchgeführte Leukotest war positiv bei 11 derselben, außerdem auf Vitamin C. Bei entsprechend eingestellter Eliminationsdiät verschwanden sowohl die Asthmaanfälle, wie die Hauterscheinungen. Diese letzteren zeigten vielfach Verschlimmerung wenn der Leukotest positiv ausfiel. Blutbild bei Entlassung: Leukoc. 9200, Eo. 5%, Segmk. 57%, Lymphoc. 42%. Am 19. 7. 1948 als vorläufig geheilt entlassen.

Tabelle 8. Leukoteste: Pat. R. S.

Datum	Testmittel	Leukocyten		Differenz		Bemerkungen
		nücht.	n. 1 Std.	−	+	
21. 4. 48	Schwarzbrot	8000	8400	—	400	Asthma-Anfälle 16.30 h
23. 4. 48	Salz	9000	9000	—	—	Asthma-Anfälle 22.00 h
26. 4. 48	Weißbrot	7600	9000	—	1400	Asthma-Anfälle 20.00 h
27. 4. 48	Wasser	8000	9800	—	1800	Asthma-Anfälle 21.00 h
28. 4. 48	*Zucker*	10400	8200	*2200*	—	Asthma-Anfall und Juckreiz
29. 4. 48	*Salz*	9600	9000	*600*	—	
30. 4. 48	*Kartoffeln*	10600	8600	*2000*	—	Verstärkter Juckreiz
4. 5. 48	Süßstoff	7600	8000	—	400	Asthma-Anfall
5. 5. 48	*Asthmolysin*	9800	8000	*1800*	—	Asthma-Anfall
7. 5. 48	*Kaffee-Ersatz*	8600	7600	*1000*	—	Asthma-Anfall
8. 5. 48	*Deutscher Tee*	8800	7000	*1800*	—	Asthma-Anfall
10. 5. 48	*Milch* (Pulver)	6400	5400	*1000*	—	Asthma-Anfall
12. 5. 48	*Bohnenkaffee*	5600	5200	*400*	—	
13. 5. 48	*Maismehl*	6600	8200	—	1600	
14. 5. 48	Zigarette (engl.)	7000	7400	—	400	
18. 5. 48	Atropin (per os)	5400	6000	—	600	
19. 5. 48	*Bohnenkaffee*	5800	5600	*200*	—	
20. 5. 48	*Trockenmilch*	6600	6200	*400*	—	
24. 5. 48	*Margarine*	7400	7000	*400*	—	
25. 5. 48	*Essig*	5600	6400	—	800	
29. 5. 48	*Hering*	5800	4800	*1000*	—	
3. 6. 48	Schwarzer Tee	9600	9600	—	—	
18. 6. 48	*Vitamin C*	8600	8100	*500*	—	Juckreiz
25. 6. 48	*Kartoffeln*	7600	7000	*600*	—	Juckreiz

Daß Asthmatiker häufig „hereditär stark belastet" sind, also eine hochgradige „allergische Disposition" aufweisen, ist eine schon länger bekannte Tatsache und mehrfach durch entsprechende Ahnentafeln (HANHART u. a.) belegt worden. Der Prozentsatz wird ziemlich übereinstimmend auf etwa 35% (KÄMMERER, KLEEWITZ u. a.) angegeben, soweit Asthma selbst in Betracht kommt. Nimmt man auch andere allergische Krankheiten hinzu, so kommt man zu noch weit höheren Zahlen.

Würde man, wie wir das in zunehmendem Umfange zu tun geneigt sind, anstatt der manifesten allergischen Erscheinungen den Tonus bzw. die Tonuslage im vegetativen Nervensystem als Kriterium heranziehen können, so würde man vermutlich zu noch höheren Werten kommen. Wie bei allen allergischen Reaktionen spielt offenbar die Tonuslage dieses Systems eine wesentliche Rolle.

Wie das pathogenetische Geschehen nach den heutigen Anschauungen, die besonders auf diejenigen von VEIL und STURM zurückgehen, zu denken ist, ergibt sich aus der von LAMPEN entworfenen graphischen Darstellung (s. Abb. 15). Unter Anlehnung bzw. teilweiser Abänderung seiner Auffassung möchten wir für eine — vorläufig nicht näher zu bestimmende — Anzahl von Asthmafällen folgenden „Reaktionsablauf" annehmen:

Beim Vorhandensein oder nach Ausbildung einer entsprechenden Reaktionslage infolge Sensibilisierung wird entweder örtlich, d. h. an der Bronchialschleimhaut durch direkten Allergenkontakt, oder zentral, vom Diencephalon aus, über das parasympathische System infolge allergischer Gefäßreaktion eine Exsudation erzeugt. LAMPEN vergleicht sie mit einer Urticaria, was nicht unzutreffend erscheint. „Von dem wahrscheinlich auf sympathischem Wege erregten diencephalen Allergiezentrum springt der Reiz über auf das benachbarte Atemzentrum, worauf paroxystische Veränderungen des Atemtypus resultieren. Durch Kurzschluß geraten weitere Zentren in Erregung, so daß schließlich all die Erscheinungen auftreten, wie wir sie aus der Klinik des Asthmaleidens kennen (Störungen im Muskeltonus, im Wasserhaushalt, Änderung der Blutzusammensetzung, des Mineralstoffwechsels, der Tiefenpersönlichkeit u. a.)".

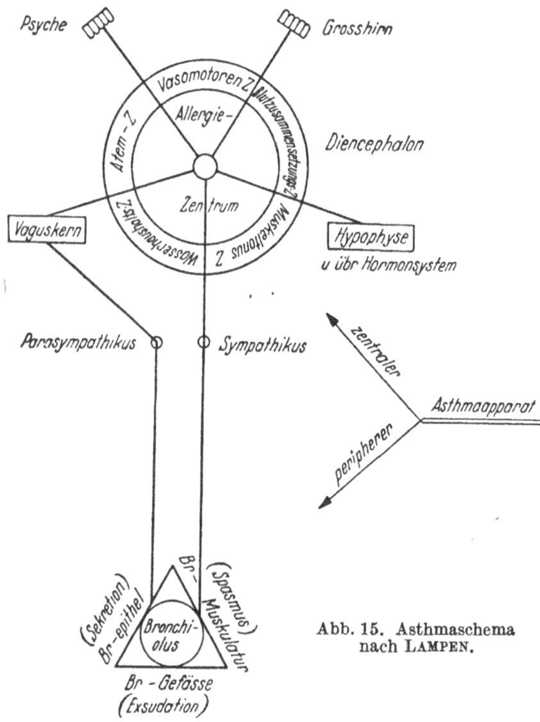

Abb. 15. Asthmaschema nach LAMPEN.

Es kann hier nicht unsere Aufgabe sein, tiefer in die Pathogenese des Asthma einzugehen, insbesondere darüber zu diskutieren, was von den somatischen Veränderungen als pathogenetisch primär und was als Folge der Störungen der Tonuslage in den verschiedenen Zentren aufzufassen ist. Darin gehen wir mit LAMPEN einig, daß man nicht einseitig nur von einer Störung im parasympathischen System sprechen darf, sondern daß das schon mehrfach berührte Wechselspiel zwischen Parasympathicus und Sympathicus auch hier Platz ergreift.

Wie schon an früherer Stelle ausgeführt wurde, kann aus diesem Schema auch die nicht seltene Beteiligung psychischer Faktoren bildhaft gemacht werden. Sei es, daß sie wie LAMPEN anscheinend annimmt, sekundär, als Folge der übrigen Vorgänge aufzufassen sind, sei es, daß sie, wie wir in anderem Zusammenhange ausführten, primär die *Auslösung* eines Anfalls über das Allergiezentrum — oder falls es dieses nicht gibt — über die Zentren für den Sympathicus bzw. Vagus bewirken. Aber auch dann kommt man ohne die Annahme der vorherigen Entstehung einer allergischen Reaktionslage wohl kaum aus.

Nicht in diesem Schema sind enthalten die Beziehungen zur *Haut*. Wie in dem dieser gewidmeten Abschnitt bereits ausgeführt wurde, sind diese in vielen

Fällen ganz offensichtlich vorhanden. Der oben mitgeteilte eigene Fall ließ dies auch schon erkennen. Zu lösen bleibt die Frage, wie das in der Mehrzahl dieser Fälle zu beobachtende Abwechseln zwischen Haut- und Asthmaerscheinungen zu erklären ist. Man könnte auch da an einen Wechsel zwischen sympathicotoner und parasympathicotoner Bedingtheit denken. Ob das aber zutrifft, mag angesichts der heutigen Anschauung über die vagotone Bedingtheit des Asthma wiederum zweifelhaft sein.

Bei der wohl als erwiesen anzunehmenden Labilität des vegetativen Nervensystems wird uns auch das Verständnis für die Einflüsse, welche das endokrine System für die Bereitschaft zur Auslösung asthmatischer Erscheinungen spielt, leichter. Auch der Einfluß der jahreszeitlich bedingten Schwankungen im Blutchemismus (Alkalose im Winter, Acidose im Sommer) auf die Wiechmann und Paal, Tiefensee u. a. hingewiesen haben, wird dann verständlicher. Wie im allgemeinen und im Einzelfalle die inneren Zusammenhänge zwischen allen den genannten Faktoren zu denken sind, unterliegt allerdings heute noch der Kontroverse und soll hier nicht weiter ausgeführt werden.

Zusammenfassend läßt sich über die Pathogenese des Asthma etwa folgendes sagen: Für eine bestimmte Gruppe von Fällen dürfte Allergiebedingtheit als alleiniger oder wesentlicher Faktor in Betracht kommen. Die letztere Einschränkung ist deshalb notwendig, weil die Mitwirkung anderer Faktoren (endokriner, psychischer usw.) für die Auslösung in Betracht zu ziehen ist. Die Sensibilisierung kann bei allen Fällen dieser Hauptgruppe sowohl durch Infektion (Bronchitis, Pneumonie usw.) wie durch idiosynkrasische Allergene erfolgen. Diese letzteren können wiederum teils örtlich (endopulmonal) oder durch enterale bzw. parenterale Einverleibung, im letzteren Falle primär über das Gehirn (Diencephalon), wirksam werden. Die Auslösung des einzelnen Anfalls kann auf dem gleichen Wege erfolgen, braucht es aber nicht. Sie kann auch durch einen der oben genannten andersartigen Faktoren zustande kommen (u. a. durch hirntraumatische Reize Veil-Sturm).

In manchen Fällen können alternierend mit den Erscheinungen an der Lunge auch solche der Haut in Form von „Ekzem" auftreten, seltener gleichzeitig. Die Pathogenese dieses Phänomens ist z. Z. noch nicht geklärt.

Pneumonie.

Lange Zeit herrschte die Ansicht vor, daß das Asthma die einzige allergisch bedingte Affektion der Lunge sei, neuerdings bricht sich mehr und mehr die Überzeugung Bahn, daß auch die kruppöse (lobäre) Pneumonie hierher gehöre. Während z. B. Domagk, gestützt auf ausgedehnte Tierversuche, deren Genese auf allergischer Grundlage für gesichert hält, drückt sich Hamperl bedeutend vorsichtiger aus.

Folgende Erwägungen würden die Annahme einer allergischen Reaktion rechtfertigen: Nach der von Loeschke vertretenen Auffassung steht am Beginn der ganzen Erkrankung das Pneumokokken*ödem*. Daß das Auftreten der Ödemflüssigkeit in einem ganzen Lungenbezirk nicht rein mechanisch durch „einfaches Durchtreten durch die zahlreichen Poren" einer Alveole erklärt werden kann, wird zwar von Seiten der Pathologen trotz der Arbeiten Schades und anderer offenbar noch nicht recht anerkannt. Immerhin ist insofern ein Fortschritt zu verzeichnen, daß jetzt wenigstens die Möglichkeit der allergischen Genese von ihnen nicht rundweg abgelehnt wird. Aber auch dem Kliniker wird die Auffassung von der Allergiebedingtheit der Pneumonie einleuchten, wenn er sich die Schlagartigkeit des Auftretens vor Augen hält. Gerade

7*

dieses Plötzliche ist ja für nahezu alle allergischen Reaktionen so besonders charakteristisch, wie sich bei vielen idiosynkrasisch und infektionsallergisch entstandenen Affektionen nachweisen läßt.

Anschließend muß noch neuerer Untersuchungen von WALTHER und NORMANN gedacht werden. Sie stellten eine „Phase der Hyperergie in der Pneumonie-Rekonvaleszenz" fest. Diese manifestiert sich als Nachfieber oder Tachykardie in etwa 20% der Fälle. Auch weitere allergische Nachkrankheiten (Neuritiden, Urticaria, Meningitis serosa) wurden beobachtet und auf eine gesteigerte Reizbarkeit des vegetativen Nervensystems zurückgeführt.

Serositis — Polyserositis.

Es ist naheliegend, einige weitergehende Schlußfolgerungen zu ziehen. Die bei Pneumonie sowie bei Tuberkulose der Lungen, ferner bei manchen allgemeinen Infektionen, auftretende „Entzündung" der Pleura, *Pleuritis exsudativa,* ließe sich pathogenetisch, mindestens in gewissen Fällen, als allergisch bedingt auffassen (E. VOLHARD u. a.).

Man kommt dann weiterhin, von hier ausgehend dazu, auch für manche Fälle von „Entzündungen" an anderen serösen Häuten, wie sie bei Erythematodes acutus, ferner bei Tuberkulose, z. T. als *Polyserositis* beschrieben worden sind (OBSTMAYER, PATRONIKOLA) an die Möglichkeit einer allergischen Genese zu denken. Die Lehre RÖSSLEs von der „serösen Entzündung" dürfte sich auch hier wieder als fruchtbar erweisen. Es liegt außerhalb des Rahmens unserer Aufgabe näher auf dieses Problem einzugehen, es wurde seiner hier nur deshalb Erwähnung getan, um zu zeigen, daß der Begriff der Allergie, zunächst vielfach im Sinne der Arbeitshypothese, geeignet ist, Licht in den „Mechanismus" des pathogenetischen Geschehens mancher bisher unklarer oder andersartig gedeuteter krankhafter Vorgänge zu bringen.

Verdauungstrakt.

Allgemeines.

Im Verdauungstrakt können allergische Reaktionen sowohl an den Schleimhäuten, wie an der glatten Muskulatur auftreten. An den ersteren sind sie charakterisiert durch Erweiterung der Gefäße, insbesondere der Capillaren, und durch die erhöhte Durchlässigkeit der Gefäßwände für deren flüssigen Inhalt. Diese letztere ist, wie vor allem H. SCHADE gezeigt hat, nicht als rein mechanischer Vorgang aufzufassen, etwa in der Weise wie Wasser durch einen porösen Schlauch tritt. Es handelt sich vielmehr um Vorgänge physikochemischer Art (Dysionie, Dyshydrie usw.). Alles dies können wir uns heute nur so vorstellen, daß das vegetative Nervensystem maßgeblich dabei beteiligt ist. Daß dieses als Überträger der allergischen Reaktion bei den als Krampf an der glatten Muskulatur auftretenden Erscheinungen als Haupt- oder alleiniger Faktor eine Rolle spielt, darf wohl als sicher angenommen werden.

Während wir aber für den „Mechanismus" des Ablaufs — wie schon aus der Bezeichnung „Überträger" hervorgeht — eine zentrale Steuerung (Diencephalon — VNS — Muskel) annehmen müssen, ist bei den Reaktionserscheinungen an den Schleimhäuten, ähnlich wie an der Haut, auch eine *unmittelbar durch Kontakt* ausgelöste Reaktion anzunehmen. Anders sind die gelegentlich klinisch zur Beobachtung kommenden Fälle von Auftreten der Anschwellung (und Juckreiz) unmittelbar nach dem Kontakt mit einem Allergen kaum zu erklären. So sahen wir das als Sofortreaktion bei einem Knaben bei Berührung der Lippen mit Fischfleisch. In der Literatur finden sich eine Reihe ähnlicher Beobachtungen. Gelegentlich scheint die Dauer des Kontaktes für die Höhe der Reaktion maßgebend zu sein, worauf URBACH besonders hinweist. Auf die Bedeutung des Kontaktes deuten ferner die Beobachtungen von FRIES und ZIZMOR, HANSEN u. a. hin, welche durch Zuführung von Allergenen im Kontrastmittel lokale

Erscheinungen im Magen bei der Röntgendurchleuchtung feststellten. WALZER berichtet über ähnliche direkte Beobachtungen bei operativ freigelegtem Darm.

Ob Nahrungsallergene besonders häufig durch Kontakt – direkt – zu Reaktionen führen, wie verschiedentlich früher angenommen wurde (HANHART), ist uns nach eigenen Beobachtungen immerhin zweifelhaft. Man muß zwar in Rechnung stellen, daß die innere Klinik bis heute die große Bedeutung der Allergie für Magendarm-Symptome der verschiedensten Art noch nicht allgemein erfaßt hat, wie das früher ZOLLNER und kürzlich GILLMEISTER mit Recht betont haben. Man bezeichnet heute noch viele Erscheinungen, besonders auch subjektive Beschwerden, gern als nervös, vielleicht sogar als hysterisch, deren allergiebedingte Grundlage dem Kenner schon jetzt nicht mehr zweifelhaft ist. Aber trotzdem ist doch die Zahl der Fälle bei denen wir vergleichsweise alimentär bedingte *Haut*erscheinungen auftreten sehen, so groß und weitet sich immer mehr, daß wir vorläufig geneigt sind, für die Mehrzahl der Verdauungstrakt-Allergien eine „zentrale Auslösung" als vorliegend anzunehmen. Es muß aber zugegeben werden, daß mit Fortschreiten der Forschung eine Korrektur sehr wohl möglich ist.

Wir haben mit diesen Erwägungen nun schon bereits die Frage nach der Art der Allergene angeschnitten, welche in Betracht kommen. Über die Nahrungsallergene und diejenigen aus dem Gebiete der Genußmittel und Arzneistoffe, ist in einem früheren Abschnitte bereits das Wesentlichste gesagt (S. 34ff.). Es sollen daher hier nur noch einige Ergänzungen gebracht werden.

Von *Nahrungsmitteln* seien zunächst die eßbaren *Pilze* erwähnt. Es ereignet sich immer wieder einmal, daß in einer Tischgemeinschaft nach einem Pilzgericht (Steinpilze, Butterpilze, Rehfüße etc.) *ein* Teilnehmer an oft schwersten „Vergiftungserscheinungen" erkrankt, während die anderen vollkommen gesund bleiben. Der zugezogene Arzt steht dann gewöhnlich vor einem Rätsel. Auf die Idee, daß bei dem Erkrankten eine Pilzallergie vorliegen könne, wird er nur in den seltensten Fällen kommen. — Ferner ist *Pferde-* und *Ziegen*fleisch zu erwähnen.

So sah ich in der Familie eines Kollegen dessen Frau nach dem Genuß von Ziegenfleisch mit schwersten Magen-, Darm-, Haut- und Allgemeinerscheinungen erkranken, während die übrigen Familienmitglieder sich durchaus wohl fühlten. DOERR berichtet von sich selbst über eine schwere Magenaffektion infolge täglichen Genusses von *Fisch*. Nach Ausschalten sofortiges Verschwinden aller Symptome, die an stenosierendes Pyloruscarcinom hatten denken lassen.

Diese Liste von Sonderfällen ließe sich noch beliebig verlängern. Die angeführten Beispiele weisen auf das hin, was schon früher betont worden war, daß im Grunde jede Substanz der Umwelt, also auch jedes Nahrungsmittel als Allergen wirksam sein kann. Bei Arzneimitteln ist das schon einleuchtender. Aber auch bei ihnen gibt es eine Kategorie an die gewöhnlich nicht gedacht wird, das sind die *Brunnenwässer*. Ich verfüge, seitdem ich erst einmal auf diese Möglichkeit aufmerksam wurde, über mehrere einschlägige Beobachtungen.

Ein mir befreundeter Chirurg kam nach einer Kur in Marienbad, wo er vier Wochen lang Kreuzbrunnen getrunken hatte, als Schwerkranker zurück. Unklare Magen-Darm-Symptome waren mit solchen seitens der Leber verbunden. Wie bei einem Arzt verständlich (vgl. DOERR) wurde an Carcinom gedacht. Kochsalzfreie Kost und Leberschondiät brachten in einigen Wochen eine — seit 10 Jahren — rezidivlose Heilung.

Stomatitis — Glossitis.

Klinisches. Verhältnismäßig selten sind allergische Reaktionen am *Mund*. Sie können auftreten als Schwellung der Lippen, selten des *Zahnfleisches* oder der *Zunge*. An dieser sowie an den *Lippen* ist es meist die Form des QUINCKEschen Ödems, ausgezeichnet durch die Plötzlichkeit des Auftretens und durch seine Flüchtigkeit. An der Mundschleimhaut wiegt ein urticarieller Charakter vor, d. h. es wird zugleich Juckreiz empfunden. Das Gleiche gilt auch für das Zahnfleisch.

Ein Mitglied meiner Familie bekommt heftigstes Jucken der gesamten Gingiva nach oraler Chininzufuhr. Das chininhaltige Transpulmin wurde dagegen als intramuskuläre Injektion während einer Bronchopneumonie vertragen. Es muß in diesem Falle dahingestellt bleiben, ob diese „Verträglichkeit" durch die relativ geringe Temperaturerhöhung (s. S. 14) oder durch die andere Art der Einverleibung bedingt war.

Von allgemeinem Interesse ist es, daß neuerdings nach dem Gebrauch von Penicillin-Bonbons (lozenges) häufiger Stomatitis, Cheilitis und Glossitis beobachtet wurde. Cross berichtet über insgesamt 60 Fälle.

Allergische Stomatitis als Folge von Zahnprothesen oder Füllungen sind jetzt wohl infolge verbesserten Materials entschieden seltener als früher. Wenig bekannt ist, daß es eine allergische *Glossitis* gibt. Dieses Leiden ist charakterisiert durch das Gefühl des Brennens der meist hochroten, trockenen, *nicht belegten* Zunge. Jede Aufnahme fester Nahrung wird zur Qual. In den von mir beobachteten Fällen waren es stets eine Anzahl von Nahrungsallergenen, deren Elimination baldige Heilung herbeiführte. Ob auch Kontaktallergene, wie etwa Mundwässer, Zahnpaste, Lippenstifte als causaler Faktor in Frage kommen, wie sie am Haut-Schleimhaut-Übergang der Lippen zuweilen beobachtet werden, vermag ich nicht zu sagen.

Gastritis.

Die am *Magen* auftretenden klinischen Erscheinungen sind teils subjektiver Natur, teils objektiv feststellbar. Zu den ersteren gehören alle die Beschwerden, die als Druck, Völle, Sodbrennen, Übelkeit, Brechneigung, zuweilen auch als Leibschmerzen empfunden werden. Um jedem Mißverständnis vorzubeugen, sei ausdrücklich erwähnt, daß es uns ganz fernliegt, in jedem Falle das Vorliegen einer allergischen Bedingtheit anzunehmen. Daß z. B. das „Nichtvertragen" eines Nahrungsmittels vielfach anderweit bedingt sein wird, ist ohne weiteres zuzugeben. So kommt u. a. Salzsäuremangel in Frage.

Aber gerade dieses Beispiel führt auch zu Gedankengängen, welche das Allergie-Problem berühren. Wir wiesen schon in anderem Zusammenhange auf die bei Vagotonie häufig gefundene An- oder Hypazidität des Magensaftes hin. Vagotonie ist aber vielfach charakteristisch für eine allergische Reaktionslage. Mithin könnte auch in manchen Fällen eine *indirekte* allergische Bedingtheit in Betracht kommen. Etwa in dem Sinne, daß durch eine allergisch bedingte Reizung diencephaler Zentren eine Änderung der HCl-Sekretion in der Magenschleimhaut bewirkt wird. Es soll damit nur gezeigt werden, wie in Zukunft mehr als bisher für „nervös" oder anderweit bedingt angesehene Zustände auch auf die Möglichkeit etwaiger allergischer Genese geprüft werden müssen. Das war es, was wir mit unserer Bemerkung im Eingang dieses Abschnittes andeuten wollten. Wenn K. Hansen als einer der relativ wenigen „allergisch orientierten" Internisten das Vorhandensein einer *Gastritis allergica* auf 20—30% der Gastritisfälle schätzt, so dürfen wir das als eine wertvolle Bestätigung unseres Standpunktes buchen. Ähnlich äußert sich neuerdings Fang. Sie konstatiert eine „überraschend große Beteiligung alimentärer Allergie am Bilde der Ulcus-Gastritiskrankheit".

Die Möglichkeiten von Erscheinungen funktioneller Natur von seiten der Schleimhaut sind damit aber noch nicht erschöpft. In gewissen Fällen — den sympathicoton stigmatisierten — findet sich eine *Hyperacidität* mit oder ohne dem Symptom der *digestiven Supersekretion.* Wenn Chevallier und Paviot gastroskopisch in Fällen von allergischer ,Gastritis' Anschwellungen der Magenschleimhaut analog denen der Urticaria fanden, so möchten wir vor allem an diese Form der Funktionsstörung denken.

Ein großer Teil der subjektiven Beschwerden dürfte durch die sich in der Magenmuskulatur abspielenden Vorgänge hervorgerufen sein. Daß es in ihr zu krampfartigen Zuständen kommt, ist im Röntgenbild nachweisbar. HANSEN spricht von „stärkster Unruhe im Schleimhautrelief". Diese Krämpfe können sich bis zum Kardio- und Pylorospasmus steigern. Daß sie dann auch zum Erbrechen führen können, ist wohl verständlich. Nach VOGTs Ansicht ist auch der *Pylorospasmus neonatorum* als allergisch bedingt anzusehen.

Ulcus ventriculi et duodeni.

Bisher hatten wir nur solche Affektionen im Auge, bei denen allergische Reaktionen ätiologisch und pathogenetisch mehr oder weniger *ausschließlich* in Betracht kommen. Wir schließen hier ein Problem an, das bisher, in Deutschland wenigstens, nur wenige Bearbeiter gefunden hat, in USA ist es eine Zeitlang ziemlich eingehend studiert worden (RINKEL, GAY, ROWE, SQUIER und MADISON) die Rolle der Allergie bei *Ulcus ventriculi* und *duodeni*. Aus neuester Zeit liegen Arbeiten hierüber von GILLMEISTER und von KLEINE-NATROP vor. Auch SCHLIEPHAKE hat sich ganz kürzlich in positivem Sinne zu dieser Frage geäußert. Älter ist eine unter meiner Leitung entstandene Dissertation von E. SCHMIDT-ROST. Wenn diese Arbeiten bezüglich der Allergie als ätiologischer Faktor der Geschwürskrankheit keine Stellung nehmen, so geht doch aus ihnen eins ganz eindeutig hervor, daß bei bestehendem Ulcus in vielen Fällen die Zufuhr von Nahrungsallergenen Schmerzkrisen auslösen kann und daß die Allergenausschaltung zu Schmerzfreiheit führte. Ob darüber hinaus auch die Heilung durch die Karenz gefördert wird, läßt sich vorläufig nicht beweisen, liegt aber für den pathophysiologisch Denkenden nahe (Veränderung in der Schleimhautdurchblutung sowie in der Trophik).

Recht aufschlußreich ist im Hinblick auf die Möglichkeit einer allergischen Genese des Ulcusleidens ein Hinweis von SLAUCK über die von ihm festgestellten Herdinfekte bei diesem. In einem hohen Prozentsatz waren vor allem Zahnherde vorhanden. Ihnen gegenüber traten allerdings chronische Erkrankungen der Mandeln, Nasennebenhöhlen usw. wesentlich zurück. Im Sinne unserer Auffassung möchten wir an eine Auswirkung im Sinne der Infektionsallergie denken, nicht dagegen an das Vorliegen einer „Fokaltoxikose" wie dieser Autor annimmt.

Die im folgenden wiedergegebene Krankengeschichte eines Pflegers meiner Abteilung ist sowohl in pathogenetischer wie therapeutischer Beziehung recht aufschlußreich. Sie gibt zunächst ein Beispiel für das Nebeneinander von Infektionen, i. e. der durch sie hervorgerufenen Allergielage und Idiosynkrasie. Es geht daraus weiter hervor, wie durch Änderung der Tonuslage im vegetativen Nervensystem die Geschwürskrankheit günstig beeinflußt wurde. Auch für die Bedeutung und Nützlichkeit des leukopenischen Index kann sie als Beispiel dienen:

E. A., 42 Jahre. *Anamnese:* Mutter: Magen-, Leber-, Gallenleiden; häufige Gesichtserysipele, „Ekzem" auf Primeln und Nadelholzbäume. — Patient: Kindheit Masern und Mumps. 13. Lebensjahr Kniegelenkentzündung; vom 20.—30. Lebensjahr Nierensteinleiden (12 Oxalatsteine ausgeschieden); 31. Lebensjahr Ekzeme an beiden Händen, anschließend Dermatitis nach Belladonna-Präparaten; 36. Lebensjahr Trichophytia barbae; 37. Lebensjahr Pilzaffektion beider Füße; Subpectoralphlegmone; Ekzem an Händen bei Gartenarbeit; 38. Lebensjahr Ikterus, anschließend Gastritis und *Ulcus duodeni*. Deswegen bisher 4mal Krankenhausbehandlung (Diätkuren) *ohne jeden Erfolg*. Beschwerden unverändert. Röntgenkontrolle in den letzten Jahren ergibt nahezu unveränderten Zustand (Ulcus chronicum duodeni).

Aufnahmebefund (Dermatol. Abt.): Klagen über ständig anhaltende Schmerzen im Oberbauch bis in den Rücken ausstrahlend, Appetitlosigkeit, allgemeine Mattigkeit, ständig kalte Füße, *Pruritus ani.* Befund: (stark gekürzt) Zunge stark belegt, Druckschmerz im Oberbauch, Sonstige Befunde regelrecht. Blutbild geringe Lymphocytose. Senkung 5/16, Bilirubin 0,46 mg-%, Takata und Weltmann o. B. Leukotest s. Tabelle 9. *Behandlung:* Insulin zunächst 35—40 E im., dann iv., von 10 auf 15 E steigend, im ganzen 9 mal alle 2 Tage. Jeweils Blutzuckerabfall um 30—40 mg-%. Ausschaltung von Süßstoff, Salz, Weißbrot (!), Zucker, Tabak. *Verlauf:* Schon nach wenigen Injektionen ließen die Beschwerden erheblich nach, starker Appetit und damit auch Gewichtszunahme setzte ein ($1^1/_2$ kg). Nach 17 Tagen konnte Pat. mit 1 Woche Schonung als geheilt entlassen werden. Er hat danach den Dienst wieder voll aufgenommen, befindet sich jetzt, nach 1 Jahr, in bestem körperlichem Wohlbefinden, sieht blühend aus und ist voll arbeitsfähig.

Tabelle 9. Leukotest von E. A.

Datum	Testmittel	vorher	nachher	Leukocyten- Abnahme	Leukocyten- Zunahme
Anf. Aug.	*Süßstoff*	10000	8400	*1600*	
1. 9. 48	*Zigarette* (engl.)	9000	8400	*600*	
4. 8. 48	*Salz*	7200	6000	*1200*	
7. 9. 48	*Schwarzbrot*	7200	6800	*400*	
8. 9. 48	*Weißbrot*	8800	7000	*1800*	
9. 9. 48	Milchpulver	7200	8400		1200
11. 9. 48	*Tabak* (eigene Ernte)	7600	6400	*1200*	
13. 9. 48	Kartoffel	6000	6400		400
18. 9. 48	*Zucker*	5800	5200	*600*	
21. 9. 48	Weißbrot	6000	7600		1600
23. 9. 48	*Salz*	7800	7600	*200*	
29. 9. 48	Süßstoff[1]	6200	7600		1400(!)

Enteritis und Colitis.

Im *Darm* treffen wir zunächst wieder auf die gleichen klinischen Phänomene wie am Magen. Subjektiv stehen kolikartige Schmerzen wohl an der Spitze und objektiv vor allem Durchfälle. Die letzteren sind allerdings nur bei sehr akut auftretenden Allergien gehäuft, dysenterieartig. Uns scheint vielmehr besonders charakteristisch eine mäßig zahlreiche Absetzung von breiigen Stühlen mit und ohne Beimengung von Schleim. Diese letztere findet sich dann regelmäßig bei der als *Colitis mucosa* bekannten Darmaffektion, deren allergischer Charakter heute wohl anerkannt ist.

Viel häufiger als die *katarrhalischen*, mit Diarrhoe verbundenen Erscheinungen scheint die in gewissem Sinne gegensätzliche, der spastischen *Obstipation* zu sein. Sie ist bedingt durch einen mehr/minder starken Dauerkrampfzustand der Darmmuskulatur. Für diese Fälle kommt anscheinend nur die zentrale Steuerung in Frage. Dies möchten wir jedenfalls aus unseren Beobachtungen in der Praxis folgern. Wir erleben es immer wieder, daß z. B. Ekzempatienten mit alimentärer Allergie nach Ausschaltung des oder — häufiger — *der* Nahrungsallergene spontan angeben, daß ihre langjährige Verstopfung, die gelegentlich auch mit Magenbeschwerden verbunden ist, vollkommen verschwunden sei.

Hier anschließend sind auch die relativ seltenen *Spasmen des Rectum* zu erwähnen. Pathogenetisch können sie nur als zentral bedingt angesehen werden.

Selten sind glücklicherweise die akuten „*Darmapoplexien*", wie sie z. B. GRÉGOIRE beschrieben hat. Sie führen zu mehr oder minder profusen Darm-

[1] *Anmerkung:* Nach längerer Karenz „vertragen", wie öfters zu beobachten. Salz dagegen nicht.

blutungen oder zu ileusartigen Erscheinungen. Bei diesen Zuständen liegt anscheinend entweder ein Vorgang vergleichbar dem SANARELLI-SHWARTZMAN-Phänomen vor oder ein „angioneurotisches" Ödem nach Art des an der Haut als QUINCKEsches Ödem bekannten. So sah HOLSTI eine derartige Reaktion im Duodenum auftreten, welche eine Invagination vortäuschte und zu einem operativen Eingriff führte.

Nicht vorbeigehen können wir an der in den letzten Jahren vielfach beschriebenen *Jejunitis necrotisans*, deren Ätiopathogenese vielfachen Deutungen unterworfen ist.

Nach KULPE sprechen gewichtige Momente dafür, daß Allergie mindestens einer der ätiologischen Faktoren ist, der rasche Ablauf sowie der segmentartige Befall (nervale Steuerung) deuten darauf hin. Anatomisch ist eine „ausgeprägte Eosinophilie", degenerative Veränderungen der Gefäßwand und fibrinoide Verquellung ebenfalls als auf Allergie hinweisend anzusehen. Daß im Blute „kaum" Eosinophilie gefunden wird, spricht, wie von uns immer wieder betont wird, in keiner Weise gegen Allergie.

Appendicitis.

Es scheint, daß auch manche Fälle von *Appendicitis* als allergiebedingt zu deuten sind. Das würde die mehrfach von Chirurgen und Pathologen beobachtete Tatsache erklären, daß ein operativ entfernter Wurmfortsatz keinerlei „Entzündungserscheinungen" usw. erkennen läßt, sondern lediglich ein Ödem der Mucosa und Submucosa. Eigene Erfahrungen aus der Zeit meiner chirurgischen Tätigkeit bestärken mich in dieser Auffassung.

So entfernte ich auf See einen Appendix von der Größe eines erigierten Penis, bei dem auch genaueste Untersuchung keinerlei entzündliche Erscheinungen erkennen ließen, wie nach der Akuität des Auftretens unbedingt zu erwarten gewesen wäre.

Zu damaliger Zeit (1909) hatte man allerdings von unserer modernen Auffassung noch keine Ahnung und stand vollkommen unter dem Einfluß der damals aufkommenden absoluten Indikation für sofortige Operation bei Appendicitis. Man hatte darüber ganz vergessen, daß unter der früher geübten konservativen Behandlung (Eisblase usw), zahlreiche Fälle in kurzer Zeit „geheilt" wurden. Daß sich durch die Fortschritte der Diagnostik, insbesondere die Einführung des Hämogramms, allmählich eine Änderung des oben skizzierten radikalen Operationsstandpunktes angebahnt hat, darf heute mit Befriedigung festgestellt werden. Ob aber der Mehrzahl der heutigen Chirurgen bei der Indikationsstellung für eine Operation auch die Möglichkeit der allergischen Genese gegenwärtig ist, scheint mir nicht sicher.

Immerhin darf es als erfreuliches Zeichen betrachtet werden, daß neuerdings in einer größeren Arbeit aus einer chirurgischen Klinik die allergische Pathogenese der Appendicitis an einem größeren Material studiert worden ist. HEGEMANN konnte unter 310 Fällen von Appendicitis 18mal eine allergische Genese wahrscheinlich machen. Als Kriterien führt er neben einer positiven Familienanamnese schubartigen Verlauf, Bluteosinophilie und Leukopenie (!) an. Histologisch wurde „immer" überwiegend eosinophile Infiltration in der Mucosa, evtl. auch stärkeres Ödem besonders der Submucosa gefunden. Histiocytäre Herde in der Muscularis werden von ihm als Ausdruck schubweiser Recidive gedeutet.

Selbstverständlich darf der „allergisch eingestellte" Arzt nun auch nicht in das Extrem verfallen und im Einzelfalle eine allergisch bedingte Ätiopathogenese annehmen und z. B. von einer Operation absehen, ehe er auch die Möglichkeit einer andersartigen Entstehung sorgfältig geprüft hat. Wir schließen uns DOERR vollkommen an, wenn er sagt: „Im Einzelfalle wird man sich vor Augen halten müssen, daß es nicht nur Unheil stiften kann, wenn man die Möglichkeit einer allergischen Ätiologie übersieht, sondern auch, wenn man sie irrigerweise für gesichert hält."

Leber und Gallenblase.

Allgemeines.

Nach den von WIDAL und seiner Schule (1914) durchgeführten Untersuchungen und den von ihm als hämoklasische Krise bezeichneten Stoffwechselveränderungen schien es sicher, daß die Leber im allergischen Geschehen eine Haüptrolle spiele. Spätere Untersuchungen haben erkennen lassen, daß die von ihnen entwickelte Theorie doch wohl nicht in ganzem Umfange zutrifft, namentlich nach der Richtung, daß dieses Organ selbst miterkranke. Eigene Untersuchungen, die z. Z. noch nicht abgeschlossen sind, ließen uns jetzt schon erkennen, daß eigentliche Erkrankungen anscheinend nicht die Regel sind. Wir müssen in der gleichen Weise, wie z. B. am Nervensystem, soweit irgendmöglich unterscheiden zwischen funktionellen Störungen, die allgemein und regelmäßig beim Allergie-Vorgang vorhanden oder wenigstens anzunehmen sind, und krankhaften Veränderungen, welche ein mehr oder weniger scharf umrissenes Krankheitsbild darstellen.

Wenn DOERR (1944) für die Idiosynkrasien feststellt, daß die Beteiligung der Leber an den gastrointestinalen Reaktionen noch „ein unklares Kapitel" darstelle und G. v. BERGMANN und STROEBE (1942) bei der monographischen Bearbeitung der Lebererkrankungen die Rolle allergischer Reaktionen eigentlich nur streifen, so ist dieser Standpunkt allerdings heute nicht mehr in vollem Umfange aufrecht zu erhalten. Ausgehend von der Lehre EPPINGERs über die seröse Entzündung der Leber und ihreAnwendung auf die Genese des katarrhalischen Ikterus und der Cirrhose haben HOŘEŠJI und PROŠEK (1939) die Rolle des Histamin bzw. Histidin bei den genannten Affektionen untersucht. Sie kamen zu dem Schlusse, daß — allerdings nur in schweren Fällen — ein gestörter Abbau der histidinartigen Stoffe vorliege. Das würde höchstwahrscheinlich auf eine Erkrankung des Leberparenchyms zurückzuführen sein.

Hepatitis.

Sehr eingehend hat sich CORELLI mit der *allergischen Hepatitis* beschäftigt. Auf Grund seiner Beobachtungen an über 100 Fällen von *Icterus catarrhalis* kommt er zu dem Schlusse, daß dieses Krankheitsbild „manchmal eine allergische Pathogenese oder allergische Komponente haben könne und einer Entzündung des Leberparenchyms oder einer allergischen Hepatocholangitis zuzuschreiben sei". Recht wichtig und allgemein-pathophysiologisch interessant sind seine Hinweise auf Begleit-Symptome von seiten des Muskel-Gelenkapparates und der Haut (Urticaria, Ödeme, Erytheme, Pruritus) in der *präikterischen Periode*. SPANGENBERG hatte schon vordem (1939) darauf aufmerksam gemacht, daß es *schmerzhafte Leberstauungen auch ohne Ikterus* gebe, deren allergische Bedingtheit wahrscheinlich sei. Aus neuster Zeit liegen die eingehenden Arbeiten von SCHMENGLER über allergiebedingte Leberaffektionen vor. Er unterscheidet drei verschiedene Formen: den *Icterus simplex*, mit Urticaria und Eosinophilie als Symptome ersten Ranges und daneben *rheumatoiden* Begleitsymptomen (!); die *Hepatitiden*, die vom Icterus simplex bis zur akuten Leberatrophie reichen können; die *Hepatopathien* mit latent chronischem Siechtum *(Cirrhose)*. Sie sind nach ihm häufiger als die manifest-ikterischen. Bei der allergischen Hepatitis sind serös-entzündliche Vorgänge im Sinne einer hyperergischen Reaktion mit Capillarschädigung und Permeabilitätsstörungen vorhanden. Sehr wichtig erscheinen seine Feststellungen, daß bei akutem Gelenkrheumatismus (s. oben CORELLI), Pleuritis exsudativa und akuter Glomerulonephritis durch Takata- und Galaktoseprobe latente Leberschäden *ohne Ikterus* gefunden werden; auch für Scharlach scheint dies zuzutreffen. Leberschwellung mit positiver Takataprobe und Urobilinogenurie fand er ferner bei Asthma und Heufieber. Auch bei der Serumkrankheit sind latente Leberschäden vorhanden, Lebernekrosen bei Rheumatismus sind mehrfach beschrieben worden und werden auch von ihm anerkannt.

Diese Beobachtungen stützen sich vor allem auf die klinische Erfahrung. Einschlägige pathologisch-anatomische Untersuchungen sind, soweit die Humanmedizin in Frage kommt, relativ selten, das wird auch von v. BERGMANN und STROEBE hervorgehoben. Es ist zu hoffen, daß durch die neueren Methoden der Leberpunktion und Laparaskopie (KALK u. a.) weitere Klärung geschaffen wird. So fand z. B. HEINNILD bei einem Leberschaden infolge Sanocrysinbehandlung (bei chronischer Polyarthritis) mittels Leberbiopsie neben Erweiterung der Capillaren eine mesenchymale Reaktion mit Gewebsproliferation, Rundzellenherden und Vermehrung der KUPFERschen Sternzellen.

Das bisher Vorgetragene betrifft ausschließlich die Verhältnisse bei erwachsenen Menschen, wie sich diese beim *Kind* gestalten, läßt sich zur Zeit nicht voll übersehen. Nach VOGT ist der *Icterus neonatorum* als allergisch bedingt anzusehen. G. und H. GRÜNHOLZ haben sich kürzlich eingehend mit der Rolle der Leber bei der Trophallergie des Säuglings beschäftigt. Ihre Feststellungen lassen jedoch keine Beziehungen zu ausgesprochen krankhaften Veränderungen der Leber erkennen.

Bezüglich der für allergische Leberaffektionen in Betracht kommenden *Allergene* sind anscheinend die Infektionsallergene an erster Stelle zu setzen. Das geht vor allem aus den Untersuchungen von SCHMENGLER hervor, wie oben in anderem Zusammenhange schon angedeutet wurde. Daß aber auch idiosynkrasische Allergene wirksam sein können, zeigten schon die Untersuchungen WIDALS (z. B. Pferdefleisch). SCHMENGLER beschreibt eine akute Lebernekrose nach Genuß von Fisch. Was Arzneistoffe anbetrifft, so ist die potentielle Allergennatur vom Salvarsan bekannt (s. KERL u. a.). GOLDMANN und WEINER beobachteten bei zwei Fällen von Erythem des 9. Tages (MILIAN) eine deutliche Leberschwellung mit Leukopenie. — Die bei der Atophan-Medikation (Phenylcinchonsäure) stets zu befürchtende Leberschädigung ist nach ausgedehnten Untersuchungen von RAWLS und Mitarbeitern in einem hohen Prozentsatz der Fälle als allergische Wirkung aufzufassen. Diese wenigen Anführungen mögen genügen, um die Richtigkeit unserer Auffassung darzutun. — Daß auch Allergene aus der Gruppe des Aeroplankton zu Leberaffektionen führen können, hat SCHMENGLER festgestellt. Er sah solche auftreten nach Einwirkung von Pferdestaub und von Blütenpollen. Er weist ferner darauf hin, daß auch psychische Faktoren sowohl im Sinne der Disposition (Erhöhung der Reaktionslage) wie der Auslösung wirksam sein können.

Wir sehen auch bei den Lebererkrankungen, daß dasselbe klinische und wahrscheinlich auch histologische Bild auf Grund verschiedenartiger Ätiopathogenese entstehen kann. Das rührt daher, daß das „pathologische Variationsvermögen" des Organes nur beschränkt ist. Verf. hat das schon seit langem für die Haut betont und SCHMENGLER kam neuerdings zu einer gleichlautenden Auffassung für die Leber. Die Fragestellung hat, wie schon früher betont wurde, nicht zu lauten: entweder — oder", sondern „sowohl — als auch".

Cholecystitis.

Allergische Reaktionen an der *Gallenblase* sind von der inneren Medizin bisher noch wenig studiert. Daß sie gleichzeitig mit gewissen Affektionen der Leber (des Magen-Darmkanals oder Pankreas) einhergehen können, geht z. T. aus unseren obigen Ausführungen hervor. Ob sie aber isoliert, also nur an der Gallenblase auftreten können, darüber lassen sich zur Zeit keine sicheren Aussagen machen. Es wird im Einzelfalle auch meist nicht leicht sein, festzustellen, welches von beiden Organen als das primär erkrankte anzusehen ist. — Daß bei Allergikern eine auffallende Häufung von Gallenblasenaffektionen, insbesondere auch der Steinkrankheit, vorkommt, geht aus unserer früher gebrachten Zusammenstellung (Tab. 7, S. 48) ziemlich deutlich hervor. Weitere Forschung wird vermutlich ergeben, daß viele Fälle von Cholecystitis und Cholecystopathie ganz oder „teilweise" allergisch bedingt sind. Wenn v. BERGMANN und STROEBE für die meisten Affektionen der Gallenblase dem „entzündlichen Moment" eine besondere Bedeutung zusprechen, so läßt sich vielleicht in vielen Fällen hierunter eine allergische Reaktionslage begreifen. Ganz besonders dürfte dies für die Fälle von sog. akutem Hydrops der Gallenblase zutreffen, der sehr wohl als ein dem QUINCKEschen Ödem der Haut paralleler Vorgang aufgefaßt werden kann.

Als *Allergene* scheinen in der Mehrzahl der Fälle jene der Infektionsallergie in Frage zu kommen, ähnlich wie bei den Leberaffektionen. Aber auch solche idiosynkrasischer Natur dürften nach unseren Beobachtungen gelegentlich wirksam sein. Wie so oft im allergischen Geschehen ist an die Möglichkeit zu denken, daß eine voraufgegangene Infektion die Reaktionslage geschaffen hat, während die Auslösung durch ein idiosynkrasisches Allergen (Nahrungsmittel z. B.) erfolgt. Die Zukunft wird zeigen, ob diese Gedankengänge zu Recht bestehen.

Urogenitalsystem.

Dem Herkommen folgend sollen die Affektionen der Harn- und Geschlechtsorgane zusammen besprochen werden. Von vornherein ist auf einen Umstand hinzuweisen: über allergische Reaktionen an den Genitalorganen ist so gut wie nichts bekannt. Insbesondere wissen wir nicht, ob an den Testes oder Ovarien bzw. der Prostata derartige Erscheinungen vorkommen können. Auf Grund der Beobachtung von mehreren tausend Allergikern kann Verf. bis heute nicht sagen, daß auch nur in einem Falle Anhaltspunkte für das Vorliegen allergischer Reaktionen vorhanden gewesen wären. Selbst für die von manchen Autoren (ADELSBERGER und MUNTER) für möglich gehaltene Genese des Fluor albus der Frau vermögen wir aus eigener Erfahrung nichts beizusteuern. — Selbstverständlich will diese negative Feststellung nicht viel besagen. Es liegt durchaus im Bereiche der Möglichkeit, daß weitere Forschung überraschende Aufschlüsse geben mag.

Harnorgane.

Angesichts dieser Sachlage beschränken wir uns im folgenden lediglich auf die *Harnorgane.* Wie die Literatur der letzten zehn Jahre zeigt, gehen innere Medizin und Pathologische Anatomie immer noch sehr zögernd und zurückhaltend an die hier auftauchenden Probleme (H. STRAUB und BECKMANN; HAMPERL). Erst in neuerer Zeit scheint sich hier, namentlich nach Bekanntwerden der experimentellen Untersuchungen von MASUGI, ein Wandel anzubahnen (NONNENBRUCH). Von urologischer Seite steht man dem Problem schon länger sehr viel positiver gegenüber. So stellt BOSHAMER 1939 fest, daß die akute diffuse Glomerulonephritis und die Herdnephritis „heute unbestritten" als allergisch fokalbedingt anzusehen seien. Das gleiche gelte auch für die tubuläre Nephritis, die auch — wenig zutreffend — als Nephrose bezeichnet wird.

Nephritis.

Pathogenetisch scheinen allergisch bedingte Nierenveränderungen vor allem bei Allgemeininfektionen aufzutreten. Wie das aber bei allen infektiösen Prozessen der Fall ist, so auch hier: es ist sehr schwer zu differenzieren, was als toxergische und was als allergische Schädigung aufzufassen ist. Unter Berücksichtigung früherer Ausführungen ist festzustellen, daß man bei Infektionen bis jetzt nur indirekt, durch Analogie-Schluß mit dem Tierexperiment zu Vermutungen über die Allergiebedingtheit gewisser krankhafter Nierenveränderungen kommen konnte. Wenn wir an sich allen am Tier gewonnenen Resultaten mit größter Zurückhaltung gegenüberstehen, so ist doch den bereits erwähnten Untersuchungen von Masugi eine gewisse Bedeutung auch für die menschliche Pathologie zuzumessen. Nach ihm (zit. Pannhorst) ist die Niere „ein zum allergischen Schaden disponiertes Organ". Angesichts der Millionen von Capillaren (Rein), welche dieses Organ versorgen und dem entsprechend starken Gehalt an vegetativen Nerven, ist das auch a priori zu erwarten. Bezüglich der histologischen Veränderungen kann auf die entsprechenden Lehrbücher der Pathologie verwiesen werden. Sowohl im akuten wie im chronischen Stadium lassen sich Veränderungen feststellen, die auch als allergisch bedingt angesehen werden können, worauf z. B. neuerdings Hamperl hinweist. Mindestens ebenso wichtig scheint mir aber die von letzterem hervorgehobene Tatsache, daß bei der Glomerulonephritis *nicht nur* eine *Erkrankung* der *Gefäße der Niere*, sondern „eine ausgebreitete Schädigung des *gesamten Gefäßsystems*" vorliege. Diese Feststellung läßt uns erinnern, an das was wir gelegentlich der Besprechung der als Erythematodes acutus bekannten Hauterkrankung über die konkomittierende Gefäßerkrankung anderer Organe mitgeteilt hatten. In gutem Einklang hiermit stehen auch die von Flagg und Fröhner getätigten Feststellungen, daß bei Hilusdrüsentuberkulose allergische Nephritis (und Myocarditis) nicht selten sei. Craig, Clark und Chalmers führen das Auftreten einer akuten Nephritis 1—2 Wochen nach einer akuten bakteriellen Infektion auf eine allergische Reaktion, hervorgerufen durch die Toxine der betreffenden Mikroben, zurück. Daß allergische Leberaffektionen, ferner Rheuma mit gleichzeitig vorhandenen nephritischen Erscheinungen vorkommen, wurde an anderer Stelle bereits erwähnt.

Bei der tubulären Form der Nephritis steht neben der Gefäßschädigung diejenige des Tubusendothel im Vordergrunde. Diese in bestimmten Fällen als allergisch entstanden aufzufassen, bereitet uns heute keine Schwierigkeiten mehr. Wir müssen allerdings den pathogenetischen Aspekt ziemlich weit fassen. Man darf nicht nur an die Wirkung von Bakterienenzymen direkt auf das Nierengewebe denken, sondern auch an eine mögliche zentrale Genese. So nimmt Boshamer eine Fernwirkung auf den Sympathicus vom Diencephalon aus an. Daß durch die besprochenen Veränderungen im Gefäß- und Bindegewebssystem der Niere im weiteren Verlauf, also bei Übergang in ein chronisches Stadium, die für Nephrosklerose charakteristischen Veränderungen auftreten können, kann nicht zweifelhaft sein. Es handelt sich vermutlich um ganz ähnliche Vorgänge, wie wir sie für die Pathogenese der Lebercirrhose bereits kennen lernten.

Für die Möglichkeit der zentralen Entstehung sprechen nun weiterhin die klinischen Beobachtungen über die Wirkung von Nahrungsmitteln und Arzneistoffen als Allergene. Als Beispiele seien folgende angeführt: Nach EHRSTRÖM kann akute diffuse Glomerulonephritis durch Nahrungsallergie bedingt sein. DANIS sah Albuminurie (und Hauterscheinungen) nach dem Genuß von Tomaten, Spinat, Stachelbeeren, Hühnerfleisch. KERN berichtet ähnliches nach Zwiebeln. Von Medikamenten seien erwähnt u. a. eine Beobachtung von BOIDIN und DE LIGNIÈRES: Nach Injektion eines goldhaltigen Präparates traten Eiweiß und granulierte Zylinder im Urin sowie eine Erhöhung des Rest-N auf. WILKINSON und ZIMMERMANN sahen nach Penicillin eine vorübergehende Anurie auftreten, welche sie für allergisch bedingt hielten. Nach POLAK DANIELS führt die Medikation von Leberextrakt (wie von tierischem Eiweiß überhaupt) in manchen Fällen über akuter zu chronischer Nephropathie. HEUCHEL und SUNDERMANN berichten neuerdings über 3 Fälle von seröser, i. e. diffus interstitieller Nephritis durch Sulfonamide. Sie deuten diese als allergisch bedingt (ähnlich auch RÖLLINGHOFF bzw. WERNITZ).

Daß auch der physikalische Faktor *Ultraviolettes Licht* bei Vorliegen einer entsprechenden Sensibilisierung zu Glomerulonephritis führen kann, beweist ein von PANNHORST berichteter Fall. Es handelt sich um ein Recidiv nach vorausgegangener Angina im Anschluß an ein Sonnenbad.

Aus eigener Erfahrung vermögen wir, soweit idiosynkrasische Allergene in Betracht kommen, keinen Beitrag zu leisten. Gemessen an der großen Zahl von Allergikern aller Formen, die durch unsere Hände gingen und — was kaum besonders betont zu werden braucht — eingehend untersucht wurden, ist diese Feststellung nicht ohne Bedeutung.

Wir möchten unsere Ansicht dahin präzisieren: Soweit Infektionsallergie in Betracht kommt, halten wir eine ausschließliche Wirkung oder wenigstens eine Mitwirkung allergischer Reaktionen für sehr viel häufiger und wesentlicher, als das bisher meist angenommen wird. Für idiosynkrasische Allergene scheint dagegen eine derartige Wirksamkeit nur gelegentlich, jedenfalls relativ selten in Frage zu kommen. Ob an der Niere auch als funktionelle Störungen aufzufassende allergische Reaktionen vorkommen, ist vor der Hand noch nicht sicher. Ganz von der Hand zu weisen ist dies in Analogie zu anderen Organen (Magen-Darm z. B.) zweifellos nicht und ebenso im Hinblick auf gewisse Störungen in der Funktion der Blase, der wir uns nunmehr zuwenden.

Cystitis.

Hier steht im Vordergrunde die sog. *Reizblase.* Sie manifestiert sich durch stundenlang krisenartig auftretenden Miktionsdrang. Der geringe jeweils entleerte Urin zeigt nichts Krankhaftes. Wir kannten sie schon früher unter anderem Namen, wenn sie nach Genuß von jungem, speziell obergärigem Bier auftrat. Heute sehen wir sie nach „Austauschkaffee", aber auch nach dem Genuß von gewissen Gemüsen (Blumenkohl, Spargel, Sellerie, Lauch, Petersilie) auftreten. Sie kann, braucht aber nicht, mit Polyurie verknüpft sein. Ihr wahrer Charakter als allergische Erscheinungen wird wohl nur in den seltensten Fällen richtig erkannt. Wie zu erwarten, sieht man gelegentlich auch nach Arzneistoffen derartige Erscheinungen. So beobachtete ich einen Fall von Reizblase nach Prontosiltabletten. Der begleitende Schließmuskelkrampf konnte erst durch Katheterismus überwunden werden.

Es ist sehr wohl möglich, daß häufiger als bisher angenommen, Fälle von „unspezifischer" Pyelitis, Cystitis (und Urethritis) als allergisch entstanden anzusehen sind. Und wenn BOSHAMER die Möglichkeit diskutiert, daß Nieren- und Blasensteine ihre Entstehung einer Dyskolloidurie auf allergischer Grundlage verdanken, so kann das nur als sehr erwägenswert und weiterer Forschung würdig bezeichnet werden. Nach dem Genannten sind sogar Sphincterstarre und Blasenhalssklerose wahrscheinlich als allergisch bedingt anzunehmen. Offen gelassen werden muß vorläufig die Entscheidung darüber, inwieweit Idiosynkrasie oder Infektionsallergie für diese Formen jeweils in Betracht kommen.

Für das HUNNERsche *Geschwür* (HUNNER ulcer) welches u. a. auch bei Erythematodes beschrieben ist, bin ich mit FISTER geneigt, Entstehung auf dem Boden der Infektionsallergie anzunehmen.

Urethritis.

Klinische Beobachtung hat uns gezeigt, daß eine allergisch bedingte Entzündung der Harnröhre vorkommt. Das bezieht sich allerdings nur auf die männliche Harnröhre, bei der weiblichen ist uns dies nicht bekannt, auch aus anatomischen Gründen weniger wahrscheinlich. — In den Fällen, wo zugleich eine allergische Affektion z. B. der Haut besteht, ist die Diagnose einer allergischen Urethritis dann gegeben, wenn eine Entstehung auf anderer Grundlage mit Sicherheit ausgeschlossen werden kann, also vor allem keine Mikroben im Sekret vorhanden sind. Klinisch handelt es sich wohl nie um eine so hochgradige Entzündung wie bei der akuten Gonorrhoe. Das Sekret ist spärlicher, mehr schleimig wie eitrig, und enthält nur Leukocyten. Beschwerden bestehen nicht. Die Erscheinungen verschwinden nach einiger Zeit *ohne* örtliche Behandlung. Nach meiner Erfahrung ist diese sogar direkt zu widerraten, da sie fast stets einen Zustand der Dauerreizbarkeit erzeugt, der jeder Behandlung trotzt.

Nervensystem.

Allgemeines.

Über die Beziehungen zwischen Nervensystem und Allergie haben in den letzten Jahren eine ganze Zahl von Arbeiten Aufklärung gebracht. Das deutet schon der neugeschaffene Begriff der *Neuroallergie* an (PETTE, ROUBIČEK). Wenn SCHALTENBRAND (zit. EDERLE) gelegentlich von einem „Einbruch der Allergielehre in die Neurologie“ gesprochen hat, so ist das zweifellos zutreffend. Die gewisse Zurückhaltung, die in dieser Formulierung liegt, erscheint insofern berechtigt, als eine Warnung vor zu weitgehendem spekulativen Denken damit ausgedrückt werden soll. Wie schon mehrfach von uns betont, ist der Nachweis allergischer Reaktionen, namentlich soweit sie sich klinisch nur in funktionellen Störungen manifestieren, ausschließlich auf biologisch-klinischem Wege möglich. Aber selbst bei organischen Veränderungen ist bei dem heutigen Stande der Untersuchungstechnik eine Unterscheidung zwischen dem, was toxergisch und dem, was allergisch entstanden zu deuten ist, vielfach unmöglich und der subjektiven Stellungnahme überlassen. Immerhin liegen schon jetzt beachtliche und eindrucksvolle Untersuchungen über das Neuroallergieproblem vor.

So hat, um nur einige der wichtigsten Arbeiten anzuführen, PETTE den Begriff der *allergischen Meningitis* aufgestellt unter Hinweis auf die Beziehungen zum Rheumatismus. BANNWARTH kam in ähnlicher Weise zu einer Auffassung der *Polyneuritis* und *Polyradiculitis*, die mit dem Liquorsyndrom von GUILLAIN-BARRÉ einhergeht, als infektionsallergisch bedingt in Analogie zu der namentlich von KLINGE vertretenen Auffassung über die Ätiopathogenese des Rheumatismus.

Wir wenden uns zunächst den *funktionellen* allergisch bedingten Affektionen zu. Hierunter sollen solche verstanden werden, bei denen Entwicklung und Krankheitsverlauf für das Bestehen organischer Veränderungen keine Anhaltspunkte ergeben. — Es braucht kaum besonders betont zu werden, daß es uns völlig fern liegt, für die zu besprechenden Affektionen ausschließlich eine allergische Genese zu stipulieren. Im Hinblick auf die schon erwähnte Schwierigkeit wird man — mindestens vorläufig — nur von Fall zu Fall zu prüfen haben, ob eine Beziehung zu allergischen Vorgängen vorliegt.

Kopfschmerz.

Mit dieser Einschränkung ist zunächst der *Kopfschmerz* anzuführen. Auf das Entstehen desselben als allergisch bedingt hat anscheinend als erster EYERMANN (1931, zit. URBACH) hingewiesen. Da bei diesem Symptom Rindenerscheinungen fehlen, ist es von der Migräne zu unterscheiden. Eine eingehendere Beschreibung findet sich in der Monographie von SCHÜLLER und WILDER. Nach diesen Autoren, die wir aus eigener Erfahrung bestätigen können, setzen diese Kopfschmerzen erst mehrere Stunden (3—12) nach Einverleibung des Allergens ein. Sie zeigen also das gleiche Phänomen, wie wir es vielfach an der Haut in Form von Pruritus, Urticaria oder Ekzem beobachten. Die Dauer ist verschieden lang, jedoch im allgemeinen nicht über 12 Stunden. Vielfach bestehen zugleich Symptome seitens anderer Organe wie Schnupfen (Stundenschnupfen! S. 89), Erbrechen, Übelkeit, Durchfälle usw. Nach der Art des Auftretens und Verlaufs liegt es nahe, an eine Verwandtschaft mit QUINCKEschem Ödem zu denken, welches gelegentlich, aber immerhin selten, zugleich auch an der Haut gefunden wird. Es wäre demgemäß anzunehmen, daß es sich um ein Ödem des Gehirns, aber nicht der Meningen handelt.

Von Allergenen kommen anscheinend nur idiosynkrasische in Betracht. Das heißt also in erster Linie Nahrungs- und Genußmittel. Zu den Letztgenannten sind auch Tabak und Schokolade zu rechnen, sowie Liköre. Die bei Heuschnupfen auftretenden, also durch Pollenallergie entstandenen Kopfschmerzen reihen sich hier zwanglos ein. Ob es Fälle gibt, bei denen sich die Pollenallergie lediglich durch Kopfschmerzen *ohne Schnupfensymptome* äußert, also ein Heuschnupfen ohne Schnupfen, ist uns nicht bekannt, kann aber nicht ohne weiteres abgelehnt werden. Soviel ist jedenfalls sicher und wird auch von URBACH angeführt, daß sich bei den hier in Rede stehenden Fällen vielfach in der eigenen Vorgeschichte sowie in der Familienanamnese Vorkommen von allergischen Erkrankungen (Asthma, Heufieber, Stundenschnupfen, Urticaria usw.) finden.

Migräne.

Das gleiche gilt, vielleicht in noch viel höherem Maße von der *Migräne*, über deren allergische Genese ein reiches Schrifttum vorliegt (s. URBACH). Nach BALYEAT (zit. URBACH) unterscheidet sie sich von der vorbesprochenen Affektion klinisch durch einen phasenartigen Ablauf: Beginn mit Prodromalsymptomen (Depression, Schlafbedürfnis), denen sich eine als Aura bezeichnete Phase, charakterisiert durch Schwindel, visuelle und motorische Störungen, psychische Symptome usw. anschließt. Die eigentliche „Attacke" beginnt mit dem Auftreten von ein- oder doppelseitigen Kopfschmerzen, denen sich oft Brechreiz zugesellt. Als vierte Phase schließt sich dem mehrere Stunden bis Tage währenden Anfall eine allgemeine Depression und Müdigkeit an. — Über die im Gehirn sich abspielenden Vorgänge herrscht noch keine völlige Klarheit. Es ist sowohl an einen Krampfzustand der Gefäße wie an eine Erhöhung des Liquordruckes infolge vermehrter Liquorexsudation, wie auch an umschriebenes Ödem der Meningen gedacht worden.

Sehr eindrucksvoll ist der von HANSEN und Mitarbeitern beschriebene Fall einer Ärztin. Bei ihr trat regelmäßig auf Eigenuß eine rechtsseitige, sensible Hemiplegie und homonyme

Hemianopsie auf. Sie wurde auf Vasospasmen oder QUINCKEsches Ödem im Bereich der Endästchen der Arteria chorioidea anterior zurückgeführt. Als nach Jahren von Karenz eine erneute Zuführung von Ei erfolgte, trat prompt ein neurologisches Recidiv verbunden mit einer durch Leukoplast bedingten hochgradigen Dermatitis und Erosionen an der Cornea auf.

Daß die Auslösung eines Migränefalles in manchen Fällen durch idiosynkrasische Allergene hervorgerufen werden kann, wird heute wohl allgemein anerkannt. Es handelt sich, wie schon CURSCHMANN ausführt, sowohl um Nahrungsallergene wie um solche des Aeroplankton. Für diese letzteren sprechen die von CURSCHMANN mitgeteilten Beobachtungen des Freibleibens von Migräne bei Aufenthalt im Hochgebirge, sowie von Migräne bei Pelzfärbern (Ursol) und Teerarbeitern. Bezüglich Nahrungsmitteln liegen namentlich aus dem ausländischen Schrifttum eine ganze Anzahl von Beobachtungen vor, so u. a. von UNGER, welcher Migräne nach dem Genuß von Blumen- und Rosenkohl, Spargeln, Endivien und Broccoli (Spargelkohl) auftreten sah. Diese Liste ließe sich beliebig verlängern.

Alle diese Beobachtungen beziehen sich jedoch nur auf die Auslösung eines Anfalles, die Frage der Sensibilisierung bleibt unklar. Daß zu dieser als Vorbedingung eine besondere, erbgebundene Disposition gehört, wurde im allgemeinen Teil dargelegt. Hier soll nur wiederholt werden, daß in vielen Fällen die Familienanamnese Anhaltspunkte dafür gibt. Ob aber die Sensibilisierung durch die gleichen Allergene statthat, wie die Auslösung, bleibt für den Einzelfall mindestens zweifelhaft. Es muß auf jeden Fall stets daran gedacht werden, daß diese *auch infektionsallergisch* bedingt sein kann. Im Hinblick auf die noch recht lückenhaften Einblicke in die Pathogenese empfiehlt es sich, in gleicher Weise die Vorgeschichte der Kranken zu durchforschen, wie dies heute schon bei anderen, weiter unten zu besprechenden, neurologischen Affektionen vielfach mit Erfolg geschehen ist (CICHON und PARNITZKE, TIEFENHORST u. a.). Ebenso sollte zur Aufklärung der Pathogenese von der Anstellung von Leukotesten und Karenzversuchen Gebrauch gemacht werden. Es ist mit Sicherheit anzunehmen, daß auf diese Weise mancher Fall ätiologisch aufgeklärt und damit auch einer wirksamen Behandlung zugeführt werden kann.

Auf einen Umstand müssen wir schließlich noch hinweisen. Es ist immerhin auffallend, daß unter den Tausenden von hautkranken Allergikern relativ wenige mit gleichzeitig bestehender oder früher überstandener Migräne vorhanden sind, obwohl diese auch in der Familienanamnese vorhanden ist. Der von uns in anderem Zusammenhang (S. 24) wiedergegebene Fall (Ahnentafel „J“) bildet geradezu eine Ausnahme und auch bei ihm steht die Migräne durchaus nicht sehr im Vordergrunde.

Menière-Syndrom — Epilepsie.

Hier anzuschließen sind noch zwei andere, ebenfalls plötzlich und paroxysmal auftretende neurogene Affektionen, der MENIÈREsche Symptomenkomplex und die *Epilepsie*.

Für die erstgenannte Affektion liegen eine Reihe von Mitteilungen über den Zusammenhang mit Allergie vor (Lit. CHR. MEYER, EDERLE). Die Erstgenannte nimmt für das MENIÈRE-Syndrom eine abnorme Ödembereitschaft des Innenohres an. Sie gibt außerdem eine große Literaturübersicht über die allergische Genese von Innenohrreizungen. Aber sowohl bei dem MENIÈRE-Syndrom, wie bei der *Epilepsie* muß doch scharf betont werden, daß es sich nur um eine bestimmte, zahlenmäßig nicht sehr große Gruppe von Einzelfällen handeln kann. Für die Praxis wird es sich schon aus diagnostischen Gründen empfehlen, die

Hilfe des Facharztes in Anspruch zu nehmen. Es kann daher hier darauf verzichtet werden, auf Ätiologie und Pathogenese näher einzugehen (*45*).

Das Gleiche gilt auch für die von T. WOOD CLARKE erwähnten *periodischen Psychosen* auf allergischer Basis, sowie für bestimmte Formen von *Hemiplegien* und *Hemiparesen* und *passageren Bewußtseinstrübungen* (WINKELMANN und MOORE).

Meningitis — Encephalitis — Myelitis.

Anders liegen die Verhältnisse für die nach der Variolaschutzimpfung, Varicellen oder Heilserum-Injektionen beobachteten Gehirnerscheinungen in Form von Meningitis und Encephalitis. Hier besteht zweifellos ein erhebliches Interesse auch für die Praxis. Folgender von TROSTDORF erst kürzlich berichteter Fall gibt recht anschaulich die in solchen Fällen zu vermutende Pathogenese wieder und ist richtungweisend für die ärztliche Einstellung:

Ein $3^1/_2$jähriges Mädchen hatte im ersten Lebensjahr an einer komplikationslos abgelaufenen Mittelohrentzündung, später an häufigen Erkältungskatarrhen (Aufenthalt im Luftschutzkeller) gelitten. 4 Tage nach einer nicht fieberhaften Varicellenerkrankung traten Sehstörungen, bald völlige Erblindung ein. Bereits kurze Zeit vorher war das Auftreten von Schielen bemerkt worden. Während der neurologische Befund völlig regelrechte Verhältnisse ergab, fand sich ophthalmoskopisch rechts Erblindung bei Atrophia nervi optici, links Sehschwäche bei Papillitis. — Als nach etwa einer Woche 5 cm^3 Encephalitis-Rekonvaleszenten-Serum intramuskulär gegeben worden waren, entwickelte sich bereits am nächsten Tage eine schlaffe Parese beider Beine, beiderseits mit Kloni und positivem Babinski-Phänomen. Nach 8 Tagen war auch eine schlaffe Lähmung der Hüft- und Kniebeuger festzustellen, sowie Blasen- und Mastdarmlähmung. — Diese letzteren schwanden nach 14 Tagen, nach 3 Wochen erholte sich auch das Sehvermögen und war nach 3 Monaten wieder voll hergestellt. Die Rückbildung der Gliedmaßenlähmung begann nach 5—6 Monaten und war nach einem Jahr vollkommen. Der neurologische Befund nach zwei Jahren ergab regelrechte Verhältnisse, während der Augenbefund eine beiderseitige Sehnervenatrophie bei gutem Sehvermögen aufwies.

Nach wohl zutreffender Ansicht des Autors ist der Fall pathogenetisch folgendermaßen aufzufassen: Bei dem Kind war durch die überstandenen Infektionen (Otitis media, Erkältungskatarrhe) eine infektionsallergische Reaktionslage geschaffen worden, die anscheinend schon zu neuroallergischen Erscheinungen (Auftreten von Schielen) vor Ausbruch der Varicellenerkrankungen geführt hatte. Dieser Zustand wurde durch diese letztere noch verstärkt. Als dann das arteigene Rekonvaleszenten-Serum zugeführt wurde, wirkte dieses als „unspezifischer Reiz“ (also „hirntraumatischer Reiz“ im Sinne von VEIL-STURM) und löste die nun auch sich auf das Rückenmark erstreckenden Erscheinungen aus.

Die von dem Autor vertretene Auffassung über das infektionsallergische Geschehen deckt sich vollkommen mit den von uns früher dargelegten Gedankengängen und stützt diese wesentlich. Es braucht daher hier nicht weiter darauf eingegangen zu werden.

Darüber hinaus dient der Fall aber auch als Stütze für die von PETTE vertretenen Anschauungen über die Pathogenese der Entmarkungs-Encephalomyelitis. Nach diesem Autor sind in analoger Weise auch die bei der parainfektiösen *Encephalomyelitis* auftretenden Entmarkungserscheinungen als Folge allergischer Vorgänge aufzufassen. Sie beginnen mit einer „serösen Entzündung“, die wir schon bei anderen allergisch bedingten Affektionen kennengelernt haben. Die Beteiligung der Meningen ist bei diesen Affektionen nicht essentiell, aber auch nicht auszuschließen. Das zeigt das von GUILLAIN und BARRÉ beschriebene Syndrom. Bei diesem sind neben relativ leichten meningitischen und Wurzelsymptomen (Schmerzen in den Gliedern und im Rücken, leichten Parästhesien, mit oder ohne Sensibilitätsstörungen, Paresen der Beine und Arme, auch der Kopfmuskulatur), die Sehnenreflexe erloschen, die Hautreflexe dagegen erhalten.

Der Liquor zeigt eine starke Eiweißerhöhung bei normaler oder kaum erhöhter Zellzahl. Die Prognose quoad restitutionem completam ist gut. Aus dem klinischen Verlauf dieser Fälle ist nach E. WERNER, der kürzlich zwei einschlägige Fälle mitteilte, zu schließen, daß es sich bei dem GUILLAIN-BARRÉ-Syndrom um eine Reizung der Meningen und Nerven, besonders in ihren zentralen Anteilen handelt. Hierbei sind nach WISSLER (zit. WERNER) im Gegensatz zur Poliomyelitis nicht die unersetzlichen Nervenzellen, sondern die regenerationsfähigen Nervenfasern betroffen. Während WERNER selbst keine Stellung zur Pathogenese der Affektion nimmt, erwähnt er doch — neben Vertretern anderer Anschauungen — auch BANNWARTH, der nachdrücklich für eine Entstehung auf „allergisch-hyperergischer" Grundlage plädiert. EDERLE tritt dieser Ansicht bei, während er z. B. den Anschauungen BANNWARTHs bezüglich der allergischen Genese der chronischen lymphocytären Meningitis nicht folgt. ROUBIČEK kommt hingegen zu ähnlicher Auffassung wie PETTE. Er hält für die demyelinisierenden Encephalomyelitiden, für Neuritiden, Polyradikuloneuritiden, lymphocytäre Meningitis und sogar für einige akute Psychosen die Zugehörigkeit zum neuroallergischen Kreis für gegeben und erläutert dies durch eigene Fälle. In einer neueren Arbeit von SCHRIMPF wird unter Bezug auf eine Arbeit von DEAL und RICHARDS betont, daß Liquorpathologie und Histopathologie bei Polyneuritis das Bild der serösen Entzündung darbieten und sonach die allergische Gewebsreaktion vorherrsche.

Neuritis — Polyneuritis.

Damit kommen wir schon zu den in der Hauptsache sich peripher abspielenden neuroallergischen Erscheinungen. CICHON und PARNITZKE haben in einer interessanten Studie hierüber berichtet. Aus dieser ist besonders hervorzuheben, daß in ca. $^3/_4$ ihrer Fälle, die hauptsächlich Neuritis bzw. Polyneuritis, teilweise vom Landry-Typ betrafen, eine „infektionsallergische Vorgeschichte" zu verzeichnen war, nämlich infektiöse Erkrankungen des Nasen-Rachenraumes und der tieferen Teile des Respirationstraktes, Pyodermien, Furunkel, Panaritien, Fisteleiterungen, vorausgegangene Serum- oder Eiweißinjektionen (8—20 Tage). Diese Autoren sind auch in der Lage, über histologische Befunde berichten zu können: Rundzelleninfiltrate in den spinalen Ganglien und Wurzelnerven, Proliferation der Gliakerne und Wucherung des interstitiellen Gewebes, degenerative Prozesse in gliogenen und mesodermalen Zellen (Markscheidenabbau und Fettspeicherung). Hier anzuschließen ist auch die *diphtherische Polyneuritis* deren allergische Genese von BANNWARTH überzeugend dargelegt wurde und der u. a. auch RAUTMANN zustimmt unter Hinweis auf die Durchlässigkeit der Kapillarwand, welche für allergische Reaktionen ja charakteristisch ist.

Diese kurze Übersicht, die keinen Anspruch auf Vollständigkeit erhebt, möge zur Erläuterung der hier mehr und mehr auftretenden Probleme genügen. Zu untersuchen bleibt noch die Frage, wie die Entstehung der allergischen Reaktionen auf Grund der bisher vorliegenden Beobachtungen zu denken ist. Hinsichtlich der *Sensibilisierung* war schon die Bedeutung von Infektionen verschiedenster Art gestreift worden. Auch WERNER weist bezüglich des GUILLAIN-BARRÉschen Syndroms darauf hin. Hierin machen die neuroallergischen Affektionen gegenüber denen der meisten anderen Organe keine Ausnahme, sondern ordnen sich im Gegenteil vollkommen ein. Ob auch idiosynkrasische Allergene im Einzelfalle in Betracht kommen, läßt sich mangels des schwer zu führenden Nachweises einer allergischen Reaktionslage höchstens gelegentlich vermuten. So könnte in dem von BERNHARD beschriebenen Fall eine solche angenommen werden: bei seinem Patienten trat nach dem Genuß von Krebsen ein *Status epilepticus gleichzeitig mit Urticaria* auf. Die Hautreaktionen auf Krebsfleischextrakt waren positiv. Da in diesem Fall einige Monate später aber ein Rheumatismus der Fußgelenke und Conjunktivitis beobachtet wurde, bleibt, so wie wir die Pathogenese der rheumatoiden Erkrankung (S. 133) heute auffassen, doch die Möglichkeit bestehen, daß es sich um eine Sensibilisierung durch Infektionsallergene und nur um eine Auslösung durch das idiosynkrasische Allergen (Krebse) gehandelt haben könne.

In diesem Zusammenhange kann an der viel diskutierten Frage, ob die *multiple Sklerose* mit Allergie in Zusammenhang stehe, nicht ganz vorbeigegangen werden. Von der Mehrzahl der Neurologen wird dies z. Z. wohl noch bestritten, und doch geben Fälle wie der soeben von LEICHER veröffentlichte Anlaß, sie nicht rundweg abzulehnen. Bei seinem Kranken traten im Verlauf von etwa 20 Jahren Ekzem bzw. spätexsudatives Ekzematoid, multiple Sklerose und schließlich Asthma auf. Ganz im Sinne MAYERHOFERs faßt der Autor die Nervenerkrankung als *allergisch bedingte Zweitkrankheit* auf.

Während also bezüglich der Sensibilisierung die Verhältnisse noch reichlich unklar liegen, ist dies hinsichtlich der *Auslösung* wesentlich besser. Hierüber liegen eine relativ große Anzahl von Beobachtungen vor. Danach kann gesagt werden, daß neben einer solchen durch Infektionsallergene (vgl. den oben mitgeteilten Fall von TROSTDORF) namentlich Arzneimittel im weiteren Sinne, nämlich auch Heilserum, ferner — allerdings — weniger häufig gewerbliche Stoffe und relativ selten Nahrungs- und Genußmittel in Frage kommen.

Obenan stehen die nach *Serumeinspritzungen* beobachteten neuroallergischen Erscheinungen. Bei der großen Bedeutung ,welche diese für den Heilschatz der Praxis haben, ist es notwendig, hierauf näher einzugehen. Berichtet wurde u. a. mehrfach vom Auftreten von Polyneuritis (STOLDT, VOGEL), ferner von Meningitis. In einem von SPAAR berichteten Falle fand sich bei der Obduktion im Gehirn eine enorme Erweiterung der Gefäße, sowie fibrinoide Verquellung und Degeneration der Gefäßwände. Erscheinungen, wie sie für allergische Reaktionen durchaus charakteristisch sind. Ähnlich lagen die Verhältnisse bei einem von GAMMELGAARD beschriebenen Fall. Hier trat bei einem vorher nicht mit Serum behandelten Patienten am 6. Tage nach einer Tetanusheilserum-Einspritzung ein mit Pruritus verbundenes Gesichtsödem auf. Am nächsten Tag Exitus unter Schocksymptomen. Die Obduktion ergab: perivasculäres Ödem und Blutungen im Gehirn (besonders in der Medulla oblongata und der Brücke), allgemeine Hyperämie der anderen Organe, Ekchymosen in den Nieren und im Herz.

Hier anzuschließen sind die durch *Salvarsan* hervorgerufenen Veränderungen im Gehirn, Rückenmark und peripheren Nerven: Encephalitis, Myelitis und Neuritis bzw. Polyneuritis. Während die Affektionen des Rückenmarks und der peripheren Nerven relativ selten sind, jedenfalls in der Praxis, auch des Facharztes, nur eine untergeordnete Rolle spielen, kann dies von der Encephalitis nicht behauptet werden. Hier scheint in den letzten Jahren eine echte Zunahme vorzuliegen, die gemeinhin auf die große Verschlechterung des Ernährungszustandes der Bevölkerung zurückgeführt wird. Das scheint um so eher zuzutreffen, da die gleiche Beobachtung z. B. aus USA *nicht* vorliegt. Dieser Annahme wird aber durch die Tatsache widersprochen, daß man in der Klinik gute Verträglichkeit einer Salvarsanbehandlung beobachten kann bei Patienten, die sich in stark reduziertem Körperzustande befinden. Die Erklärung liegt nach unserer Meinung in der Auffassung der allergischen Genese jener Erkrankungen.

Pathogenetisch ist heute die Deutung der Entstehung der genannten neurologischen Affektionen als allergisch bedingt wohl schon außer jeder Diskussion. Das geht sowohl aus der Art des Auftretens wie dem histologischen Befund hervor. Der letztere wollte schon früher nie recht in die „toxische" Entstehungstheorie passen. Finden sich doch die wesentlichsten Veränderungen an den Gefäßendothelien, Thrombose und Nekrose, zuweilen reichliche Blutungen (Purpura cerebri), Zeichen der Entzündung fehlen dagegen vollkommen (KERL). Also auch hier wieder die Charakteristica der serösen Entzündung. Diese Anschauungen finden Bestätigung durch zwei neueste Arbeiten. TELLENBACH führt in einer sehr eingehenden Arbeit den Nachweis, daß die „*Salvarsankrankheit*", insbesondere auch die Salvarsanpolyneuritis, als allergisch bedingt aufzufassen ist infolge Sensibilisierung des Organismus mit dem Antigen Salvarsan. Eine „Intoxikation" durch letzteres ist auszuschließen. — Zu der gleichen Auffassung bekennen sich PARNITZKE und DÖHNER hinsichtlich der Salvarsanschäden am Nervensystem bei Frühlues.

Im Hinblick auf die vorgenannte Auffassung läßt sich die Zunahme der Salvarsanencephalitis eher folgendermaßen erklären: Als Folge der jahrelangen mangelhaften und einseitigen Ernährungslage ist in der Gesamtbevölkerung eine Verschiebung in der Tonuslage des vegetativen Nervensystems aufgetreten (BRÜHL) und zwar mit Vorherrschen der Vagotonie. Daß diese eine erhöhte Disposition zu allergischen Reaktionen bedingt, wurde bereits mehrfach aufgezeigt. Somit wäre vielleicht der auffallende Unterschied in der Frequenz der Salvarsanencephalitis zwischen Deutschland und den USA dahin zu erklären, daß z. Z. in der deutschen Bevölkerung die Zahl der potentiellen Allergiker sehr viel höher ist als in den USA und anderen Ländern mit guter Ernährungslage.

Von sonstigen Arzneistoffen sind u. a. Fälle berichtet worden von Neuritis nach *Goldsalzen*. Einen besonders schweren Fall dieser Art berichten BOIDIN und DE LIGNIÈRES bei einem Rheumatiker (!). Hier traten Bewußtlosigkeit, Inkontinenz, Nackensteifigkeit, positives KERNIGsches Phänomen und erhebliche Liquorveränderungen (Erhöhung von Eiweiß und Zellzahl) auf. COSTE und Mitarbeiter berichten über das Auftreten einer sensito-motorischen Neuritis in beiden *von Ekzem befallenen Armen* nach der gewerblichen Einwirkung von Paraphenylendiamin. EDENS sah nach Zufuhr von Digitalisglykosiden psychische Störungen und passageres Grausehen.

Diese wenigen Beispiele mögen zur Illustration genügen. Während früher die Neigung bestand, alle diese genannten Erscheinungen als auf „toxischem" Wege entstanden aufzufassen, muß heute im Einzelfalle auch an die Möglichkeit einer allergischen Genese gedacht werden.

Zusammenfassend ist zu sagen: der von SCHALTENBRAND festgestellte Einbruch der Allergielehre in die Neurologie ist heute schon aus dem Bereich des spekulativen Denkens in den des Realen gerückt. Das bezieht sich sowohl auf die Neurologie im engeren Sinne, wie auf das Gebiet der Psychiatrie, welches wir nur andeutungsweise gestreift haben. Es ist aber durchaus wahrscheinlich, daß auch auf diesem Gebiete noch wichtige Aufschlüsse zu erwarten sind.

Auge.

Allergische Reaktionen am Auge können sowohl an dem äußeren Schutzapparat, den Lidern und Bindehäuten, wie im Innern zur Beobachtung kommen.

Blepharitis — Conjunctivitis.

Die an den erstgenannten Organteilen auftretenden Erscheinungen sind als Blepharitis bzw. Conjunctivitis allergica zu bezeichnen. Nach BLACK wäre auch der sog. *Frühjahrskatarrh* hierzu zu rechnen. Blepharitis ist im wesentlichen identisch mit Dermatitis, das bedarf keiner näheren Begründung. Wir treffen daher auf dieselben Symptome wie bei jener: Rötung, Schwellung, Jucken im Beginn und bei mäßig starker Ausbildung. Bei stärkeren Graden tritt Bläschenbildung und Nässen hinzu. Wenn die Entzündung sich auch auf die Umgebung der Augen ausdehnt, kann sehr leicht das Bild eines Erysipels vorgetäuscht werden. Die wahre Natur des Leidens wird vielfach nicht erkannt und führt die Behandlung auf „Abwege". Beispiel:

Ein etwa 55 Jahre alter Kollege konsultiert mich wegen einer seit Wochen bestehenden Blepharitis. Er gibt an, an Heuschnupfen zu leiden, der stets von Conjunctivitis begleitet ist. Hierwegen macht er Einträufelungen in den Bindehautsack mit einer Novocain-Adrenalin-Lösung. Mein Rat, diese letzteren wegzulassen und Umschläge mit Borwasser aufzulegen, wird leider nicht befolgt. Es tritt im Gegenteil eine akute Verschlimmerung ein. Patient und der zugezogene Internist halten Gesichtserysipel für vorliegend. Eine daraufhin durchgeführte Behandlung mit Penicillin parenteral war, wie von mir vorausgesagt, ohne jede Wirkung. Als Pat. nun selbst an seiner Brust und am Abdomen das Auftreten von roten Streifen bemerkt und zwar an den Stellen, wo die offenbar im Überschuß applizierten Augentropfen herabgelaufen waren, konnte er endlich von der Richtigkeit meiner Diagnose überzeugt werden. Nach Ausschaltung der Augentropfen und unter indifferenten Umschlägen trat rasche und andauernde Heilung ein.

Blepharitis tritt auch gelegentlich nach Anwendung von Augenbrauenstiften, Wimperntusche, ja sogar nach Nagellack auf. Dies letztere selbstverständlich ungewollt und akzidentell infolge der Angewohnheit mancher „Damen", sich die Augenlider zu reiben.

Conjunctivitis ist eine der häufigsten, wenn nicht überhaupt ein reguläres Symptom des *Heuschnupfens*. Über dessen Entstehung durch Pollenallergene ist an anderer Stelle (S. 90) bereits gesprochen worden. Es wurde auch erwähnt, daß in gewissen Fällen die Bindehaut die Einfallspforte darzustellen scheint. Das kann aus dem Umstande geschlossen werden, daß gewisse Heuschnupfer wenig oder gar nicht erkranken, wenn sie eine das Auge ganz abschließende Brille (Autobrille) tragen.

Während sich Urticaria am Auge nicht zu manifestieren scheint, kann dies von dem dieser nahestehenden QUINCKEschen Ödem nicht behauptet werden. Nach unserer Erfahrung ist die Augengegend geradezu als Prädilektionsstelle für dieses zu bezeichnen.

Keratitis.

An die Conjunctivitis bulbi schließen sich vielfach Veränderungen der *Hornhaut* an. Nach PILLAT sind an ihr vier verschiedene Formen allergischer Genese zu unterscheiden. Die leichteste Form soll ein Ödem der Hornhaut mit Hyper- und Parakeratose sein. Am häufigsten kommt allerdings die *Keratitis punctata superficialis* vor. Als schwerste Veränderung ist das *katarrhalische Hornhautulcus* zu bezeichnen, daß, „oft allergisch" bedingt sein kann. Auch nach BLACK sind diese Geschwüre stets als allergisch bedingt aufzufassen.

Iridocyclitis — Uveitis — Chorioiditis.

Bezüglich der *im Inneren* des Auges auftretenden Erscheinungen scheint sich allmählich eine Änderung der Auffassung anzubahnen. So berichtete MEESMANN 1936 über günstige Erfolge bei *Iritis rheumatica* infolge Desensibilisierung mit Bienengift. BRAUN schreibt Veränderungen an der Retina und Uvea (*Iridocyclitis* und *Uveitis*) allergischen Vorgängen zu und setzt sie — als viszerale Form — in Parallele zum Rheumaleiden. Nach der orthodoxen Lehre galten bzw. gelten die betreffenden Veränderungen als tuberkulös. BRAUN verweist auf ähnliche Beobachtungen von WEVE bzw. GILBERT bei gleichzeitig bestehendem Erythemanodosum, dessen infektionsallergische Entstehung unbestritten ist[1].

---

[1] *Nachtrag bei Korrektur:* Ein Fall von Chorioiditis allergica mit interessantem histologischen Befund wurde kürzlich von HORST MÜLLER (Graefes Arch. **150,** 58 [1950] veröffentlicht.

Auch das paroxysmale Opticusödem ist nach EDERLE als allergisch bedingt aufzufassen.

Zusammenfassend läßt sich vielleicht sagen: während für die am äußeren Auge auftretenden allergischen Erscheinungen vorwiegend idiosynkrasische, besonders Kontakt-Allergene in Betracht kommen, ist für die im Inneren sich findenden vorzugsweise an Infektionsallergie zu denken.

Katarakt.

Unklar bleibt die Genese einer beim spätexsudativen Ekzematoid gelegentlich beobachteten schweren Augenaffektion, des *Frühkatarakt*. Dieser tritt u. U. schon als juveniler Katarakt bei gleichzeitig bestehenden Hauterscheinungen auf, wie aus der Aufstellung von JANZEN ersichtlich ist. In der Mehrzahl der Fälle wird er allerdings etwas später, zwischen 20 und 30 Jahren gefunden. Daß er nicht durchaus selten ist, vermögen wir aus eigener Erfahrung zu bestätigen. SCHÖNFELD hat zu 5 eigenen Fällen noch 52 aus der Literatur hinzugefügt. BRUNSTING berichtet über 35 ihm bekannt gewordene Fälle und SWARTZ über 10.

Daß die Entstehung dieser Kataraktform mit dem als „Prototyp" (SCHREUS) für Allergie bezeichneten spätexsudativen Ekzematoid pathogenetisch in engsten Zusammenhange steht, ist nicht zu bezweifeln. Mehr läßt sich aber z. Z. nicht sagen. Besonders angemerkt sei noch, daß die Affektion unter einem ophthalmoskopischen Bilde verlaufen kann, welches dem durch Röntgenstrahlen hervorgerufenen außerordentlich ähnlich ist. Dies ist, wie uns eigene Erfahrung gelehrt hat, gelegentlich in forensischer Beziehung sehr wichtig.

Glaukom — Sympathische Ophthalmie.

Neuerdings scheint sich auch der Schleier, der über der Ätiologie des *Glaukoms* bisher lag, wenigstens für gewisse Fälle zu lüften. BERENS et al. berichten über drei Fälle dieser Affektion, bei denen durch *allergenfreie Kost* (!) eine wesentliche Besserung herbeigeführt werden konnte, nachdem die bei zwei derselben ausgeführte Operation ohne Erfolg geblieben war. — Und auch für eine andere, noch gefährlichere Augenerkrankung scheint die Allergie von Bedeutung: die *sympathische Ophthalmie*. MCPHERSON konstatierte bei 30 Fällen in nahezu zwei Dritteln derselben einen positiven Hauttest auf eine Lösung von Uveapigment. Schon ELSCHNIG hatte (1910) auf die Möglichkeit der allergischen Genese hingewiesen. Daß außer dem Pigment auch das Linseneiweiß wahrscheinlich in Frage kommt, geht aus Tierversuchen von BURKY und HENDON (1936, zit. nach SLIPIAN) hervor:

Wiederholte Injektionen von Augenlinsenextrakt und Staphylokokkentoxin rufen eine Hautallergie gegen Linsenextrakt hervor. Verletzung der Linse eines Auges beim vorher sensibilisierten Tier erzeugen eine intraokuläre Entzündung, die klinisch und histologisch der sympathischen Ophthalmie vollkommen gleicht. Durch Desensibilisierung wird sowohl klinische Besserung wie Verschwinden der Hautallergie erreicht, zugleich auch ein Absinken der komplementbindenden Antikörper.

Herz- und Gefäßsystem.

Allgemeines.

Die Erkenntnis, daß sich allergische Reaktionen am Herzen und dem Gefäßsystem abspielen können, ist, wenn man vom allergisch bedingten Schock absieht, verhältnismäßig neu. Das bezieht sich sowohl auf Störungen funktioneller Natur wie auf organische Veränderungen. Es braucht kaum besonders betont zu werden, daß wir diese Einteilung lediglich aus didaktischen Erwägungen durchführen. Daß organische Veränderungen funktionelle Störungen im Gefolge haben können, ist selbstverständlich, aber auch das umgekehrte Verhalten wird nie auszuschließen sein, sowohl generell, wie im Einzelfalle. Die Zahl der einschlägigen klinischen und anatomischen Beobachtungen ist bisher nur gering.

Soweit die *funktionellen* Reaktionen in Frage kommen, ist das im Hinblick auf die Unvollkommenheit der Methodik des Nachweises verständlich. Wenn auch z. B. die Methode des leukopenischen Index zweifellos noch nicht *das* Ideal darstellt, so kann doch angenommen werden, daß mit einer vermehrten Anwendung dieses Verfahrens mancher Fall von „nervöser Störung der Herz-Tätigkeit“ eine ätiologische Aufklärung finden wird.

Bezüglich der *organischen* Veränderungen liegen die Verhältnisse heute schon erheblich günstiger. Hier sind besonders im letzteren Dezennium eine Reihe bemerkenswerter Befunde erhoben werden. Dies wurde vor allem dadurch ermöglicht, daß man *eine* Eigenschaft der allergischen Gewebsreaktion mehr und mehr erkannte: die *Neigung* zum *Ablauf* am *mesenchymalen Gewebe*. So kam man zwangsläufig zu der Auffassung der Systemerkrankung (systemic disease). Damit war die Bahn zum Verständnis für die Pathogenese einer relativ großen Zahl von Veränderungen auch am Herzen und den Gefäßen frei gemacht. Für den in den älteren Anschauungen Aufgewachsenen ist es geradezu überraschend, wie sich heute Befunde bisher ungeklärter Natur in das Gesamtbild einer Erkrankung einordnen (so bei Erythematodes, Rheuma, Tuberkulose usw.). Befunde, welche früher als akzidentell, also als pathogenetisch nicht zum eigentlichen Krankheitsbilde, sondern nur zum Einzelfall gehörig, angesehen wurden.

Funktionelle Störungen.

Allergischer Schock.

Zu den schwersten funktionellen Störungen des gesamten Gefäßsystems gehört der allergiebedingte Schock. Er wird häufig auch als anaphylaktisch bezeichnet. Da wir, wie früher auseinandergesetzt worden war, den Begriff Anaphylaxie als einen Sonderfall der Allergie auffassen, der beim Menschen wahrscheinlich überhaupt nicht vorkommt, sondern nur im Tierexperiment reproduzierbar ist (Tzank), liegt keine Veranlassung vor, ihn anders als allergisch zu bezeichnen.

Glücklicherweise ist der allergische Schock in seiner schwersten, lebensbedrohlichen Auswirkung verhältnismäßig sehr selten. Das Gefährliche an ihm ist jedoch der Umstand, daß er unvermutet und meist, nicht immer, ganz plötzlich auftritt. Seine Kenntnis ist daher auch für den Arzt in der Praxis wichtig. Er muß vor allem im Hinblick auf die heute üblichen, zahlreichen subcutanen und intravenösen Einspritzungen stets mit der Möglichkeit eines schweren Zwischenfalles rechnen. Das trifft besonders dann zu, wenn er allergische Krankheiten, wie Heufieber, Asthma, in der angegebenen Weise behandelt oder es unternimmt, Desensibilisierungskuren durchzuführen (s. S. 157).

Am meisten gefährdet für eine Schockentstehung sind zweifellos solche Patienten, welche anamnestisch eine hochgradige „Allergiebelastung“, Disposition, wie wir es nannten, aufweisen. Der Wert einer sorgfältig erhobenen Anamnese wird auch hier wieder erkennbar. Daß diese u. U. auch bei einem Unglücksfall in forensischer Beziehung sehr entlastend wirken kann, sei nebenher vermerkt.

Verständlich ist nach früher Gesagtem, daß die *Art der Zuführung* einer allergogenen Substanz wesentlich ist. So ist die intravenöse Einverleibung wohl als diejenige zu bezeichnen, welche das größte Gefahrmoment in sich birgt. Danach folgen in abnehmendem Maße die intracutane, die subcutane, die intramuskuläre und die orale. Bezüglich der letzteren sei auf den früher mitgeteilten

Fall von Eiallergie bei einem Kinde hingewiesen (S. 14). In der Literatur sind eine ganze Reihe einschlägiger Fälle im Laufe der letzten beiden Jahrzehnte beschrieben worden. Daß sogar rectale Zuführung zu einem Schock führen kann, beweist ein von URBACH mitgeteilter Fall nach Eupaco-Zäpfchen (synthet. Papaverin plus Atropin). Im Hinblick auf die Beobachtungen von WALZER (S. 10) nimmt das allerdings nicht wunder. — Daß auch nach Tuberkulininjektionen Schock beobachtet wurde, mag noch besonders angemerkt werden (Lit. s. URBACH).

Die *Menge* des zugeführten Allergen, spielt, wie stets bei der Allergie, keine ausschlaggebende Rolle. Schwerste Schockzustände können schon nach ganz geringen Mengen eines solchen auftreten. Bekannt ist der von BAAGÖE mitgeteilte Fall: Tod eines Kindes nach intracutaner Einspritzung von 0,1 Hühnereiweiß. Auch der von uns mitgeteilte Fall mit Heringssaft als Allergen gehört hierher (s. S. 60).

Welcher *Art* die schockauslösenden Substanzen sind, läßt sich generell nicht sagen Bei Kindern scheinen Milch und Ei an der Spitze zu stehen. Bei Erwachsenen Heilserum-Einspritzungen sowie die Substanzen von Desensibilisierungskuren (Pollenantigene).

Auf die inneren Vorgänge einzugehen, welche zur Auslösung des allergischen Schocks führen, soll hier vermieden werden, da die Meinungen hierüber noch zu sehr auseinander gehen. Wir wollen uns daher lediglich mit den Auswirkungen auf den Organismus beschränken, soweit sie klinisch in Erscheinung treten. Hier scheint uns die Wirkung auf das gesamte Gefäßsystem im Vordergrunde zu stehen. Daß diese ihrerseits als Folge einer Störung der zentralen Regulation aufzufassen sind, ist mit hoher Wahrscheinlichkeit anzunehmen. Infolge dieser zentral bedingten Auswirkung finden auch Krampfzustände in der vom vegetativen Nervensystem gesteuerten glatten Muskulatur (der Bronchien und des Darmes) ihre Erklärung.

Auf Grund dieser Einsicht wird das klinische Bild des allergischen Schocks einigermaßen verständlich. Wir sagen mit Vorbedacht „einigermaßen“, denn volle Klarheit herrscht, wie einleitend erwähnt wurde, über den eigentlichen „Mechanismus“ noch nicht. So ist es vorläufig nicht erklärbar, warum in dem einen Falle, allerdings am häufigsten, der Schock ganz plötzlich einsetzt, im anderen dagegen erst nach einer gewissen Zeit, unter Umständen sogar schleichend (siehe den Fall von GAMMELGAARD, S. 116).

Im Vordergrunde stehen als alarmierende Symptome die des Kollapses, hervorgerufen durch eine akute Anämie des Gehirns, verbunden mit Abströmen der Blutmasse in das Gebiet der Baucheingeweide (Splanchnikusgebiet). All dies wird erkennbar an der auftretenden Bewußtlosigkeit, der starken Blutdrucksenkung, verbunden mit weichem, schnellem Puls, der oft nur fadenförmig fühlbar ist. Das Auftreten von Spasmen und Konvulsionen deutet auf ein sich rasch entwickelndes Gehirnödem hin. Eingeleitet wird dieser Zustand öfters, aber durchaus nicht immer, durch urticariaartige Hauterscheinungen mit Juckreiz, Schwellungen der Haut besonders im Gesicht (Augenumgebung, Lippen). Dazu können sich Brechreiz und Erbrechen gesellen, ferner Diarrhoen zuweilen mit blutigen Stühlen. Auch Darmkoliken und asthmaartige Anfälle können vorhanden sein.

Wie schon erwähnt, tritt das geschilderte klinische Bild nur selten in seiner ganzen Schwere in Erscheinung, Teilsymptome kommen immerhin häufiger zur Beobachtung und erfordern raschestes ärztliches Handeln, da man nie voraussehen kann, wie sich der weitere Ablauf gestalten wird (s. a. Behandlung, S. 164).

Angina pectoris.

Als erster hat anscheinend LICHTWITZ auf die Möglichkeit hingewiesen, daß bei dieser, pathogenetisch so vielfachen Deutungen unterliegenden, Affektion gelegentlich Allergie in Betracht gezogen werden muß. In seinem Fall wurden als Allergene Fleisch und Fleischbrühe ermittelt. STURM unterscheidet neben anderen Formen eine allergisch bedingte Angina pectoris. Er betrachtet sie „als Ausdruck der hyperergischen, coronargelenkten Gefäßreaktionen in einem zentral gesteuerten Antigen-Antikörpervorgang". VON EISELSBERG sah Angina pectoris auftreten nach Nahrungsmitteln, Medikamenten, Hormonen und Sonnenbad. EDENS stellt sie in Parallele zum allergischen Asthma und erwähnt einen Fall, bei dem im Ekg. Zeichen eines ischämischen Herzinfarktes vorhanden waren bei gleichzeitigem schweren QUINCKE-Ödem und Pruritus. Ein anderer Patient von ihm bekam bei Angina pectoris-Anfällen regelmäßig ausgedehnte Urticaria, die mit Aussetzen der Herzbeschwerden wieder verschwanden (zit. STURM).

Hypertonie — Paroxysmale Tachykardie.

Auch für diese beiden funktionellen Störungen ist von mehreren Beobachtern für bestimmte Fälle die Möglichkeit der allergischen Pathogenese erkannt worden (Lit. s. KÄMMERER bzw. URBACH). Bezüglich der Hypertonie (und Arteriosklerose) hat dies besonders FUNCK betont. Mehrere der oben genannten Autoren haben sich diesem Standpunkt angeschlossen. Besonders scheinen bisher Nahrungsallergene einschließlich Nicotin als gelegentlich in Betracht kommende Allergene nachgewiesen worden zu sein. Daß auch solche des Aeroplankton wirksam sein können, dürfte ein von MELLI beschriebener Fall beweisen: Anfälle von Leitungsstörungen des Herzens infolge Bettfedern-Allergie.

Nach COCA soll überhaupt Nahrungsallergie relativ häufig zu einer Beschleunigung der Herztätigkeit führen und darf als pathognomonisches Zeichen gewertet werden. Eigene Untersuchungen über dieses Phänomen sind noch nicht spruchreif.

Organische Veränderungen.

Während — wenigstens nach dem heutigen Stande unserer Kenntnisse — bei der oben besprochenen Gruppe von Affektionen die idiosynkrasischen Allergene nahezu ausschließlich in Betracht zu kommen scheinen, ist bei den organischen in gewissem Sinne das umgekehrte der Fall. Hier sind es besonders die chronischen Infektionskrankheiten, wenn wir sie so bezeichnen wollen, nämlich Tuberkulose, Syphilis und Rheuma, die in Betracht gezogen werden müssen (siehe nächstes Kapitel). Bei den beiden ersten ist allerdings die Unterscheidung darüber, was von den Gewebsveränderungen als toxergisch und was allergisch bedingt aufzufassen ist, meist schwierig und unterliegt nach dem heutigen Stande unserer Kenntnisse und Untersuchungsmethoden noch der Kontroverse. Bezüglich der rheumatoiden Erkrankungen liegen die Verhältnisse hingegen bereits erheblich besser. Bei mehreren von ihnen war an sich schon das Vorkommen organischer Herzveränderungen klinisch und anatomisch bekannt. Allerdings wurden sie wohl meist als direkte Folgen der Einwirkungen eines angenommenen Erregers oder mindestens als „toxisch" aufgefaßt. Wie weit das in der Tat der Fall ist, kann hier dahingestellt bleiben. Sicher ist jedoch heute schon, daß ein Teil der Veränderungen als allergisch bedingt aufzufassen ist. Dies war allerdings erst möglich, auf Grund der Erkenntnis, daß sich das infektionsallergische Geschehen vorwiegend am mesenchymalen System abspielt. Neben Infektionsallergie scheint auch die allergische Wirkung (Sensibilisierung und Auslösung) durch Zerfallsprodukte des Herzmuskels in Frage zu kommen (s. JAFFÉ und HOLZ (*43*)].

Außer den eigentlichen rheumatoiden Erkrankungen gehören in diese Gruppe auch die relativ seltenen Systemerkrankungen *Arteriitis nodosa* (GRUBER, HAMPERL, MELCZER und VENKAI) und *Thrombangitis* bezw. *Endangitis obliterans* (BUSINCO und VESALLI).

Bezüglich der ***histologischen*** Veränderungen am Herzen und den Gefäßen wurde das Wesentlichste bereits in einem früheren Abschnitt (S. 20) ausgeführt. Über die Pathogenese ist ebenfalls in den den einzelnen Organen gewidmeten Abschnitten alles Notwendige erwähnt. Besonders hervorgehoben seien jedoch an dieser Stelle die eingehenden Untersuchungen von HARKAVY. Nach ihm kommt für die Sensibilisierung des Gefäßapparates, wie sie vor allem bei der Thrombangitis obliterans (und Arteriitis nodosa, Verf.) anzunehmen ist, neben Infektionsallergenen auch Nicotin in Betracht. Diese Allergie war mehrfach so stark, daß sie mittels des PRAUSNITZ-KÜSTNER-Testes nachgewiesen werden konnte.

Wahrscheinlich gehört auch die von MIESCHER beschriebene *Phlebitis saltans (Phlebitis nodularis multiplex)* hierher. Die Verwandtschaft mit der Arteriitis nodosa ist von diesem Autor auch bereits erwähnt. — Gestreift seien auch die Gefäßveränderungen an inneren Organen (DOSTROVSKY) bei *Sklerodermie*. Der System-Charakter dieser Affektion wird heute wieder mehr gewürdigt. Daher ihre neuerliche „Entdeckung“ durch die Internisten, wie SULZBERGER es ausdrückt.

Zusammenfassend kann sonach festgestellt werden, daß auch das Herz und das Gefäß-System allergische Reaktionen funktioneller und organischer Natur aufweisen können. Als Allergene scheinen bei den ersteren die idiosynkrasischen, bei den letzteren die mikrobiellen (Infektionsallergie) vorwiegend in Betracht zu kommen. Die Mitbeteiligung der erwähnten Organe ist als eine im Zuge der mesenchymalen Gewebs-Sensibilisierung erfolgende aufzufassen.

Infektionskrankheiten.

Allgemeines.

Bei sämtlichen Infektionskrankheiten, ob akut oder chronisch, besteht sowohl klinisch, wie anatomisch eine schon in früheren Abschnitten wiederholt gestreifte Schwierigkeit. Das betrifft die Unterscheidung zwischen den toxergisch und den allergisch bedingten Symptomen oder organischen Veränderungen. Noch sind wir weit davon entfernt, daß unter den Forschern hierüber eine Einigung zustande gekommen wäre. Das geht besonders deutlich aus dem an sich den neuesten Stand der Wissenschaft wiedergebenden Werk von DOMAGK hervor. Wir selbst fühlen uns nicht berufen, hierbei maßgeblich mitzureden und müssen uns damit begnügen, *die* Punkte hervorzuheben, welche eine Deutung im Sinne der Allergie gestatten. Es muß der Zukunft überlassen bleiben, weitere Aufklärung dieser wichtigen Frage zu bringen.

Zwei Punkte sind es, welche jede Forschung auf diesem Gebiete erschweren. Der eine ist der, daß die mikrobiellen Allergene mehr oder minder dauernd in dem betreffenden Organismus anwesend sind, ja sich meist noch vermehren. Auf diesen Unterschied gegenüber den idiosynkrasischen Allergenen wurde schon früher (S. 32) hingewiesen. Wir müssen also — anders als bei diesen — wohl fast stets mit einem fortdauernden Angebot derselben rechnen. Der zweite Punkt ist die Verknüpfung mit immunisatorischen Vorgängen, die bei idiosynkrasischen Allergenen ebenfalls nicht in Frage kommen. Dieser letztere Umstand ist für uns deshalb wichtig, weil es von der im Einzelfall vorhandenen Immunitätslage (im weitesten Sinne) ausschließlich abhängt, ob ein als Allergen wirkender Mikrobe sich weiter vermehrt bzw. überhaupt noch im befallenen Organismus anwesend und wirksam ist.

Noch ein weiterer Punkt sei hier gestreift, das betrifft die *Eigenschaft* der einzelnen Mikroben, *als Allergene* zu wirken. Wir möchten vom Standpunkte des Klinikers aus annehmen, daß diese Befähigung sowohl bei den einzelnen Gruppen der Erreger wie auch innerhalb derselben nicht gleich stark ist. Hohe Fähigkeit dürfte z. B. den Hyphomyceten (Fadenpilzen), dem Kochbacillus, den Pyokokken, vor allem den Streptokokken zuzusprechen sein; schwache dagegen den Bacillen der Coligruppe, den Gono- und Meningokokken. Ganz unklar ist noch die allergogene Eigenschaft der Viren und Phagen.

Ein zusätzliches Problem ist die Frage, ob Allergie und Immunität bzw. allergische und toxergische Reaktionen sich gegenseitig beeinflussen können. Das scheint in manchen Fällen in günstigem, also dem Organismus nützlichem Sinne der Fall zu sein. Dies trifft z. B. zu für die Variola-Vaccine-Reaktion oder die Hautallergie bei bestimmten Mykosen. Aber auch das Gegenteil ist der Fall, so bei der Tuberkulose und den Strepto- und Staphylokokkenerkrankungen der Haut (z. B. Furunkel, S. 70). Eine befriedigende Beantwortung aller dieser Fragen ist zur Zeit noch nicht möglich. Wir haben sie auch nur deshalb erwähnt, um eine der Richtungen aufzuzeigen, in der sich künftige Forschungen bewegen werden.

Akute Infektionskrankheiten.

Das Problem, inwieweit bei akuten Infektionskrankheiten allergische Reaktionen bestimmter Organe (Haut, Lunge, Darm) in Betracht zu ziehen sind, ist mehrfach diskutiert worden. Schon v. Pirquet hatte diese Möglichkeit ins Auge gefaßt. Von Mayerhofer stammt der Begriff „Erst- und Zweitkrankheit" (S. 70), der viel Bestechendes an sich hat. So lange die Ätiopathogenese der hauptsächlich in Frage kommenden „exanthematischen Krankheiten" (Masern, Scharlach) nicht vollkommen sicher ist, sind Fortschritte zur Aufklärung wohl kaum zu erwarten.

Für die ärztliche Praxis oder auch nur für das Verständnis der Pathogenese dieser Erkrankungen sind, soweit uns bekannt, verwertbare Resultate bisher nicht vorhanden.

Chronische Infektionskrankheiten.

Allgemeines.

Während, wie wir sahen, bei den akuten Infektionskrankheiten der Umfang und die Bedeutung allergischer Reaktionen noch weitgehend problematisch ist, sind die Verhältnisse bei nahezu allen chronischen Infektionen schon sehr viel weiter geklärt. Selbst bei einer so streng lokalisiert erscheinenden Affektion wie dem Lymphogranuloma inguinale sind z. B. durch die schönen Untersuchungen von Sonck überraschende Aufschlüsse erhalten worden. — Für die ärztliche Praxis stehen zahlenmäßig und an Bedeutung drei solcher Erkrankungen weitaus an der Spitze: Tuberkulose, Rheuma und Syphilis. Sie zeigen, wie Edström überzeugend dargetan hat, gemeinsame klinische Züge bezüglich allergischer Reaktionen, die bei ihnen allen „die ganze Tonleiter von der stürmischsten Hyperergie bis zur reinen Anergie aufweisen". — Wenn wir im Folgenden nur die beiden erstgenannten Affektionen besprechen, die Syphilis aber übergehen, so dies aus folgendem Grunde: Die Syphilis ist jenen zwar rein zahlenmäßig an Bedeutung gleich, für die Praxis steht aber doch ihr Charakter als akute Infektionskrankheit — sie ist in gewissem Sinne beides, akut und chronisch — so im Vordergrunde, daß ihre Einbeziehung hier nicht verantwortet werden kann. Es würde dies den Rahmen unserer Aufgabe zu sehr erweitern und für die ärztliche Praxis kaum von besonderem Nutzen sein. Anders bei Tuberkulose und Rheuma. Bei ihnen kann eine sachgemäße ärztliche Einstellung in jedem einzelnen Falle nur erwartet werden, wenn sich der Behandelnde immer wieder klar macht, daß die Pathogenese dieser Affektionen heute nur unter Einbeziehung des Allergiegeschehens verstanden werden kann. Daraus folgt wieder, daß es sich faktisch *nie* um ein *örtliches* Leiden, sondern um eine den ganzen Organismus in mehr oder weniger großem Umfange in Mitleidenschaft ziehendes pathophysiologisches Geschehen handeln kann. Somit sehen wir unsere Aufgabe darin, den Blick des Arztes auf das allgemeine Pathos zu lenken. Daß diese Darstellung allerdings nur ein Teilausschnitt aus der Pathogenese dieser Leiden sein kann, ist eine selbstverständliche Voraussetzung. Aber selbst bei dieser Einschränkung wird sich noch ein nicht unbeträchtlicher Gewinn für das ärztliche Handeln ergeben, mag auch vieles noch problematisch sein und weiterer Klärung bedürfen. Die „Ganzheitsbetrachtung" dieser Affektionen ist verhältnismäßig neu. Allzusehr haftet das Interesse noch am einzelnen kranken Organ. Es auszuweiten und den Sinn für eine umfassendere Betrachtungsweise zu wecken, soll daher versucht werden.

Tuberkulose.

Wie bereits im ersten Kapitel dieses Buches ausgeführt wurde, lehnen wir in Übereinstimmung mit einer namhaften Anzahl von Forschern eine Betrachtung des Allergieproblems verkoppelt mit immunbiologischen Gedankengängen ab. Wir glauben auch, durch die bisherige Darstellung der Pathogenese einer großen Anzahl von Erkrankungen den Nachweis erbracht zu haben, daß „es auch ohne die Einbeziehung der Immunität geht", ja daß dadurch manches viel klarer und verständlicher wird. Wir werden unseren Grundsätzen auch bei der Tuberkulose treu bleiben. Eine ausführliche Begründung dieses Standpunktes kann im Hinblick auf die Ziele dieses Buches, der Praxis zu dienen, nicht in Frage kommen. Wir begnügen uns mit einigen Hinweisen.

Langjährige Beschäftigung mit der Tuberkulose der Haut hat uns immer wieder erkennen lassen, daß eine tuberkulöse Erkrankung derselben keinen Schutz gegen die homologe Erkrankung eines anderen Organes, z. B. der Lunge, bietet. Das ist um so bedeutsamer, da nach Ansicht vieler Autoren der Haut eine besondere Rolle im Immunitätsgeschehen zukommt (vgl. E. HOFFMANN: Esophylaxie). In einer umfangreichen statistischen Auswertung eines größeren Lupus-Krankenmaterials kamen (1930) ROST, KELLER und MARCHIONINI zu dem Schlusse, daß bei Lupus die Häufigkeit gleichzeitiger Lungenerkrankungen mehr als doppelt so hoch ist, als nach dem allgemeinen Durchschnitt der Bevölkerung zu erwarten ist. Sie stellten ferner fest, daß die Häufigkeit der Lungentuberkulose mit der Dauer der lupösen Hauterkrankung zunimmt. Da nun jede aktive Form von Organtuberkulose untrennbar mit allergischen Gewebsreaktionen verbunden ist, ergibt sich der zwingende Schluß, daß die allergischen Reaktionen im Hautorgan dem Organismus keinen Schutz gegen eine gleichzeitige oder nachfolgende tuberkulöse Erkrankung anderer Organe gewähren, mit anderen Worten, daß ein Schutzzustand, eine Immunität, nicht besteht. Besonders drastisch drückt sich das in einer von uns durchgeführten Berechnung auf Grund des von FORCHHAMMER veröffentlichten Krankenmaterials des Kopenhagener Finsen-Institutes aus; es umfaßt etwa 1200 Fälle. Danach zeigt die Mortalität an Lungentuberkulose bei Lupus das $4^1/_2$fache der Durchschnittssterblichkeit an Tuberkulose in Dänemark. — In einer neueren statistischen Untersuchung von KALKOFF an dem Material Lupusheilstätte „Hornheide" wird die *Übersterblichkeit* der Lupuskranken an Lungentuberkulose auf nahezu das *siebenfache* der normalen Bevölkerung berechnet.

Diesen Feststellungen seien einige von internistischer bzw. „pulmologischer“ Seite vorgebrachte Äußerungen angeschlossen: Nach BIRKHAUG sind Tuberkulose-Immunität und Allergie zwei ganz verschiedene Dinge. LJUNG sagt: Allergie ist nicht Immunität und schützt nicht gegen tuberkulöse Infektion, sondern disponiert dazu, daß die tuberkulöse Infektion einen bösartigen Verlauf nimmt. E. VOLHARD ist der Meinung, daß Allergie und Immunität bei Tuberkulose nicht parallel miteinander gehen, ja sich nach den Versuchen von BOEHMIG und SWIFT direkt gegensinnig verhalten. Von Bakteriologen hat sich wohl als einer der ersten SELTER schon vor Jahren gegen die Identität von Allergie und Immunität bei Tuberkulose gewandt (s. a. S. 3).

Tuberkulin-Allergie. Im Hinblick auf die große praktische Bedeutung, welche der Tuberkulin-Allergie und ihrer Beziehung zur Tuberkulose-Immunität (BCG-Impfung!) zukommt, können wir an diesem Problem nicht ganz vorbeigehen. Selbst in Fachkreisen herrscht hierüber vielfach noch keine Klarheit, geschweige denn Einigkeit. — Angesichts der unübersehbar großen Zahl von Arbeiten müssen wir uns auf einen kurzen Überblick beschränken. Schon die Frage, ob Tuberkulin-Allergie identisch mit Tuberkulose-Allergie sei, ist heute noch der Diskussion unterworfen. Eine völlige Identität wird derzeit allgemein wohl nicht mehr in Betracht gezogen, aber doch eine partielle. Nach CHOUGROUN (zit. HUTH) ist die Tuberkulinempfindlichkeit nur eine Teilerscheinung der Tuberkulose-Allergie, wahrscheinlich hervorgerufen durch ein spezifisches Allergen aus den Bestandteilen der KOCH-Bacillen. SELTER geht sogar noch weiter. Nach seiner Ansicht kann es sich bei der Tuberkulin-Reaktion weder um eine Antigen-Antikörper-Reaktion, noch um eine Anaphylaxie-Reaktion handeln, da sich eine antigene Wirkung nicht nachweisen läßt und die Tuberkulin-Empfindlichkeit passiv nicht übertragbar ist. Es liege somit nur ein Zustand erhöhter Reizempfindlichkeit vor, welcher durch die von den Bacillen gebildeten Stoffe entsteht und so lange besteht, als sich ein tuberkulöser Herd mit lebenden Bacillen im Körper befindet. Immunität kann aber bestehen auch bei fehlender Tuberkulin-Empfindlichkeit, also bei negativem Ausfall des Tuberkulin-Testes. Aus alledem geht klar hervor, daß der Ausfall der Tuberkulin-Reaktion keinen Gradmesser für eine vorhandene oder nicht vorhandene Tuberkulose-Immunität darstellt.

Diese Auffassung wird u. a. gestützt durch die Beobachtungen von KRISTENSON an 200 mit BCG geimpften Pflegerinnen. Er stellte nicht nur fest, daß die biologische Wirkung der Impfung — also die erstrebte Immunität — sehr gering gewesen sei, sondern vermerkt, ausdrücklich, daß sich die Tuberkulin-Reaktion nicht als zuverlässiger Indicator für die im Einzelfalle vorhandene Immunitätslage erwiesen habe.

Näher auf das Problem einzugehen, liegt kein Anlaß vor. Uns kam es lediglich darauf an, vor einer falschen Auffassung über den Wert der Tuberkulin-Reaktion zu warnen und ihren durchaus umstrittenen Charakter als Immunitätsphänomen hervorzuheben. Daß sie einen gewissen Wert für die Feststellung besitzt, ob in einem Organismus eine tuberkulöse Infektion vorhanden ist, wird damit nicht bestritten.

Wichtig für das Verständnis der Pathogenese scheint uns in diesem Zusammenhange das Problem der sog. *Organimmunität.* Gerade im Hinblick auf unser Streben, die tuberkulöse Infektion nicht als eine isolierte Organerkrankung, sondern als eine solche des gesamten Organismus, ja als eine Art Systemerkrankung aufzufassen, erscheint es wichtig, sich hierüber Gedanken zu machen. Wir gehen von der heute wohl kaum noch bestrittenen Feststellung aus, daß beim Vorliegen tuberkulöser Erkrankungen auch nur eines einzelnen Organs mehr oder weniger reichlich Bacillen im Blute kreisen können (HUEBSCHMANN:

latente Bacillämie, LIEBERMEISTER u. a.). Es entspricht ferner der täglichen Erfahrung, daß Phthisiker dauernd reichlich Bacillen in ihren Ausscheidungen (Bronchialschleim bei Lungentbc., Urin bei Nierentbc. usw.) abgeben und daß Bacillen im Magenspülwasser gefunden werden. Aber weder die im Blute kreisenden, noch die ausgeschiedenen Bacillen kommen im allgemeinen zur Haftung an den Geweben, die sie auf ihrem Wege passieren. Dieses Phänomen hat man bisher durch die Annahme einer besonderen Organimmunität zu erklären versucht. Teilweise hat man auch eine Abschwächung der Virulenz der Erreger dafür verantwortlich gemacht. Das Haften der Bacillen in bestimmten Organen wird dagegen als „Organdisposition" bezeichnet.

Neuere Forschungen lassen noch an eine andere Erklärungsmöglichkeit denken. Wir wissen heute, wie schon früher erwähnt, daß dem lebenden Gewebe ein gewisser Schutz gegen das Eindringen von Bakterien durch das Vorhandensein eines besonderen Enzyms, der Hyaluronsäure (LAVES) verliehen ist. Um diesen Schutz zu durchbrechen, können Bakterien ihrerseits ein Enzym erzeugen, die Hyaluronidase (spreading factor: *Duran-Raynals*), eine Mucopolysaccharase. Diese ist imstande, die Schutzwirkung der Hyaluronsäure aufzuheben und damit für die Bakterien den Weg ins Gewebe frei zu machen. Die klinische Beobachtung scheint das zu bestätigen. Wir können täglich feststellen, daß z. B. Strepto- und Staphylokokken die Fähigkeit haben, die unverletzte Epidermis zu durchdringen und führen das jetzt auf die Hyaluronidase-Wirkung zurück. Es liegt nahe, das andersartige Verhalten des KOCH-Bacillus so zu deuten, daß ihm die Fähigkeit fehlt, dieses Enzym zu bilden oder es — wegen seiner Wachshülle — an die Umgebung abzuscheiden. Sein Eindringen in die Gewebe ist anscheinend nur dann möglich, wenn diese durch ein Trauma (im weitesten Sinne, also nicht nur mechanisch) geschädigt wurden. Es ist somit zweifelhaft geworden, ob sein „Nichteindringen" in ein Organ wirklich auf einer Immunität desselben beruht, ob ihm nicht vielmehr einfach die Fähigkeit fehlt, den normalen durch die Hyaluronsäure gewährleisteten antibakteriellen Schutz des Gewebes zu durchbrechen. Von einer Organimmunität, also einem spezifischen Schutzzustand könnte dann wohl kaum noch gesprochen werden.

Wenn wir also eine Organ-Immunität stark bezweifeln, so berechtigt uns gerade die Trennung von Allergie und Immunität dazu, eine Sensibilisierung des gesamten Organismus durch die Tuberkulotoxine der im Gewebe oder im Blute befindlichen Bacillen für gesichert zu halten. Daß die einzelnen Organe eine verschieden hohe Fähigkeit hierfür besitzen, geht aus früheren Ausführungen hervor.

Die allgemeingültige Auffassung über den Vorgang der *Sensibilisierung* des Organismus bei der tuberkulösen Infektion ist wohl die, daß der KOCH-Bacillus bei seiner erstmaligen Haftung im Gewebe auf ein Terrain trifft, welches man — sit venia verbo — als virgo intacta aufzufassen gewohnt ist. Lediglich eine gewisse im Erbgange erworbene „tuberkulöse Disposition" wird konzediert. Es fragt sich aber, ist das Gewebe im Einzelfalle wirklich so „intakt"? Wer unseren Anschauungen über den „Mechanismus" der Infektionsallergie gefolgt ist, wird ohne weiteres geneigt sein, nach der möglichen Bedeutung früherer Infekte des Patienten, bzw. bei Säuglingen seiner Mutter, zu fragen. Verf. hat dies bereits 1927 am Beispiel der Tuberculosis colliquativa (Haut- und Drüsenskrofulose) aufgezeigt. Bei dieser Affektion kann man mit einer an Sicherheit grenzenden Wahrscheinlichkeit annehmen, daß der tuberkulösen Infektion eine solche mit Pyokokken (besonders Streptokokken) vorausgegangen ist, welche zu einer „Umstimmung", i. e. Sensibilisierung, des Gewebes geführt hat. Auf Grund dieser voraufgehenden Änderung der Reaktionslage kommt es dann zu einer weiteren Sensibilisierung oder unmittelbaren Reaktion auf die sekundär eingedrungenen Tuberkuloseerreger.

Die sonst gelegentlich bei der Organtuberkulose bekannte Gewebsverflüssigung, Colliquation, wäre somit viel eicht als eine Übersteigerung der serösen Entzündung infolge der Doppelsensibilisierung aufzufassen.

Weitere Beispiele über die Frage der heterologen Sensibilisierung stehen bisher allerdings nicht zu Gebote. Dieses Problem hat, soweit ich sehe, noch wenig Beachtung gefunden.

In diesem Zusammenhange ist auf die Arbeiten WESTERGRENs und seiner Schule über die „gemischte" Infektion (mixed infection) bei Tuberkulose hinzuweisen. WESTERGREN, LÖFGREN, ADAMSON fanden bei zahlreichen Untersuchungen häufige Erhöhung des Antistreptolysin-Titers nicht nur bei Pleuritis, sondern bei Serien von unausgewählten Fällen von Tuberkulose. — Sie glauben, damit die Existenz einer häufig vorkommenden gemischten Infektion nachgewiesen zu haben. Schlüsse auf die naheliegende Sensibilisierung durch die Streptokokken-Allergene ziehen sie jedoch nicht, da sie anscheinend nur an die „toxische" Wirkung der Bacillen denken.

Bezüglich der *Auslösung* der Tuberkulose-Allergie durch heterologe Infekte ist ebenfalls nichts bekannt. Man hat wohl allgemein solche für die Aktivierung einer bestehenden Tuberkulose in Betracht gezogen (Lit. s. WESTERGREN), aber schließlich nur beim Masern-Virus diese Eigenschaft gelten lassen. Dem Dermatologen ist der Lupus postexanthematicus eine wohlbekannte Erscheinung. — Es soll nun keineswegs bestritten werden, daß heterologe Infektionen sich „toxisch" auswirken können. Die Möglichkeit, daß sie aber auch im Sinne einer zusätzlichen Sensibilisierung oder der Auslösung wirken könnten, verdient doch wohl der Prüfung.

Das gleiche gilt nun auch von der Sensibilisierung und Auslösung durch *idiosynkrasische* Allergene. Man kann die Fragestellung noch weiter fassen und von der gegenseitigen Beziehung zwischen tuberkulöser Infektion und Idiosynkrasie sprechen.

Nach Beobachtungen an zahlreichen Hauttuberkulosen können wir heute schon sagen, daß die infektions-allergische Gewebsreaktion seitens des KOCH-Bacillus in nicht seltenen Fällen durch idiosynkrasische Reaktionen besonders auf Nahrungsmittel und Arzneistoffe verstärkt wird. Schon seit Jahren sind wir daher dazu übergegangen, eine etwa vorhandene idiosynkrasische Reaktion auf die genannten Substanzen durch den Leukotest zu ermitteln. Wir haben den bestimmten Eindruck, daß eine Eliminierung der betreffenden Allergene sich für den Heilungsverlauf günstig auswirkt. Daß sich unter diesen Allergenen häufig auch Kochsalz (NaCl) befindet, ist bei dessen hoher allergogenen Eigenschaft ohne weiteres verständlich. Die so uneinheitlichen Erfolge der *kochsalzfreien Diät* (GERSON-SAUERBRUCH) finden durch diese Auffassung ihre einfachste und natürlichste Erklärung: Für *den* Tuberkulösen, der allergisch gegen Kochsalz ist, bedeutet dieses geradezu ein Gift. Addiert sich doch die allergische NaCl-Reaktion offenbar der infektionsallergischen zu. Daß für *den* Tuberkulösen, der *nicht* gegen Kochsalz allergisch ist, dessen Genuß keinen Schaden bringt, ist ebenso sicher.

Ansonsten ist bisher über die gegenseitigen Beziehungen der beiden Formenkreise der Allergie wenig bekannt. In einem von RIEDL beschriebenen Fall von Lungentuberkulose wirkte Rhabarberkompott als schädigendes Allergen. In einem von uns gemeinsam mit STEINMEYER (Görbersdorf) beobachteten Falle konnten durch den Leukotest drei Nahrungs- und zwei Arzneimittel als idiosynkrasische Allergene ermittelt werden. Nach deren Elimination verschwand nicht nur ein heftiger Pruritus (der die Testung veranlaßt hatte), sondern es trat innerhalb weniger Monate eine ganz unerwartete Besserung des Lungenbefundes ein, die sich im Röntgenbild sehr eindrucksvoll darstellte (*41*).

Im folgenden soll versucht werden, aus klinischen und histologischen Tatbeständen zu gewissen Schlußfolgerungen über die Tuberkulose als eine den gesamten Organismus in Mitleidenschaft ziehende Affektion zu kommen, und zwar unter dem Gesichtswinkel allergischen Geschehens (s. Anmerkung (44)[1].

Dieser Versuch ist, soweit uns bekannt, bisher nicht unternommen. Bei den derzeitigen Schwierigkeiten in der Literaturbeschaffung ist es aber wohl möglich, daß uns diese oder jene einschlägige Arbeit entgangen sein kann. Prioritätsansprüche zu erheben liegt uns daher fern.

„Ganzheitsbetrachtungen" der Tuberkulose liegen allerdings bereits vor. PONCET (40) in Frankreich und LIEBERMEISTER in Deutschland (s. HUEBSCHMANN) haben sich mit den „Fernwirkungen der Tuberkulose" beschäftigt. Der erstere hat „alle möglichen im Verlaufe einer Tuberkulose auftretenden, angeblich entzündlichen Erkrankungen *sämtlicher Organsysteme ohne tuberkulöse Veränderungen* unter dem Namen der „entzündlichen Tuberkulose" (tuberculose inflammatoire) zusammengefaßt. Er sowohl wie LIEBERMEISTER dachten zur damaligen Zeit, und konnten das kaum anders, nur an „toxische" Wirkungen. Es unterliegt demgegenüber heute kaum noch einem Zweifel, daß mindestens ein Teil der „Fernwirkungen" als allergisch bedingt aufzufassen ist. Die Parallele zu den rheumatoiden Erkrankungen, auch der Haut (Erythematodes z. B.), zwingt förmlich zu dieser neuen Einstellung. Wenn ganz kürzlich ELLMAN und BALL von einer „allgemeinen Annahme" sprechen, daß Lungentuberkulose und rheumatoide Arthritis Systemerkrankungen mit örtlichen Manifestationen seien, so kennzeichnet das am besten die heutige Situation — im Ausland.

Damit kommen wir auch schon auf Rheuma als Begleiterscheinung der Tuberkulose: In Frankreich ist die Unterscheidung zwischen der „*maladie de* BOULLIAUD", dem akuten Gelenkrheumatismus, und der „*maladie de* PONCET", dem „tuberkulösen Rheumatismus" allgemein anerkannt und üblich. Wie schon die Bezeichnung Rheuma andeutet, handelt es sich um eine Arthritis. Ihre Bezeichnung als „tuberkulöse" ist irreführend, da es sich nicht um ein Leiden mit spezifisch tuberkulösen Veränderungen handelt, sondern um eine Affektion, bei welcher weder diese letzteren noch KOCH-Bacillen (auch nicht in den Gelenkergüssen) nachweisbar sind. ASSMANN (1942) lehnt das Vorkommen des PONCET-Rheumatismus zwar nicht rundweg ab, verhält sich aber im ganzen doch sehr reserviert. HUEBSCHMANN hingegen weist, allerdings ohne näher darauf einzugehen, darauf hin, daß doch möglicherweise nähere Beziehungen zwischen Tuberkulose und Rheuma bestehen könnten. Da letzteres heute als infektionsallergisch bedingt aufzufassen ist, liegt es sehr nahe, die gleiche Pathogenese auch für den PONCET-Rheumatismus anzunehmen.

Von weiteren *klinisch* erkennbaren „Fernwirkungen" der Tuberkulose, die wir nach dem heutigen Stande der Kenntnisse am ehesten als allergisch bedingt ansehen möchten, sei die *chronische Uveo-Parotitis* HEERFORDTs und die *chronische derbe Schwellung* der *Speichel- und Tränendrüsen*, der sog. MIKULICZ*sche Symptomenkomplex* erwähnt. Das gleiche gilt für die Veränderungen am Herzen (Tropfenherz) und die *allgemeinen Lymphdrüsenschwellungen.*

Einige Feststellungen von klinischer Seite mögen noch erwähnt werden. FLAGG und FRÖHNER nehmen die Entstehung von Myokarditis und Nephritis (s. S. 109) auf allergischer Genese an, das gleiche P. MÜLLER bezüglich Myokardschäden. RIZZI weist auf das Vorkommen von „unspezifischer" Endokarditis

[1] *Nachtrag bei der Korrektur:* Auf die Anmerkung (44) sei besonders hingewiesen. Einfügung hier war aus technischen Gründen nicht mehr möglich.

hin, die er allerdings für „toxisch" bedingt ansieht. Der Pädiater MORITZ gibt eine umfassende Übersicht über „allergische Erscheinungen in Verbindung mit Tuberkulose beim Kinde". Zu diesen rechnet er die folgenden: 1. die *perifokale Entzündung.* Dies sind infiltrierende Reaktionen in der Umgebung eines primären oder sekundären Tuberkulose-Herdes. Auslösend können wirken: eine zu starke Tuberkulinprobe; überdosierte Bestrahlung mit Sonne oder Höhensonne; eine Superinfektion, und zwar sowohl eine homologe (also mit Koch-Bacillen) wie eine heterologe (gewisse Infektionskrankheiten wie Grippe, Keuchhusten usw.), 2. die *Pleuritis exsudativa.* 3. *Conjunctivitis phlyktaenulosa,* 4. *Erythema nodosum* und 5. *Tuberkulotoxische Exantheme.* Diese letzteren wurden bereits von UFFENHEIMER beobachtet. Ganz kürzlich hat sich HOHMANN eingehender mit ihnen beschäftigt. Er beschreibt sowohl die Hauterscheinungen als auch die gleichzeitig *regelmäßig vorhandenen Allgemeinerscheinungen.*

Bezüglich des *Erythema nodosum* weist MORITZ ganz in dem Sinne, wie dies von uns bereits ausgeführt wurde (S. 86) auf die allergische Genese sowohl durch eine gleichzeitige — anderweit lokalisierte — tuberkulöse wie durch eine heterologe Infektion hin.

Wir möchten den erwähnten Hautaffektionen noch die sog. *Tuberkulide* anschließen. Wie schon die — von uns an sich vermiedene — Bezeichnung andeutet, stellt die zünftige Dermatologie diese Affektionen zwar in den Formenkreis der tuberkulös bedingten Hauterkrankungen, sondert sie aber aus gewichtigen Gründen doch von den „echten" Hauttuberkulosen ab. Es handelt sich um die als *Lichen scrophulosorum* (Tuberculosis lichenoides) und als *papulonekrotische Tuberkulide* (Tuberculosis papulonecrotica) bekannten, in gewissem Sinne exanthematisch auftretenden Affektionen und um das *Erythema induratum Bazin* (Tuberculosis indurativa). Die ersteren beiden Erkrankungen sind in den oberen Schichten der Cutis die letztere in deren tieferen Lagen und in der Subcutis lokalisiert. Klinisch imponieren alle diese Affektionen als durchaus gutartige, stets streng örtlich, also nie um sich greifende krankhafte Prozesse. Sie sind durch das Auftreten von Knotenbildung charakterisiert. Diese ist bei den beiden erstgenannten nur von geringem Ausmaße (stecknadelkopf- bis erbsgroß), bei Erythema nodosum kirsch- bis eigroß. Das Auftreten vollzieht sich gelegentlich plötzlich (VOLK). Es ist nun interessant, daß sich auch PAUTRIER zu der Wahrscheinlichkeit allergischer Vorgänge bei der Pathogenese des Lichen scrophulosorum bekennt, da ihm alle anderen Versuche zur Klärung desselben nicht befriedigend erscheinen.

Zunächst noch ein Wort über die „*perifokalen Reaktionen*", die wir schon erwähnten. Ihre Deutung hat schon lange bei der Tuberkulose bestimmter Organe namentlich der Lunge Anlaß zu Überlegungen gegeben (s. u. a. HUEBSCHMANN).

Auf Grund eigener neuerer Beobachtungen sind wir zu der Überzeugung gekommen, daß diese Reaktion auch bei der als *Lupus* (Tuberculosis luposa) bekannten Hauterkrankung eine bedeutsame Rolle spielt. Anlaß dazu gab uns zunächst die Tatsache, daß es gelingt, die in vielen Fällen vorhandenen subakuten entzündlichen Erscheinungen um die Herde zur Rückbildung bzw. zum Verschwinden zu bringen. Dies wurde möglich zunächst schon in gewissen Fällen durch die oben erwähnte Elimination idiosynkrasischer Allergene. Wir beobachteten sie weiterhin seit Einführung der Allgemeinbehandlung mit Vitamin D_2 (Vigantol, Calciferol). Es ist schon mehreren Untersuchern aufgefallen, daß sich unter dieser Therapie die klinische Besserung zunächst in einem Rückgang der Rötung und Schwellung um die lupösen Herde äußert, während diese an sich *histologisch unverändert* nachweisbar bleiben (RÖSSLE u. a.). Nun ist die antiallergische Wirkung des Vitamin D_2 bekannt (DAINOW).

Verf. hat auf der Dermatologen-Tagung in *Hamburg* (März 1948) schon darauf aufmerksam gemacht, daß die allgemein anerkannte Heilwirkung des Vigantol vermutlich folgendermaßen zu erklären ist: Durch dieses Mittel werden die perifokalen Entzündungserscheinungen beseitigt und im weiteren Verlaufe hintan gehalten, hierdurch wird es dann den immunisatorischen Kräften des Gewebes möglich, das spezifisch tuberkulöse Infiltrat abzubauen und durch Narbengewebe zu ersetzen. Im gleichen Sinne möchten wir eine weitere Beobachtung deuten: es gelingt auch, durch perifokale Penicillin-Einspritzungen den gleichen Effekt zu erzielen. Auf die antiallergische Eigenschaft des Penicillins hat Verf. auf Grund dessen Wirkung bei Dermatitis allergica hingewiesen. Es liegt mithin nahe, auch bei lokaler Anwendung an die gleiche Wirkung zu denken.

Histologie. Wir hatten zur Erzielung einer einheitlichen Darstellung die Besprechung der histologisch faßbaren Gewebsveränderungen der Tuberkulose zurückgestellt. Dies sei hier nachgeholt und zwar ebenso wie bei der Klinik unter dem Aspekt des allergischen Geschehens. Von vornherein ist CHIARI darin vollkommen beizustimmen, daß es sehr schwierig ist, aus dem morphologischen Bild eine allergische Reaktion herauszulesen. Auf die Infektionen angewandt, heißt das: eine Unterscheidung zwischen dem, was als toxergisch und was als allergisch anzusehen ist, ist bei dem heutigen Stande der Untersuchungstechnik vielfach nicht möglich. Immerhin haben, wie schon an anderer Stelle erwähnt, namentlich die Untersuchungen RÖSSLES und seiner Schule über die „allergisch-hyperergische" Gewebsreaktion sowie der von ihm geschaffene Begriff der „serösen Entzündung" gewisse Fortschritte erzielen lassen. Für die Tuberkulose stammt von ASCHOFF die Trennung in exsudative und produktive Form der tuberkulösen Gewebsreaktion. Diese Auffassung hat sich nicht aufrechterhalten lassen. Nach HUEBSCHMANN u. a. beginnt jeder tuberkulöse Focus mit einer exsudativen Phase, wenn diese auch vielfach nur kurz ist und der Beobachtung entgehen kann. Diese wird wohl stets zunächst perivasculär gelegen sein, entsprechend dem Eindringen des Erregers vom Blut- oder Lymphwege her. Damit ist aber auch die Möglichkeit gegeben, daß bei einer entsprechenden Sensibilisierung zunächst das Gefäßendothel, anschließend auch die *adventitiellen* Elemente im Sinne der allergischen Reaktion aktiviert werden. Eingehendere Beschreibungen finden sich bei BIELING sowie SCHWARZ, ferner BÖHM. Die von diesem besonders betonte Gewebseosinophilie kann allerdings kaum als allgemein gültig anerkannt werden.

Wenn man mit HUEBSCHMANN bzw. FRESEN die Entstehung der Epitheloidzellen aus Adventitiazellen annimmt, so liegt es nahe, die Genese des Epitheloidzellen-Tuberkel als allergisch bedingtes Phänomen aufzufassen. Gestützt wird diese Annahme dadurch, daß wir die Epitheloidzellen-Knötchen auch bei den „Tuberkuliden" und den sog. „Sarkoiden" (Lupus pernio bzw. Morbus Besnier-Boeck-Schaumann, Sarcoides hypodermiques von DARIER-ROUSSY) wieder antreffen. Affektionen, deren infektionsallergische Genese uns wenigstens das Wahrscheinlichste ist. Mit DOERR sind wir geneigt, diese „Granulome" als charakteristisch für chronisch-allergisches Geschehen, und zwar als die zweite Phase aufzufassen. Die erste wäre die erwähnte endotheliale und exsudative Reaktion. Daß sich im Zuge dieses Entwicklungsganges auch toxergische Wirkungen von den, in gewissen Fällen allerdings nur spärlich vorhandenen, Erregern geltend machen können und werden, ist ohne weiteres verständlich.

Nach diesem Versuch, die Gewebsveränderungen bei ortsanwesenden Erregern teilweise als für eine allergische Genese zeugend anzuführen, bleibt uns noch die Aufgabe, zu untersuchen, was möglicherweise histologisch als

„Fernwirkung“ sc. allergischer Natur angesehen werden kann. Hier ist leider das bisher vorhandene Material noch gering. Wir möchten aber annehmen, daß sich dieser Zustand im Laufe der Zeit ändern wird und die Entwicklung voraussagen, die wir bei Erythematodes bereits erlebt haben. Wie dort (S. 88) erwähnt, haben eingehende Durchforschung aller Organe überraschende Aufschlüsse gebracht und dessen Charakter als allergische Systemerkrankung erkennen lassen.

Ganz ähnlich wie bei Erythematodes stehen auch hier Veränderungen des *Herzens* obenan. So fand YAMADA tuberkelähnliche Granulome, ähnlich den ASCHOFFschen Knötchen, im interstitiellen Gewebe des Herzmuskels. Er konnte diese übrigens auch experimentell erzeugen. FIORIO und STIGLIANI erhoben nahezu die gleichen Befunde im Myokard bei 2 von 14 Tuberkulösen. Die übrigen boten Zeichen einer „unspezifischen“ Myokarditis. Neuestens berichtete A. KREBS über das Vorkommen einer herdförmigen interstitiellen Myokarditis, meist mit Ausbildung rheumatoider Knötchen bei infektiösen Prozessen, und zwar besonders häufig bei Tuberkulose. Auch HUEBSCHMANN setzt sich mit den „morphologisch völlig unspezifischen entzündlichen Infiltraten oder schwieligen Prozessen des Herzfleisches“ auseinander, die von manchen Autoren beschrieben seien. Ihre Entstehung sieht er als Endeffekt von länger dauernden, das Myokard treffenden „Reizen“ an. Auf die gleiche Genese sind nach ihm auch die „leichteren, interstitiellen Lymphocyteninfiltrate“ zurückzuführen, die *nicht selten* seien, wie man FIESSINGER, PONCET, LIEBERMEISTER zugeben müsse. — Entsprechend dem Wandel der Anschauungen und den inzwischen erzielten Fortschritten ist anzunehmen, daß dieser Autor jetzt nach 20 Jahren, mit uns übereinstimmend, statt von „chronischen Reizen“ von allergischen Reaktionen am Herzmuskel sprechen würde.

Auf die Frage, ob die bei Tuberkulose häufig vorkommende myeloide Umwandlung des Fettmarkes der Knochen sowie die Amyloidbildung als allergisch bedingt angesehen werden könne, soll hier nicht näher eingegangen werden.

Wir sind uns bewußt, daß das bisher vorliegende Material über die allergisch bedingten Fernwirkungen der Tuberkulose noch relativ mangelhaft ist und somit auch der Beweis für den Charakter als Systemerkrankung noch nicht voll erbracht ist. Trotzdem konnten wir an der Aufrollung dieses Problems nicht vorbeigehen, da es eines Tages vermutlich auch für die Praxis sehr aktuell sein wird.

Rheuma.

Vorbemerkung. Wir haben im Vorhergehenden schon mehrfach die rheumatische Erkrankung erwähnt, und zwar unter der Bezeichnung „rheumatoide Affektionen“. Soweit das Körperstützgerüst in Frage kommt (Gelenke, Muskeln, Sehnenscheiden), ist dies heute nicht mehr korrekt. Hier müssen wir von *echtem* Rheuma sprechen. *Eine* Form desselben sei allerdings im folgenden in den Hintergrund gestellt, ohne sie ganz unberücksichtigt zu lassen, das ist der *akute Gelenkrheumatismus, Polyarthritis acuta.* Er gehört an sich in die Gruppe der akuten Infektionskrankheiten. Als determinierender Faktor im Sinne unserer kausalgenetischen Betrachtungsweise steht zur Zeit wohl ausschließlich der β-Streptococcus haemolyticus im Vordergrund (WESTERGREN), wenn auch vielfach noch andere Erreger, insbesondere Viren, in Betracht gezogen werden. Inwieweit bei dieser Affektion allergische Reaktionen vorhanden und wie diese von den toxergischen abzugrenzen sind, das unterliegt derzeit noch allzusehr der Kontroverse. Ein Eingehen hierauf würde zu weit in spekulative Gedankengänge führen und läßt für das Handeln in der Praxis keinen Gewinn erhoffen. Ganz anders liegen dagegen die Verhältnisse bei den subakuten und chronischen Formen, über deren Abgrenzung voneinander und ihre Beziehungen zur Allergie allerdings auch noch keine vollkommene Einigkeit besteht. Hier liegt ein eminentes praktisches Interesse vor. Bei der überaus großen Verbreitung gerade dieser Formen, ist es unbedingt notwendig, daß der für ihre Behandlung in erster Linie berufene ärztliche Praktiker über die Pathogenese genauestens informiert ist. Nur dann wird er im Einzelfalle in der Lage sein, eine erfolgreiche kausale Therapie zu treiben.

Pathogenese. Die Auffassung des Rheumaleidens als einer allergisch bedingten Systemerkrankung des Körpers ist erstmals durch RÖSSLE und seine Schule überzeugend nachgewiesen worden. Nach ihm „hat der Begriff Rheumatismus in der größeren Gruppe allergischer Erkrankungen aufzugehen. Er ist im wesentlichen eine Mesenchymerkrankung, bald mehr systematischer, bald mehr lokalisierter Natur und begreift als solche Veränderungen des Bindegewebes und der Blutgefäße in sich". Es handelt sich also nicht um eine spezifische Infektionskrankheit (ASCHOFF, GRÄFF u. a.), sondern um ein „infektionsallergisches Geschehen", wie es uns schon wiederholt entgegengetreten ist. Daher besteht KLINGEs Formulierung zu recht, wenn er sagt: es handele sich nicht um ein unbekanntes Virus, nicht um einen bestimmten Coccus, oder den KOCHschen Bacillus als *den* Erreger, sondern als zweiter Faktor komme die „allergische Umstimmung" (wir würden sagen, die Sensibilisierung bzw. Reaktionslage) entscheidend in Betracht. Dieser Faktor sei der unerläßliche und gleichartige, während die verschiedenen Antigene des ersten Faktors, d. h. der Infektion, auswechselbar sind. Der rheumatischen Erkrankung liege eine pathogenetische Einheit, aber eine bakteriell-toxische Vielheit zu Grunde. Es kommt nicht auf einen besonderen Erreger, sondern auf die Reaktionsfähigkeit des Körpergewebes an.

Diese Auffassung der Rheumaerkrankung ist, wie ganz neuerdings ELLMAN und BALL betonen, heute allgemein anerkannt. Sie wird wesentlich gestützt durch die histologischen Befunde, wie noch gezeigt werden wird, aber auch durch solche der klinischen Beobachtung, nachdem einmal durch die Allergieforschung eine Art Ganzheitsbetrachtung des jeweiligen Krankheitsbildes erschlossen war.

Ob, wie besonders GUDZENT glaubt, auch idiosynkrasische Allergene beim Rheuma in Betracht zu ziehen sind, ist eine noch offene Frage. Unserer Einstellung gemäß kann sie nicht ohne weiteres abgelehnt werden. Literaturhinweise standen zur Zeit nicht zur Verfügung.

Wie bei allen allergischen Krankheiten kommt auch bei dieser zunächst der *Disposition* eine gewisse Bedeutung zu. KAHLMETER fand unter seinen 300 Fällen: Urticaria in 27%, Oedema QUINCKE in 11% und Asthma in 16%. TRAUT und VRTIAK stellten bei rheumatischer Arthritis und Herzklappenfehlern fest, daß Asthma, Heufieber, Urticaria, Ekzem, Migräne zwei- bis dreimal so häufig vorkomme als bei der übrigen Bevölkerung. Nicht uninteressant ist es, daß in einem Lande Südosteuropas gewisse Familien als die „steifen" bekannt sind und bei Einheirat möglichst gemieden werden.

Die *rheumatische Reaktionslage* entsteht nach heutiger Auffassung infolge Sensibilisierung durch Infektionskeime, die vor kürzerer oder längerer Zeit in den Organismus eingedrungen waren. In den meisten Fällen dürfte dieser Vorgang sogar relativ lange zurückliegen. Das kann daraus geschlossen werden, daß die subakuten und chronischen Formen eine ausgesprochene Erkrankung des dritten und vierten Lebensjahrzehntes, namentlich hinsichtlich ihres Beginnes darstellen (KAHLMETER). Im Kindesalter gehören sie zu den Seltenheiten (ASCHOFF). Diese „primären" Infekte können zwar, brauchen aber nicht zu einer manifesten Erkrankung geführt zu haben. Sie können vollkommen latent bleiben und dem Kranken überhaupt nicht zum Bewußtsein kommen. In vielen

Fällen dürfte es sich um eine fokale Infektion handeln. Sitz dieser sind in der überwiegenden Mehrzahl der Fälle die Mandeln und die Zähne. Es können aber auch die Nasennebenhöhlen, die Gallenblase, der Wurmfortsatz, die weiblichen Genitaladnexe oder die Prostata in Frage kommen. Sind mehrere Organe in dieser Weise „primär infiziert", wird auch von einer Infektkette gesprochen (MÖLLER, LUDWIG).

Bei den Zähnen scheint es neuerdings, daß weniger die bisher nahezu ausschließlich angeschuldigten Wurzelgranulome, als vielmehr die Pulpagangrän den Infektherd darstellen. Daß diese lange Zeit unbemerkt und unerkannt bestehen kann, ist besonders wichtig. Genaueste Untersuchung durch einen kompetenten Facharzt ist dringendes Erfordernis. Das Röntgenbild gibt keinen zuverlässigen Aufschluß, es muß eine Prüfung auf das Vorhandensein einer lebenden Pulpa durchgeführt werden. Daß dies beim Vorhandensein von Goldkronen recht schwierig sein kann, liegt auf der Hand. GOUGEROT sprach von einem vereiterten Leichnam in einem goldenen Sarge! Auch der Gingiva, insbesondere Zahnfleischtaschen ist Aufmerksamkeit zuzuwenden. Inwieweit Stomatitis marginalis und Paradentose hier einzubeziehen sind, wird wohl von der Lage des Einzelfalles abhängen.

Ist in einem Organismus auf die angegebene Weise eine allergische Reaktionslage entstanden, so wird die wahre Situation meist schlagartig, gelegentlich aber auch schleichend durch das Auftreten der rheumatischen Erscheinungen erhellt, welche die eigentliche allergische Reaktion darstellen. Sie kommt zustande durch die Einwirkung auslösender Faktoren oder Noxen. Diese können von der verschiedensten Art sein und jede sowohl für sich, wahrscheinlich auch in Kombination miteinander wirksam werden. Daher ist es auch erklärlich, daß für das Rheuma die verschiedensten „Ursachen" angeschuldigt werden. Vielfach können das neue Infektionen durch homologe oder heterologe Erreger (Tonsillitis, Enteritis usw.) sein. Es kommen aber auch „hirntraumatische Reize" im Sinne W. H. VEILS sehr häufig in Frage. Zu diesen gehört zweifellos (feuchte) Kälte bzw. Abkühlung durch Zugluft, daher auch Auftreten im Sommer. Ob die Auslösung noch durch besondere klimatische Einwirkungen (Luftdepressionen, Föhn) erfolgen oder unterstützt werden kann, soll hier nicht weiter diskutiert werden.

Vom kausalgenetischen Standpunkte aus lassen sich in die geschilderte Auffassung der Pathogenese des Rheumaleidens auch die neuerdings bekanntgewordenen Untersuchungen von HENCH, KENDALL, SLOCUMB und POLLEY eingliedern. Der von ihnen festgestellte Einfluß gewisser Hormone läßt sich sehr wohl als endogener Faktor auffassen, der im Einzelfalle eine erhöhte Disposition für das allergische Geschehen im Gefolge hat. — Auf die Bedeutung von Nahrungsmitteln als Allergene hat kürzlich auch MUTCH hingewiesen. Nach ihm wäre darüber hinaus auch an Störungen der Darmtätigkeit (Obstipation) zu denken. Er hält eine Resorption von „bakteriell entstandenen Produkten" durch die intakte Darmschleimhaut für möglich und nimmt an, daß diese im Sinne eines Antigens wirksam sein können.

Pathologisch-anatomisch sind *makroskopisch* — außer in besonderen oder sehr lange bestehenden Fällen (Gelenke) — Gewebsveränderungen meist nicht nachweisbar. Aber ebenso wie beim Erythematodes hat die *histologische* Durchforschung der einzelnen Organe im Laufe der letzten beiden Jahrzehnte überraschende Aufschlüsse ergeben. Die feingeweblichen Veränderungen sind genau die gleichen, wie sie auch bei anderen allergischen Affektionen immer wiederkehren und geradezu als typisch zu bezeichnen sind. RICH und GREGORY haben sie z. B. auch bei der Serumkrankheit sowie im Tierversuch gefunden und auf die auffallende Identität der Befunde mit denen bei Rheuma hingewiesen. Es handelt sich in erster Linie um die fibrinoide Verquellung der kollagenen Bindegewebsfasern, um perivasculäre und interstitielle Infiltrate von Lymphocyten,

Plasma- und Riesenzellen, sodann um Wucherung von Fibroblasten. Diese können dann zu den Knötchenbildungen führen, wie sie im Herzmuskel als ASCHOFFsche, an der Haut als MEYNETsche Knötchen bekannt sind. Alle diese Veränderungen (s. ELLMAN und BALL) wurden im Laufe der Zeit an den verschiedensten Organen nachgewiesen: Zunächst einmal im Endo- und Perimysium der befallenen Muskulatur bzw. um die Gelenke und in den Sehnenscheiden. Ferner am Herzmuskel, dem Endo- und Perikard, der Leber, Milz, den Lymphdrüsen, der Subcutis, Pleura und sogar am Auge (Iritis und Skleritis). Auch an den Lungen sind als infektionsallergisch entstanden aufzufassende Veränderungen beschrieben worden. So sahen BRETT und STADLER diese besonders an den Lungengefäßen, während ELLMAN und BALL in zwei Fällen eine starke Wucherung des interstitiellen Bindegewebes fanden, die sie nicht mit Unrecht als interstitielle Pneumonitis bezeichnen. Nach GOULEY (1938) bzw. NEUBÜRGER (1944) u. a. sind bezüglich der Lungenveränderungen bei Rheuma 3 Stadien unterscheidbar: a) die fibrinoide Nekrose des Kollagens, b) Bildung von Rundzelleninfiltraten, Plasma- und Riesenzellen, c) Proliferation von Fibroblasten — Fibrose (zit. ELLMAN und BALL). Nach SCHMENGLER sind sogar Lebernekrosen mehrfach bei Rheuma beschrieben worden.

Untersuchungen des Knochenmarks (Sternalmark) von WEITZMANN haben weder in diagnostischer noch pathogenetischer Hinsicht verwertbare Resultate ergeben.

Diese kurze Übersicht dürfte jetzt schon als Hinweis darauf genügen, daß die Rheumaerkrankung als allergische Systemerkrankung aufzufassen ist. Wenn dem aber so ist, so darf erwartet werden, daß sich auch aus der Auswertung der klinischen Beobachtungen weitere Anhaltspunkte ergeben werden. Leider trifft dies nicht in dem wünschenswerten Umfange zu, aus Gründen, die teils in der Natur der Sache liegen (seltene Möglichkeit zu Biopsien), teils durch die vielfach fehlende Einsicht in den wahren Charakter des Rheumaleidens bedingt sind.

Klinik. Wie schon eingangs dieses Abschnittes angedeutet, ist die Frage der Abgrenzung der verschiedenen Formen des Rheumaleidens noch im Fluß. Im allgemeinen wird namentlich der akute Gelenkrheumatismus als eine Affektion mit besonderer Pathogenese für sich gestellt. Viele Autoren sind auch geneigt, die chronische *Poly*arthritis abzusondern und sehen ihren Charakter als allergisch bedingte Affektion noch nicht für voll erwiesen an (KAHLMETER). Wir fühlen uns nicht berufen, in eine Diskussion hierüber einzutreten, möchten aber doch glauben, daß eine allzuweit gehende Differenzierung den tatsächlichen Verhältnissen nicht gerecht wird und zu leicht in theoretische Erwägungen abseits führt. Wenn wir auch der akuten Form gegenüber eine gewisse Zurückhaltung einnehmen, so müssen wir doch schon in Rücksicht darauf, daß in der Literatur eine Abgrenzung der übrigen Formen teils gar nicht (z. B. ELLMAN und BALL) teils nach ganz voneinander abweichenden Gesichtspunkten durchgeführt wird, versuchen, unsere Übersicht nicht zu eng zu halten. Bei dieser sollen weiter nur *die* Gesichtspunkte herausgestellt werden, die für unser Thema wesentlich sind. Eine eingehende Beschreibung der klinischen Bilder kommt sonach nicht in Betracht. Wir lassen auch die Frage offen, ob es noch Formen rheumatischer Erkrankungen subakuter bis chronischer Natur von andersartiger Pathogenese gibt, und beschränken uns auf diejenigen, deren (infektions)-allergische Genese als sicher oder wenigstens wahrscheinlich anzunehmen ist.

Nach KAHLMETER ist die „allergische Polyarthritis bzw. Polytendinitis" charakterisiert durch das Auftreten intra- oder periartikulärer Schwellungen von sehr flüchtiger Art. Sie können einige Tage, unter Umständen auch nur wenige Stunden vorhanden sein und treten in Zwischenräumen von wechselnder Länge auf. Meistens sind nur einige oder ein Gelenk befallen, aber durchaus nicht immer die gleichen. Auch an den Sehnenscheiden können diese Schwellungen lokalisiert sein. Die Stärke der subjektiven Beschwerden ist wechselnd. Nicht allzuselten geben die Kranken spontan an, daß sie an den Tagen vor Auftreten der Gelenkerscheinungen so gut wie regelmäßig Anfälle von Übelkeit, ja sogar Diarrhoen gehabt haben. Fieber wurde nie beobachtet. Nur ein geringer Prozentsatz der Patienten hatte früher an akutem Gelenkrheumatismus gelitten. Das Hämogramm ließ nie eine Eosinophilie erkennen, auch keine Leukocytose, eher eine Leukopenie, ferner fast stets eine ausgesprochene Lymphocytose. Hautteste auf Tuberkulin waren vielfach positiv, ohne daß anamnestisch oder klinisch Anzeichen von Tuberkulose vorgelegen hätten. Dieser positive Ausfall wird mit Recht als *unspezifisch* und *auf eine allergische Reaktionslage deutend* angesehen. Nicht uninteressant ist auch das nicht seltene gleichzeitige Auftreten von Neuralgien. Diese gehen von der Schultergegend aus und können sogar von Gefäßkrämpfen — Weißwerden der Arme — begleitet sein. Nachdem die infektionsallergische Bedingheit vieler Fälle von *Neuritis* und *Polyneuritis* mehr und mehr erkannt ist (s. S. 115), findet auch die namentlich von SLAUCK vertretene Anschauung eine Stütze. Er hat schon lange auf die Beteiligung der Nerven beim Rheumaleiden (SLAUCKsches Phänomen an der Planta pedis) hingewiesen. Seine Beobachtungen sind zweifellos richtig, seine Deutung als „toxisch" bedingt, aber heute nicht mehr sehr wahrscheinlich.

Wir haben absichtlich die Schilderung KAHLMETERs, die auf Grund eines sehr großen Krankenmaterials gewonnen ist, ausführlicher wiedergegeben, da sie viele der uns schon von anderen allergischen Affektionen her bekannten Züge aufweist.

Eine Beobachtung von klinischer Seite sei hier noch angeschlossen. Mein Schüler O. LUDWIG hat auf Grund der Erfahrung an über 800 Fällen des Berliner Forschungsinstitutes für Rheumabekämpfung fünf offenbar sehr charakteristische Störungen herausgefunden: 1. eine verzögerte Blutkörperchensenkungsgeschwindigkeit, 2. häufige Leukopenie, 3. Häufigkeit der Hypotonie, 4. Untertemperaturen und 5. Störungen im Wasserhaushalt. Ohne zuweit auf die Bedeutung der verschiedenen Befunde einzugehen, ist zunächst LUDWIG darin vollkommen beizustimmen, daß starke Hinweise auf die Beteiligung des Diencephalon vorliegen. Auch die von uns immer wieder hervorgehobene relative Leukopenie als allergisches Phänomen ist hier wieder vorhanden.

Wenn auch zuzugeben ist, daß im Vergleich zur anatomischen Forschung die klinischen Befunde relativ zurückstehen, so kann dies keinesfalls als Gegenbeweis gegen die moderne Auffassung gewertet werden. Die Unmöglichkeit, allergische Vorgänge anders als durch biologische Reaktionen nachzuweisen, hindert die Klinik — mindestens vor der Hand noch — von ihrer Seite aus, mehr zur Klärung beizutragen.

Abschließend kann immerhin festgestellt werden, daß nach dem derzeitigen Stande der Forschung zum wenigsten für die chronischen und subakuten Formen des Rheuma die Auffassung RÖSSLEs als einer am Mesenchym ablaufenden infektionsallergischen Systemerkrankung hinreichend gesichert erscheint.

Gicht.

Anhangsweise muß noch der Gicht gedacht werden, die von manchen Autoren mit Allergie in Zusammenhang gebracht wird. Nach GRAFE handelt es sich, soweit die echte Gicht in Frage kommt, um eine in Deutschland „ausgesprochen seltene Erkrankung". Sie ist also, auch nach eigener Erfahrung, für die Praxis von geringerem Interesse. Daß bei ihr klinisch manche Merkmale zu finden sind, welche ein — wenigstens teilweises — Mitwirken allergischer Vorgänge nahelagen, kann nicht geleugnet werden. Dazu gehört die hereditäre Belastung, die Akuität des einzelnen „Anfalls" und die Feststellung, daß zuweilen mehr oder weniger sicher Nahrungsallergene in Frage kommen (JONES, WIDAL u. JOLTRAIN, zit. URBACH). Höchstwahrscheinlich liegt, mindestens in einzelnen Fällen, eine „komplexe Ätiologie" (WESTERGREN) vor, etwa so, daß das Auftreten eines Anfalls durch eine allergische Reaktion ausgelöst wird (BERGER). So berichtete HARKAVY von 2 Patienten, welche purin- und fetthaltige Nahrung solange straflos zu sich nehmen konnten, als sie bestimmte Substanzen (sensitizing substances) mieden. Unbeabsichtigte Zuführung dieser löste dagegen sofort einen Gichtanfall aus. In zwei weiteren Fällen waren Infekte des oberen Respirationstraktes als Auslöser anzuschuldigen. — Nach VIOLLE sollen Antihistamin-Mittel bei der Behandlung der Gicht wirksam sein.

Vierter Teil.

Behandlung.

Allgemeines.

Trotz verheißungsvoller Anfänge aus neuerer Zeit ist die Behandlung allergischer Leiden, wenigstens in vielen Fällen, immer noch sehr problematisch. Das ist auch nicht anders zu erwarten, da, wie im I. Teil dieses Buches gezeigt wurde, unsere Kenntnisse über das allergische Geschehen im Organismus noch sehr lückenhaft sind. Immerhin kann gesagt werden, daß wir im Vergleich zu früheren Zeiten in mancher Beziehung erheblich vorwärts gekommen sind.

Als den größten Fortschritt müssen wir die Tatsache bezeichnen, daß heute der allergiebedingte Charakter einer ganzen Reihe von Erkrankungen erkannt worden ist, die früher als idiopathisch oder „nervös" bedingt angesehen wurden. Das bedarf hier keiner näheren Begründung mehr, eine Durchsicht des „klinischen Teiles" läßt das unschwer erkennen.

Ein weiterer Fortschritt liegt in der Einführung und Weiterentwicklung der verschiedenen Prüfverfahren auf Allergie, der Teste. Sie ermöglichen in einem relativ hohen Prozentsatz von Fällen, das oder die in Betracht kommenden Allergene ausfindig zu machen. Damit eröffnet sich dann der Weg zu einer *kausalen Behandlung*: In erster Linie der Allergen-Ausschaltung.

Als wesentlicher Fortschritt in der Behandlungsmöglichkeit allergischer Affektionen muß auch die Auffindung und Einführung der sog. Antihistamin-Mittel bezeichnet werden. Ob es sich bei der Wirkung dieser Substanzen jedoch um eine kausale handelt, wie man das anfänglich angenommen hat und worauf auch ihre Bezeichnung hindeutet, das erscheint mehr und mehr zweifelhaft. Wir kommen in einem späteren Abschnitt auf diese Frage zurück.

Allgemeine Richtlinien.

Allergen-Ausschaltung.

Erstes Erfordernis ist in allen Fällen die Feststellung, ob es sich überhaupt um ein allergisches Leiden handelt. Für den ärztlichen Praktiker entsteht daher die Aufgabe, im Einzelfalle an die Möglichkeit der Allergie zu denken. Aber ebenso sehr muß davor gewarnt werden, in einer monomanen, kritiklosen Art vorzugehen. Hierauf wurde schon in anderem Zusammenhange hingewiesen (S. 105). Ein gründliches Studium des Allergieproblems schützt davor weitgehend. Es wird dann erkannt werden, daß als erstes eine sorgfältige und eingehende Erhebung der *Anamnese* des Kranken und seiner Familie notwendig ist. Die Benutzung eines Fragebogens (S. 174) wird das erleichtern und beschleunigen.

Hieran haben sich, wenn erforderlich, die *Teste* zu schließen. Daß deren Auswertung mit Vorsicht zu geschehen hat, sei auch hier nochmals betont.

Erst wenn diese Vorarbeit geleistet worden ist, sind die Voraussetzungen für eine *kausale Therapie* gegeben. Der Sensibilisierung vorzubeugen, wäre an sich ein erstes Erfordernis. Leider ist dies nach dem heutigen Stande der Kenntnis, mindestens im allgemeinen, ein frommer Wunsch. Theoretisch ließen sich wohl Fälle denken, wo ein derartiger Versuch gemacht werden könnte, aber für die Praxis kommt das nur selten in Betracht. Ein näheres Eingehen lohnt daher nicht. Wichtig und anzustreben ist dagegen die Ermittlung und Ausschaltung der als „Auslöser" festgestellten oder vermuteten Allergene.

Das ist in vielen Fällen bei den idiosynkrasischen Allergenen möglich, sei es, daß sie durch Kontakt, sei es, daß sie auf „endogenem Wege" zur Wirkung gelangen. Diese Methode wird als *Eliminationsbehandlung* oder *Karenzmethode* bezeichnet. Nach dem, was im I. Teil über die Plurispezifität und die Plurivalenz gesagt wurde, ist demgemäß anzustreben, möglichst alle irgendwie als Allergene in Betracht kommenden Substanzen von dem Patienten fernzuhalten. Das setzt, um früher Gesagtes noch einmal zu wiederholen, eine möglichst genaue Kenntnis seiner Ernährung und sonstigen Lebensgewohnheiten, einschließlich seiner Arbeitsbedingungen, voraus. Zu diesen ist auch die Art seiner Unterbringung, der Wohnung, zu rechnen. Dies dann, wenn in der Einatmungsluft vorhandene Allergene nachgewiesen oder vermutet werden.

Zur Erreichung dieses Zweckes ist die Verwendung einer *allergenfreien Kammer* sehr empfehlenswert. Ihre technische Einrichtung wurde bereits beschrieben (S. 61), weiteres s. S. 160 bei der Asthmabehandlung.

Steht eine derartige Kammer nicht zur Verfügung, so kann man versuchen, mit der vom Verf. angegebenen *Sanierung der Unterkunft* auszukommen. Diese wird wie folgt durchgeführt:

Eine gewisse staubfreie Lage des Hauses, weit von Wasser entfernt, ist erste Voraussetzung. Es wird ein an der Sonnenseite und möglichst hoch gelegenes Zimmer gewählt, d. h. ein solches, über dem kein regelmäßig begangener Raum vorhanden ist. Damit wird Staubentwicklung von der Zimmerdecke her vermieden. Ölanstrich der Wände und des Fußbodens. Ist Linoleumbelag vorhanden, so darf dieser nicht geölt werden. Die Zimmerreinigung geschieht durch feuchtes Aufziehen mit nachfolgendem Trockenwischen, nie durch Kehren. — Keine Vorhänge oder sonstige Staubfänger. Einzige Möbel: Bett, Nachttisch und Stuhl. Matratzen und Kopfkissen aus Roßhaar, besser noch Prima-Java-Kapok. Keine Kissen mit Federfüllung. Wolldecken in Leinenbezügen zum Zudecken. Bettvorleger aus Frottéstoff. Kleidung, namentlich Schuhe, werden vor dem Betreten des Zimmers abgelegt; in diesem selbst möglichst nur waschbare Sachen getragen.

Daß es mit der Methode der Allergenausschaltung gelingt, einen hohen Prozentsatz idiosynkrasischer Affektionen zur Heilung zu bringen, darüber kann heute schon kein Zweifel mehr bestehen. Für die Fälle, bei denen auf diese Weise kein Erfolg zu erzielen ist, müssen andere Methoden herangezogen werden, auf die unten eingegangen werden wird.

Sehr viel schwieriger liegen die Verhältnisse bei den infektionsallergisch bedingten Affektionen. Die beste Chance bieten bei diesen diejenigen, wo als auslösende Allergene Erreger oder deren Toxine von einem Infektherd aus zur Wirkung gelangen (focal infection). Daß die Auffindung eines solchen Focus oft nicht leicht ist, besonders dann, wenn es sich um eine „Infektkette" handelt, ist zuzugeben. Man wird vielfach auf einen Versuch angewiesen sein. Glückt dieser, so hat man die Freude, geradezu schlagartige Behebung der Krankheitserscheinungen zu erleben.

Beispiel: Ein Gutsbesitzer war zunächst wegen allergischem Ekzem in Behandlung und nach Ausschaltung einiger durch Leukotest ermittelter Nahrungsallergene geheilt worden. Einige Monate später Auftreten einer hochgradigen und durch nichts beeinflußbaren Ischias. Diese war so stark, daß er mit dem Gedanken umging, seinen Hof aufzugeben. Untersuchung seiner Zähne ergab ein Wurzelgranulom an einem Molaren. Unmittelbar nach Extraktion dieses Zahnes verschwanden die ischiadischen Erscheinungen völlig und blieben auch in der Folge weg, trotz nachfolgender Einziehung zum Kriegsdienst.

Ähnliche Fälle auch von Leiden anderer Art (Urticaria, Migräne usw.) finden sich mehrfach in der Literatur beschrieben. Ganz besonders gilt dies auch für die akute Glomerulonephritis, deren allergiebedingte Entstehung wahrscheinlich viel häufiger ist, als das bisher angenommen wurde. Hier sind mir eine Anzahl Fälle bekannt, wo die Ausschälung der Rachenmandeln sofortige und rückfallfreie Heilung herbeiführte. Daß gelegentlich eine chronische Urticaria durch Entfernung der Gallenblase restlos ausgeheilt werden konnte, ist mehrfach berichtet worden, in gleicher Weise auch nach Entfernung des Appendix. Nicht verschwiegen werden darf, daß die Ausschaltung eines Infektherdes gelegentlich auch eine Verschlimmerung des betreffenden allergischen Leidens im Gefolge haben kann. Trotzdem bleibt die Forderung der Sanierung infektiöser Foci bestehen.

Sind diese nicht auffindbar oder einer radikalen Entfernung zugänglich (Nasennebenhöhlen, weibliche Adnexe usw.), so ist als nächstes Mittel der Wahl zu ihrer Eliminierung die Penicillinbehandlung heranzuziehen. Falls eine Prüfung auf Penicillinempfindlichkeit der etwa vorhandenen Erreger in derartigen Fällen nicht durchführbar ist, empfiehlt es sich, die Penicillinkur mit hohen Einzeldosen (40—50000 E und mehr) alle 3 Stunden intramuskulär, für mindestens eine Woche durchzuführen. Steht Depot-Penicillin zur Verfügung, genügt es, 3—400000 E alle 12 Stunden zu verabreichen. — In der naheliegenden Verwendung von Sulfonamiden ist Zurückhaltung geboten im Hinblick auf eine mögliche allergische Wirkung. Im Einzelfalle, besonders bei geringer Disposition des Patienten zu Allergie, werden Bedenken weniger bestehen.

Antiallergische Behandlung.

Allgemein umstimmende Methoden.

Es wurde schon angedeutet, daß besonders bei der Infektionsallergie, gelegentlich aber auch bei der Idiosynkrasie, die Ausschaltungsmethoden nicht zum Ziele führen. In solchen Fällen muß versucht werden, den Allergievorgang entweder ganz zu unterdrücken oder ihn wenigstens weitgehend abzuschwächen. Die älteren Methoden kann man vielleicht als umstimmende bezeichnen, etwa in dem Sinne, daß durch sie die Tonuslage im vegetativen Nervensystem oder dem supponierten Allergiezentrum irgendwie geändert wird. Zu diesem Zwecke macht man von „zentral-nervös" beruhigenden und „krampflösenden" Mitteln Gebrauch. Zu den ersteren wäre die schon früher erwähnte *Narkose* (S. 14) zu rechnen. Ferner haben sich zur Dämpfung einer Überregbarkeit des Parasympathicus bzw. des Sympathicus die Belladonnapräparate und Opiumkaloide bzw. Secalepräparate schon länger einer gewissen Beliebtheit erfreut. So liegt im *Bellergal* ein Mittel vor, welches das vagusdämpfende Bellafolin, das sympathicushemmende Gynergen und die zentralwirkende Phenyläthylbarbitursäure enthält (3—5mal täglich 1 Tablette). Es ist zu hoffen, daß die pharmakologische Forschung auf diesem Gebiete noch weitere Klärung bringen wird. Nach unseren früheren Ausführungen ist es verständlich, daß das unberechenbare, im Einzelfall anscheinend wechselnde Zusammenspiel der Tonusschwankungen in den beiden Komponenten des vegetativen Nervensystems für ein gerichtetes therapeutisches Handeln große Schwierigkeiten bereitet.

Wie die in akuten Fällen so außerordentlich wirksamen *Eigenbluteinspritzungen* oder diejenigen von *homologem Serum (Homoseran)* wirken, ist bisher noch nicht völlig geklärt. Wir sind geneigt, ihnen eine ähnliche Wirkung auf die Tonuslage des vegetativen Systems oder dessen Zentren zuzusprechen wie den vorgenannten Substanzen.

Anders scheinen, soweit sich aus Tierversuchen schließen läßt, die Verhältnisse bei den *calcium*haltigen Mitteln zu liegen. Ihnen spricht die Pharmakologie zunächst eine „exsudationshemmende" Wirkung zu. Diese würde sich demnach dahin auswirken, daß die seröse Entzündung, die Initialreaktion jedes Allergievorganges im Gewebe, gehemmt wird. Ob diese Ansicht den tatsächlichen Verhältnissen gerecht wird, kann immerhin zweifelhaft erscheinen. Die Verschiebung der K/Ca-Relation beim Allergiegeschehen läßt sich nach älteren und neueren Untersuchungen (FLECKENSTEIN u. HARDT, Lit. siehe dort) auch so erklären, daß die Calcium-Ionen einer Depolarisation an den Grenzflächen (Zellmembranen) entgegenwirken und insbesondere das Austreten von (entzündungserregenden?) Kalium-Ionen aus dem Zellinnern verhüten. Siehe hierzu auch S. 142.

Zu denken ist ferner daran, daß die Wirkung der Calcium-Injektionen eine Tonusänderung der entsprechenden Zentren des Diencephalon bewirkt. Es entspricht dies vielmehr den neueren Anschauungen, die geneigt sind, die Mehrzahl aller regulatorischen Mechanismen von der Peripherie weg in das Zentrum zu verlegen. Die eine Auffassung schließt übrigens die andere nicht aus. Hinzuweisen ist allerdings darauf, daß Calcium- auch Tecesalinjektionen nur bei bestimmten Formen, z. B. Urticaria, Asthma, QUINCKEsches Ödem, nicht aber Ekzem, wirksam sind.

Sehr gestützt wird die erwähnte Art der Auffassung auch durch die Erfolge der *Insulinschocktherapie* bei allergischen Affektionen. Es haben sich schon eine ganze Anzahl von Autoren damit klinisch und im Tierexperiment beschäftigt (Lit. s. bei RAUSCH). Nach BRÜHL ist die Wirkungsweise des Insulinschocks so zu erklären, daß infolge Gegenregulation Adrenalin gebildet wird. Das würde demnach nur auf *die* Gruppe von allergischen Krankheiten zutreffen, bei denen ein Vorwiegen des Vagotonus anzunehmen ist, da nach GREMELS u.a. Adrenalin als synergistisches Hormon des Sympathicus wirkt. Seine Bildung wäre mithin als Gegenregulation bei einer parasympathisch erzeugten Reaktionslage aufzufassen. Es sind auch noch andere Erklärungsmöglichkeiten angegeben worden, auf die hier nicht näher eingegangen werden kann. An der Wirksamkeit des Insulinschocks ist auch nach unseren eigenen Erfahrungen in bestimmten Fällen nicht zu zweifeln. Als Beispiel sei auf die Krankengeschichte E. A. (S. 104) hingewiesen. Nach RAUSCH ist folgendermaßen zu verfahren:

Der Patient erhält morgens nüchtern und noch im Bett befindlich 30 Einheiten gewöhnliches Altinsulin als subcutane Einspritzung. Neben einer deutlichen Besserung der Krankheitserscheinungen (bei Asthma) sind die für Hypoglykämie typischen objektiven und subjektiven Erscheinungen erwünscht und mit in Kauf zu nehmen. Dazu gehören Schweißausbruch und Zittern, ferner Heißhunger, Mattigkeit, Kraftlosigkeit, Herzklopfen. Darüber hinausgehende Erscheinungen, namentlich cerebraler Art, sind nicht anzustreben. Sie müssen rechtzeitig durch Zuckerzuführung, evtl. durch intravenöse Injektion einer 10—20% Glucoselösung unterbunden werden. Normalerweise wird das allerdings seltener nötig sein, gewöhnlich stoppt man den Schock $2^1/_2$—3 Stunden nach der Insulineinspritzung durch Trinken einer mit Dextropur versetzten Limonade ab. — Besteht die, überhaupt sehr erwünschte, Möglichkeit der fortlaufenden Blutzuckeruntersuchung, so kann man nach unserer Erfahrung Insulin besser intravenös geben. Es genügen dann bereits 10—15 Einheiten. — Die Hauptsache ist, daß stets deutliche Schocksymptome auftreten. Vor einer sog. einschleichenden Behandlung ist als nutzlos zu warnen, da es auf die schockartige Wirkung ankommt. Diese geschilderte Prozedur ist jeden 2. oder 3. Tag zu wiederholen, im ganzen etwa 8—10mal. Dann sollte eine Pause von 2—3 Wochen eingesetzt werden. Danach steht einer Wiederholung nichts im Wege. Als Gegenanzeige gegen diese Methode sind Herz-, Kreislauf- und Infektionskrankheiten zu nennen, das bedarf kaum näherer Begründung.

Von sonstigen Hormonen sind Adrenalin, Progynon und Milzextrakt (MAYR und MONCORPS, SCHLIEPHAKE), von Vitaminen B und K (McINNES, KALLÓS, BLACK) sowie P (Citrin, SCHÄBER) mehrfach mit Erfolg angewendet worden. Der von SHAWYER berichtete eigene Fall schwerster Penicillin-Allergie, heilte nach wenigen Gaben von Vitamin K überraschend ab (s. S. 82).

Auf die antiallergischen Eigenschaften des Vitamin D_2 hatte DAINOW bereits 1939 hingewiesen und sie neuerdings auch im Tierversuch bestätigt gefunden. Verf. hat die Erfolge bei Hauttuberkulose (Lupus) mit D_2 *(Vigantol)* in erster Linie auf die antiallergische Eigenschaft dieses Vitamins zurückgeführt. Außer dem Adrenalin und Ephedrin bzw. dem synthetischen Ephetonin und dem Vitamin D_2 haben alle die erwähnten Substanzen allgemeinen Eingang bisher nicht gefunden.

Dem Ephedrin chemisch nahe verwandt ist das neuerdings mehrfach empfohlene Pervitin. Eigene Erfahrung besitzen wir hierüber nicht. SCHMELZER sah überraschende Erfolge bei Conjunctivitis allergica bei Heufieber. Er führt die gegenüber Ephetonin und Sympathol wesentlich bessere Wirkung darauf zurück, daß diese Mittel peripher angreifen, Pervitin dagegen zentral. Auch TROPP rühmt die Wirkung des Pervitins bei Heufieber als sehr gut.

Desensibilisierung. Über die theoretischen Grundlagen der Desensibilisierung war bereits im Teil I das Erforderliche gesagt worden (s. hierzu auch Abb. 15, Nr. V). Es bleibt uns noch zu erörtern, inwieweit diese Methode für die Praxis geeignet ist. Da ist zunächst festzustellen, daß anscheinend ein erheblicher Unterschied zwischen den Formenkreisen Idiosynkrasie und Infektionsallergie besteht. Für die erstere wird mit einer Ausnahme, auf die wir gleich noch zurückkommen, im allgemeinen versucht, mit der als Allergen gefundenen (oder vermuteten) Substanz durch Zuführung derselben in kleinsten Mengen und allmählicher Steigerung der Dosen eine Desensibilisierung und damit Verträglichkeit des Allergens zu erreichen. Bei den infektionsallergisch bedingten Affektionen wird dagegen mit „unspezifischen" Mitteln, wie Gold, Bienen- und Schlangengift u. a. eine „Umstimmung", also letzten Endes doch wohl auch eine Desensibilisierung angestrebt. Auf die Methodik dieses Vorgehens werden wir an anderer Stelle (S. 166) noch zurückkommen. Nicht ohne weiteres erklärbar ist die Tatsache, daß bei den letztgenannten Substanzen praktisch Schockgefahr nicht zu bestehen scheint. Gegen ihre Verwendung in der Praxis liegen daher keine Bedenken vor. Selbstverständlich muß aber auch bei ihnen der Arzt unbedingt das Auftreten schwerer Reaktionssymptome zu vermeiden suchen. Das heißt also genaueste Beobachtung des Patienten und vorsichtiges Vorgehen bei Steigerung der Einzeldosen.

Die Desensibilisierung bei Idiosynkrasie wird zwar vielfach empfohlen und wohl auch angewandt. Es kann jedoch nicht geleugnet werden, daß Erfolge bisher nur bei Heufieber, gelegentlich auch bei Nahrungsallergenen [Brot, Käse, STAUFFER (*46*)] gesichert sind. Aber auch hier ist nicht in jedem Falle voller Erfolg zu erwarten. TROPP spricht bei Heufieber von 55 bis höchstens 80%

Erfolg und weist mit Recht darauf hin, daß eine *kausale Therapie*, also vor allem eine Elimination der Allergene, *jeder anderen vorzuziehen* ist. Die Gefahren, welche jede Desensibilisierung mit sich bringt, der allergische Schock, lassen sich durch keine noch so große Vorsicht vermeiden. Plötzliche Todesfälle während einer anscheinend zunächst ganz programmäßig ablaufenden Desensibilisierungskur sind wiederholt beschrieben worden. Der ärztliche Praktiker kann daher nur gewarnt werden, eine derartige Behandlung selbst durchzuführen. Er überläßt das besser dem Facharzt oder dem Krankenhaus.

Die Methodik der Desensibilisierung wird bei der Behandlung des Heufiebers näher besprochen werden.

Was die bereits erwähnte Ausnahme bezüglich der Desensibilisierung bei Idiosynkrasie betrifft, so handelt es sich um die Anwendung von Histaminlösung. Allgemeinen Eingang hat die Methode in Deutschland bisher nicht gefunden, während sie im Auslande, besonders England und USA., anscheinend häufiger angewandt wird (RAMIREZ, SAVILLE PAUL u. a.).

Röntgenstrahlen. Ausgehend von der ausgezeichneten Wirkung der Röntgenstrahlen auf allergisch bedingte Ekzeme, läßt sich eine Art antiallergische Wirkung derselben sehr wohl denken. Wie diese allerdings zustande kommt, kann vorerst nur vermutet werden. Naheliegend ist es, an einen „membranabdichtenden" Effekt zu denken, wie dies heute z. B. für die Wirkung des Calciums nicht nur, sondern auch der Lokalanästhetica und Antihistaminmittel angenommen werden muß (FLECKENSTEIN und HARDT). Wie auf S. 147 noch näher ausgeführt werden wird, handelt es sich dabei vermutlich um eine Stabilisierung des Ruhepotentials an den Membranen (Grenzflächen) der in Betracht kommenden Zellen. Hierdurch wird allem Anscheine nach dem Austritt der Entzündung erregenden Kalium-Ionen aus dem Zellinneren gewehrt. — Eine andere Möglichkeit, die übrigens die vorgenannte Deutung nicht ausschließt, besteht darin, daß die Röntgenstrahlen eine Tonusänderung im vegetativen Nervensystem herbeiführen, die sich ihrerseits sowohl in einer Änderung der Blutzirkulation wie in trophischen Einflüssen auf die betreffenden Gewebe manifestieren. Die älteren Erfahrungen über erfolgreiche Grenzstrang-Bestrahlungen bei Lichen ruber, die neueren von NIEMANN sowie von BREITLÄNDER bei Rhinitis allergica bzw. bei Asthma lassen kaum eine andere Deutung zu (s. S. 142 und S. 159). Gestützt wird diese Auffassung auch durch den Umstand, daß die bei allen den genannten Bestrahlungen für wirksam befundenen Strahlendosen verhältnismäßig so gering sind, daß kaum eine andere Wirkung in Betracht kommt. Einzelheiten hierüber werden bei den betreffenden Affektionen gebracht werden (Ekzem bzw. Rhinitis und Asthma).

Antihistamin-Mittel.

Eigentlich sollte man die jetzt so geläufige Bezeichnung „Antihistaminmittel" vermeiden. Das findet seine Begründung darin, daß Histamin nur *eine* der Reizsubstanzen (S. 8) ist, welche beim allergischen Geschehen in Frage kommen. Es ist CURRY vollkommen darin beizustimmen, daß mindestens zwischen Histaminallergie und Acetylcholinallergie scharf unterschieden werden müsse und daß die Schaffung von „Antiacetylcholinmitteln" ebenfalls notwendig sei. Hierzu ist allerdings zu bemerken, daß einige Antihistaminmittel auch gegen Acetylcholin wirksam sind, wie dies z. B. vom Benadryl angenommen wird. Da sich die Bezeichnung „Antihistamin-Mittel" aber bereits eingebürgert hat, wird sie auch hier beibehalten werden.

Anlaß zur Schaffung der Antihistaminmittel gaben die bereits früher (S. 8) erwähnten Untersuchungen von DALE und LAIDLAW, nach denen der allergische Schock durch Histamin bzw. histaminähnliche Substanzen ausgelöst wird. MANWARING hat dann später durch Ausspülen der isolierten „Schockorgane" nachgewiesen, daß die schockerzeugenden Substanzen im Blute vorhanden seien. Es stellt sich, wie bereits angedeutet, heraus, daß Histamin nicht alle Schocksymptome reproduzieren kann, daß vielmehr auch andere Stoffe, wie Acetylcholin, in Betracht kommen.

Ob von der im Tierversuch festgestellten Wirkung der verschiedenen Antihistamin-Mittel ohne weiteres auch auf eine solche beim Menschen insbesondere hinsichtlich der inneren Vorgänge, dem „Mechanismus", geschlossen werden darf, wird uns mehr und mehr zweifelhaft. Jene Versuche gehen im Grunde von der Annahme einer direkten Beeinflussung der Antigen-Antikörper-Reaktion aus: etwa so, daß die Haftung der supponierten H-Substanz an der Zelle blockiert wird (s. das Schema von FEINBERG, Abb. 16, S. 146). Bedenkt man jedoch die heute nicht mehr wegzuleugnende Beteiligung des Nervensystems in seiner Gesamtheit, so ergeben sich bereits Zweifel, ob die derzeit nahezu allgemeingültige Anschauung, mindestens in der heute beliebten Ausschließlichkeit (s. Fabrikprospekte), tatsächlich zu Recht besteht. Die klinische Beobachtung weist, von Ausnahmen abgesehen (s. später), viel eher auf ein „zentrales Angreifen" der Mittel, insbesondere im Sinne der „Anästhesierung" hin (s. a. S. 147).

Es lag zunächst nahe, daß in verschiedenen Körpergeweben gebildete Enzym, Histaminase zu isolieren und zur Zerstörung des etwa vorhandenen Histamins zu benutzen.

Eins dieser Präparate war das von der Firma *Bayer* herausgebrachte *Torantil*. Es wurde aus Darmschleimhaut gewonnen und für die Behandlung von Asthma, Colitis ulcerosa, Ekzemen usw. empfohlen. Allgemeine Einführung hat das Mittel allerdings wohl nicht gefunden. Seine Herstellung scheinen jetzt die Farbwerke Höchst übernommen zu haben. (Dragées 1—3, 3mal täglich; Ampullen intramuskulär 1 Ampulle jeden 2. Tag.)

Auch Versuche durch Histamin bzw. Histamin-Azoproteine eine Erhöhung der Toleranz gegenüber dem als aktiv anzunehmenden Stoff herbeizuführen, waren ohne Erfolg (s. a. KARRENBERG u. FRENKEN).

Ein entscheidender Umschwung trat erst ein, als etwa ab 1942 die „echten Antihistaminantagonisten" Antergan, Benadryl, Pyribenzamin, Antistin und Anthisan auf dem Plan erschienen, denen sich dann in rascher Folge eine ganze Anzahl weiterer Präparate anschlossen (s. Tab. 10).

Die Antihistaminwirkung eines Präparates läßt sich im Tierversuch relativ leicht nachweisen. So wird in dem an anderer Stelle erwähnten SCHULTZ-DALEschen Versuch die allergische Kontraktur des Meerschweinchendarms aufgehoben, wenn man diesen mit einer Antistin- oder dergl. Lösung durchspült. Diese Wirkung tritt bereits bei Verwendung äußerst niedriger Konzentrationen einer derartigen Lösung ein (bei Antistin genügt eine solche von 5×10^{-6}). Es bestehen allerdings in der Wirksamkeit erhebliche Unterschiede zwischen den Mitteln, die sich sowohl im Tierversuch wie bei der klinischen Beobachtung ergeben. LANDAU und Mitarbeiter haben kürzlich in einer großangelegten Studie hierüber berichtet:

Geprüft wurden von ihnen Antistin, Benadryl, Bromothen, Chlorothen, Histadyl, Neoantergan, Phenergan und Pyribenzamin. Im Tierversuch ergab sich, daß Antistin die schwächste Wirkung entfaltete, Benadryl war doppelt so wirksam, die übrigen dagegen etwa fünfmal stärker, Phanergan allerdings erst bei längerem Kontakt. — Es wurde ferner auch die sog. *Schutzwirkung* studiert. Darunter versteht man die antiallergische Wirkung eines Mittels nach Aussetzen seiner Zuführung. Bei Prüfung gegen die allergische Reaktion einer Histaminbase (0,5 mg/kg) ergab sich ein ähnliches Resultat, wie sie bereits für die primäre Wirkung gefunden worden war. Die längste Schutzdauer (bis 36 Stunden) ergab Phanergan. Auch im anaphylaktischen Schock gegen

Tabelle 10. Alphabetische Liste antiallergischer Präparate[1]).

A. In Deutschland hergestellte Präparate.

Marken-bezeichnung	Chemische Konstitution	Hersteller	Handelsform
Antamin	Dimethylaminoäthylbenzhydril-äther-1-ascorbat	*Hormona,* Düssel-dorf-Oberkassel	Ampullen 0,05/2 cm³, Tabletten 0,05
Antistin	2-Phenylbenzylaminomethyl-imidazoline-methansulfonat bzw. Hydrochlorid	*Ciba,* Wehr/Baden	Ampullen 0,1/2 cm³, Tabletten 0,1
Aspasan	Diphenylpiperidinopropan	*Farbwerke Hoechst*	Ampullen, Tabletten, Inhalat.-Lösung
Avil	p-aminosalicylsaures Salz des 1-Phenyl-1-pyridil-(2)-3-di-methylaminopropan	*Farbwerke Hoechst*	Ampullen 0,05/2 cm³, Tabletten 0,05
Casantin	salzsaures Salz des N-Diäthyl-aminoäthylphenothiazins	*Casella Farbwerke Mainkur,* Frank-furt a.M.-Fechen-heim	Ampullen 0,05/2 cm³, Tabletten 0,05, Substanz (2-g-Glas)
Dabylen	Dimethylaminoäthylbenzohydril-äther	*Schi-Wa Pharmazie-Chemie,* Glandorf-Averfehrden	Ampullen und Ta-bletten zu 0,025 und 0,05
Luvistin	Pyrrolidyläthylphenylbenzyl-amin	*C.F. Boehringer u. Soehne,* Mannheim	Ampullen 0,05/2 cm³, Tabletten 0,05, Substanz (2-g-Glas)
Pyribenzamin	Chlorhydrat des Benzyl-(a-pyri-dil)-dimethyl-äthylendiamin	*Ciba,* Wehr/Baden	Tabletten 0,05
Thephorin	saures Tartrat des 2-Methyl-9-phenyl-2,3,4,9-tetra-hydro-1-pyridindin	*Deutsche Hoffmann-La Roche,* Grenz-aah/Baden	Dragees 0,025 (6 Dragees/Tag)
Torantil	unbekannt (aus Darmschleimhaut gewonnen), standardisiert ge-gen Histamin-Chlorhydrat	*Farbwerke Hoechst*	Trocken-Ampulle = 1 Einheit, Dra-gees = 5 E, 3mal pro Tag 1—3 Dra-gees

Hammelserum wurden gleichlautende Feststellungen gemacht, allerdings wurden bedeutend höhere Dosen des Antistamin-Mittels benötigt.

Aus eigenen Untersuchungen können wir bezüglich des Schutzeffektes eine weitere Beobachtung mitteilen. Es scheint das Antistin den positiven Ausfall des Leukopenischen Index vorübergehend negativ zu gestalten oder abzuschwächen. Wir verfügen bereits über eine Anzahl Fälle, bei denen — außer einer unbestreitbar günstigen klinischen Wirkung — der vorher starke Leukocytenabfall nach Zuführung eines Nahrungsallergens ausblieb und dafür ein meist mäßig starkes Ansteigen der Leukocytenwerte vorhanden war. Über die Dauer dieser Schutzwirkung vermögen wir vorerst noch keine sicheren Aussagen zu machen.

Es erhebt sich die Frage, wie die Wirkung der Antihistamin-Mittel aufzufassen ist. Sie sind sämtlich synthetisch, chemisch genau definiert und gegenüber dem Körpergewebe als inaktiv zu bezeichnen. Aus dem bisher Mitgeteilten geht z. T. bereits hervor, daß es sich nicht um eine Abbindung der Reizsubstanzen im Blut handeln kann, also etwa so, wie eine Base eine Säure neutralisiert. Ebenso unwahrscheinlich ist es, daß durch diese Mittel die Bildung von Histamin im Organismus verhindert wird. Es ist vielmehr anzunehmen, daß diese Substanzen *jenes System* im Gewebe bzw. an den Zellen *blockieren*, an welchen das

[1]) Die Zusammenstellung erhebt keinen Anspruch auf Vollständigkeit, da dauernd über neue Mittel berichtet wird und die Literatur nur teilweise zugänglich war.

Tabelle 10 (Fortsetzung).

B. Im Ausland hergestellte Präparate.

Markenbezeichnung	Chemische Konstitution	Hersteller und Bemerkungen
Antergan (s. Bridal und Dimetina)	Dimethylaminoäthylbenzanilin	*Rhone-Poulenc* (Frankreich)
Anthisan	Pyranisaminmaleat	*May & Baker Ltd.*, Dagenham (England)
Antistin	2-Phenyl-benzyl-aminometoxyl-imidazolin	*Ciba* (Basel)
Benadryl	β-Dimethylaminäthyl-benzhydril-äther	*Parke, Davis & Co.* (England)
Bridal (s. Antergan)	N-Dimethyl-amino-äthyl-N-benzyl-anilin-chlorhydrat	*Bayer* (nicht im Handel)
Bromothen	wie Histadyl, aber mit Halogen	*Lederle* (New York, N.Y.)
Chlorothen	wie Histadyl, aber mit Halogen	
Decapryn	2-[α-(2-Dimethylaminoäthoxy)-α-methyl-benzyl]-pyridin-succinat	*Mervel*, USA
Diatryn	Thiophen-Derivat	*Wm. Warner a. Cie.*, USA
Dimetina	wie Antergan	*Lepetit*, Italien
Diparcol = = R.P. 2982		stark anästhesierend!
Hesperidin		Wirkung ähnlich Rutin *(Raiman* et al.)
Histadyl	Pyridin-Derivat	*Eli Lilly a. Cie.*, USA
Histaphène	Para-methoxy-diphenyl-carbinyl-N-diaminoäthylester	*Union Chimique Belge*, Belgien
Neoantergan	Äthylendiaminderivat, ähnlich Antergan	weniger toxisch als Antergan
Neohetramin	2-(N-Dimethylaminoäthyl)-N-p-methoxybenzol	*Wyeth Inc.*, USA Nebenreaktionen weniger häufig und schwer als bei anderen Mitteln gleicher Art (Bernstein und Feinberg)
Phenergan = = R.P. 3277	Dimethylamino-2-propyl-1-thio-diphenylamin	*Specia*, Frankreich
Phenindamin (s. Thephorin)		*Hoffmann-La Roche* (Nutley, USA)
Pyranisamin	N-p-methoxybenzyl-N-dimethyl-amino-äthyl-α-aminopyridin	*Merck*, USA
Pyribenzamin	Pyridil-N′-benzyl-N-dimethyl-diamin	*Ciba* (New York)
Pyrrolazote	β-Pyrrolidin-äthylphenothiazin	ähnlich Pyribenzamin. Wirkung hält länger an
Rutin		Wirkung ähnlich Benadryl
Tagathen (s. Chlorothen)		
Thephorin (s. Phenindamin)	2-Methyl-9-phenyl-2,3,4,9-tetra-hydro-1-pyridindin	*Hoffmann-La Roche* (Nutley, USA) Bei höheren Dosen Nebenerscheinungen, „stimulierend“
Thenylen	Thienyl-(α-pyridil)-dimethyl-äthylendiamin	*Abbot Lab.*, USA
Trimeton	1-Phenyl-1-(2-pyridil)-3-dimethyl-aminopropan	nahe verwandt Benadryl

Histamin bzw. die anderen Reizsubstanzen *angreifen* (HUTH). Der Mechanismus dieses Vorgangs kann verschieden gedacht werden: serologisch-chemisch oder physikalisch-chemisch, um es kurz zu bezeichnen. Die erstere Auffassung wird

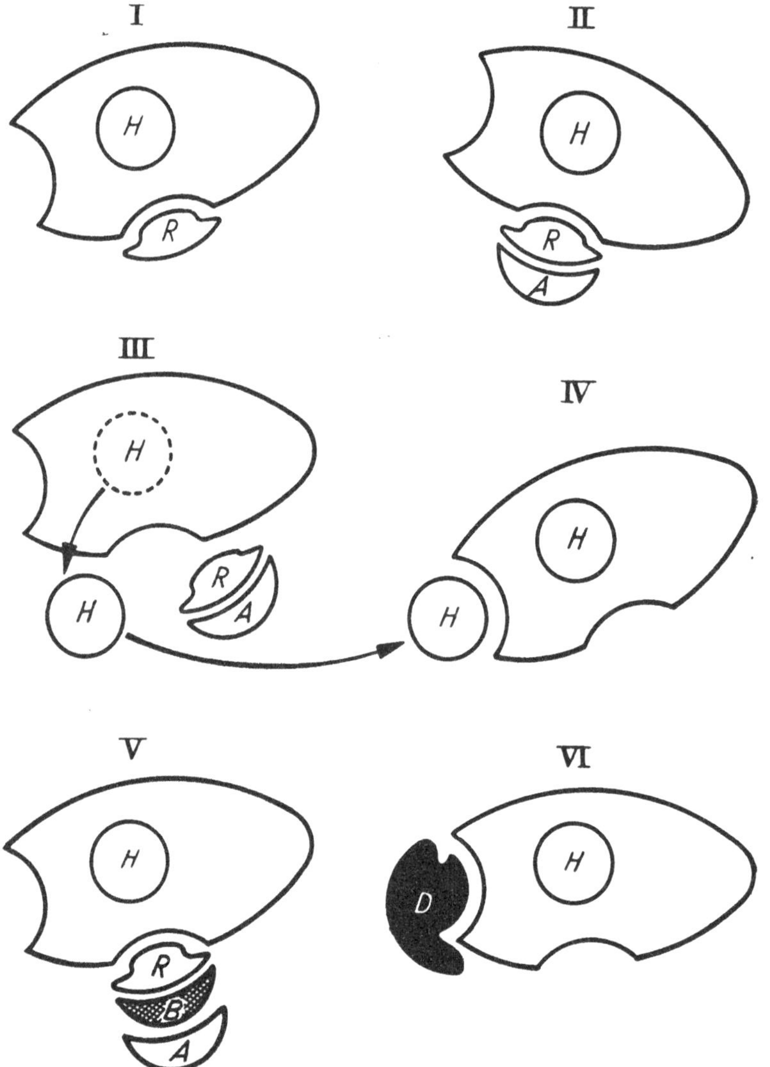

Abb. 16. I—IV = Schema der Histamin-Ausschüttung; V = Schema der Desensibilisierung; VI = Schema der Antihistamin-Mittel-Wirkung.

I. Sensibilisierte Zelle verbunden mit sensibilisierenden Antikörpern (Reagin = R). Sie enthält stets, ob sensibilisiert oder nicht, Histamin (H) oder dessen Vorstufen. — II. Vereinigung von Antigen (A) und Reagin (R) an der sensibilisierten Zelle. — III. Diese Vereinigung bewirkt Freisetzen von Histamin aus der sensibilisierten Zelle. — IV. Dieses Histamin kann sich mit den Rezeptoren benachbarter Zellen vereinigen und dadurch allergische Reaktionen auslösen. — V. Desensibilisierung erzeugt „blockierenden Antikörper" (B), welcher sich mit dem Reagin verbindet und dadurch eine Verbindung desselben mit dem Antigen verhindert. — VI. Chemische Blockade. Das Antihistamin-Mittel (D) verbindet sich mit den Histaminrezeptoren der Zelle und verhindert dadurch die Verbindung mit dem ausgeschütteten Histamin. — Entnommen aus ROCHE, Antihistamin-Therapie 1948 (modifiziert) (nach S. M. FEINBERG).

durch das von FEINBERG entworfene Schema (Abb. 16, Nr. VI) erläutert. Die andere Auffassung wird durch neuere Untersuchungen von FLECKENSTEIN und HARDT (Pharmakol. Institut *Heidelberg*) sehr gestützt. Die Genannten gehen zunächst von der bereits in anderem Zusammenhange (S. 140) erwähnten Wirkung des Calciums aus: Es kann nach zahlreichen Untersuchungen als erwiesen angesehen werden, daß die Calcium-Ionen einen „membranabdichtenden" Effekt haben. Darunter ist zu verstehen, daß diese Ionen den als „Depolarisation" bezeichneten Zusammenbruch des Ruhepotentials an den Zellmembranen (Außenseite positive, Innenseite negative Ladung) verhüten. Die Autoren stellten ferner fest, daß die gebräuchlichen Lokalanästhetica (Novocain usw.) — neben ihrer anästhesierenden Wirkung auf Nerven — einen ähnlichen Effekt wie Calcium-Ionen auf die Zellmembranen haben. Da nun nach klinischer Beobachtung die meisten Histaminantagonisten einen anästhesierenden Nebeneffekt haben (der hochaktive Antihistaminkörper Dipacol = R.P. 2982 hat z. B. eine gleichstarke anästhesierende Wirkung wie Novocain!), stellen FLECKENSTEIN und HARDT die Antihistamin-Mittel in die Reihe der Lokalanästhetica und vindizieren ihnen die gleiche pharmakologische, also physikalisch-chemische Wirkung, die sie bei jenen nachgewiesen haben. Verf. möchte darüber hinaus annehmen, daß auch eine Wirkung dieser Mittel auf die vegetativen Nerven — lokal und evtl. auch allgemein bzw. zentral — ins Auge zu fassen ist. Nach den genannten Autoren verhindern die Lokalanästhetica „durch eine entgegengerichtete Dichtung und Stabilisierung der Membranen Erregungsvorgänge in Nerven (und Muskel)". Da, wie mehrfach betont, nach heutiger Auffassung dem vegetativen Nervensystem bei der allergischen Reaktion eine maßgebliche Rolle zufällt, ist es naheliegend, *auch* an diese Wirkung zu denken, ohne die andere dadurch auszuschließen. Gestützt wird diese Auffassung durch die klinische und experimentelle Erfahrung, daß nach Ausschaltung der genannten Nerven allergische Reaktionen vielfach nicht mehr auslösbar sind. Damit könnte auch eine Erklärung dafür gefunden werden, daß, wie bereits erwähnt, mehrere Mittel nicht nur gegen Histamin, sondern auch gegen Acetylcholin usw. wirksam sind.

Hier ist auch die klinische Beobachtung anzuschließen, daß sich die beste Wirkung der Mittel offenbar auf allergische Reaktionen am *Gefäßapparat* erstreckt (Urticaria, Rhinitis usw.), während eine solche auf spastische Zustände der glatten Muskulatur (Asthma) nicht so eindeutig ist (BÖTTNER).

Sehr aufschlußreich ist in dieser Hinsicht eine von LOCKEY an 170 Fällen allergischer Affektionen gewonnene Statistik (Tab. 11). Es wurde Benadryl gegeben, 3—4mal täglich in Dosen von 25 bis 50 mg und mehr und einer täglichen Gesamtmenge bis zu 480 mg. Aus dieser Zusammenstellung ist ersichtlich, daß weitaus die besten Resultate bei Urticaria aller Art erzielt wurden. Auch bei Heufieber und Rhinitis allergica sind die Erfolge noch relativ günstig, wenig befriedigend dagegen bei Asthma und Spätexsudativem Ekzematoid (atopic disease).

Tabelle 11. Erfolgsstatistik der Benadryl-Behandlung (von LOCKEY).

Krankheit	Zahl der Fälle	Erfolg			
		vollständig	teilweise	kein	verschlimmert
1. Urticaria chronica	21	sämtl.	—	—	—
2. Urticaria acuta	28	19	5	4	—
3. Heufieber	32	6	26	—	—
4. Rhinitis allergica	11	7	—	4	—
5. Asthma schwer	21	kein	7	9	5 (2 gestorben)
6. Atopic disease (Spätexs. Ekzematoid)	7	kein	2	5	—

Wie schon erwähnt, ist die Zahl der heute bereits bekannten Antihistamin-Mittel verhältnismäßig groß. Über die älteren liegen außer zahlreichen tierexperimentellen Untersuchungen genügend klinische Prüfungen vor, um ein Urteil über ihren Wert zu erhalten.

Die Suche nach immer neuen Mitteln wird hauptsächlich durch drei Gesichtspunkte bestimmt: Es ist erwünscht, die *Schutzwirkung* noch nachhaltiger zu gestalten, als dies bei den älteren Mitteln bisher der Fall war. Es sollten ferner die unerwünschten *Nebenwirkungen*, die den meisten noch anhaften (Brechreiz, Durchfall, Schwindel, Kopfschmerz, Ohrensausen, Schläfrigkeit, Herzklopfen, Hämaturie usw.), möglichst ausgeschaltet werden und drittens sollen die Mittel nach Möglichkeit *gegen alle* bekannten und noch unbekannten „Reizsubstanzen", also nicht nur gegen Histamin wirksam sein. Noch sind wir von einem Idealmittel, welches die genannten Forderungen erfüllt, weit entfernt, aber beträchtliche Fortschritte sind doch bereits in dieser Richtung erzielt worden. Es soll übrigens nicht verschwiegen werden, daß die Antihistamin-Mittel auch nach eigener Beobachtung gelegentlich *selbst als Allergene* wirken können. Die von ihnen hervorgerufene allergische Reaktion kann sich sogar bis zum Schock steigern. Das beweist ein von BLACKMAN und HAYES berichteter Todesfall. Hier waren im Abstand von 4 Stunden je 100 mg Benadryl eingespritzt worden. 26 Stunden nach der 2. Injektion trat Exitus im allergischen Schock ein. Die Obduktion ergab vollkommen negativen Befund.

Während die eben erwähnten Nebenerscheinungen größtenteils durch eine entsprechende Abstufung der Einzel- und Gesamtdosen vermieden oder gemildert werden können, scheint *eine* absolute Gegenanzeige für die Verwendung der heute am meisten eingeführten Präparate Antistin, Anthisan (Neoantergan) und Benadryl bei *Ulcus ventriculi* zu bestehen. Nach den Untersuchungen von ASHFORD, HELLER und SMART regen die genannten Mittel im Einzelfalle eher eine Vermehrung der Magensaftsekretion an und führen jedenfalls keine Verminderung der HC und keine Besserung der Beschwerden herbei. Die Autoren warnen daher vor ihrer Anwendung bei der genannten Affektion.

Nach dem heutigen Stande läßt sich die *Wirkung* der antiallergischen Mittel kurz folgendermaßen präzisieren: sie wirken an sich nicht heilend, sondern hemmen und unterdrücken nur die allergischen Reaktionen (SCHMIDT und BRETT, KARRENBERG und FRENKEN, SACHS u. a.). Vielfach wird lediglich der Juckreiz beseitigt oder gemildert und auch das oft nur vorübergehend. Die Wirkung der A.M.[1] kann also nur als symptomatisch, nicht als kausal angesprochen werden. Die allergische Reaktionsbereitschaft wird anscheinend nur so lange gehemmt, wie die Wirkung der Mittel auf die Membranen (Grenzflächen) bzw. das Nervengewebe (s. o.) anhält. Möglicherweise handelt es sich auch manchmal überhaupt nicht um eine Antihistamin-Wirkung im eigentlichen Sinne, sondern um einen sedativen Effekt auf die entsprechenden Gehirnzentren.

Die Wirksamkeit der A.-M. ist wahrscheinlich in erster Linie abhängig von der Art der im Einzelfalle im Organismus als Resultat der Antigen-Antikörper-Reaktion auftretenden Reizsubstanzen, von denen Histamin nur eine der Möglichkeiten darstellt. Ihre Wirkung ist ferner abhängig von der Reaktion des einzelnen Patienten. Worauf diese im Einzelfalle gegründet ist, kann bisher nicht gesagt, höchstens vermutet werden. Zu denken ist dabei an eine besondere Tonuslage des vegetativen Nervensystems und der nervösen Zentren, worauf bereits mehrmals hingewiesen wurde.

So wird die, man könnte sagen, „launenhafte" Wirkung der heutigen Antihistaminmittel immerhin verständlich. Als Beleg hierzu mögen die von

---

[1] *Anmerkung:* A. M. = Antihistamin-Mittel.

SULZBERGER mit Benadryl und Pyribenzamin an einem großen Material von Hautkranken gemachten Erfahrungen angeführt werden. Er wies darauf hin, daß von den genannten Mitteln das eine bei derselben Krankheit bei dem einen Patienten versage, während es bei einem anderen ausgezeichnet wirke, ferner, daß bei demselben Kranken das eine Mittel helfe, das andere nicht. Diese Beobachtungen beziehen sich auch auf die Nebenwirkungen. So wirkt Benadryl zwar im allgemeinen sedativ, Pyribenzamin weniger, aber *auch* das gegenteilige Verhalten kommt vor.

Eine günstige Wirkung scheint allerdings den meisten der heute gebräuchlichen Mittel gemeinsam zuzukommen, das betrifft die Beseitigung des *Juckreizes*, das wird immer wieder hervorgehoben und kann auch von uns bestätigt werden. Warum aber in nicht wenigen Fällen die sonstigen klinischen Erscheinungen mehr oder weniger unbeeinflußt blieben, das bleibt vorläufig noch dunkel.

Fassen wir unsere bisherigen Erfahrungen, die an mehreren hundert stationär und ambulant behandelten Fällen von allergisch bedingten Affektionen — nicht nur der Haut — gesammelt wurden, zusammen, so möchten wir z. Z. etwa folgendes feststellen:

Generell und als eine Art Faustregel kann gesagt werden, daß je akuter eine allergische Reaktion einsetzt, desto sicherer eine günstige Wirkung vom Antihistamin-Mittel erwartet werden kann. Das bezieht sich vorwiegend auf allergische Reaktionen, die sich am Gefäßapparat abspielen. So ist die Wirkung der Antihistamin-Mittel bei der Serumkrankheit, der akuten Urticaria, auch der akuten allergischen Dermatitis meist schlagartig.

Die Wirkung der Antihistamin-Mittel tritt oft nach erstaunlich geringen Dosen ein, namentlich bei parenteraler Zuführung. Von Dauer ist sie allerdings in der Regel nur dann, *wenn* mit der Antihistamin-Mittel-Zuführung *zugleich* die *Allergen-Ausschaltung* verbunden ist. Das kann nicht nachdrücklich genug hervorgehoben werden.

Ist diese nicht möglich, so kann sich die Notwendigkeit einer längeren Antihistamin-Mittel-Zuführung ergeben. Damit wird allerdings zumeist nur das eine erreicht, daß der Juckreiz unterdrückt wird. Eine günstige Beeinflussung der klinischen Erscheinungen wird dagegen kaum erwartet werden können.

Dies bezieht sich auch auf die subakuten bis chronischen Affektionen. Bei ihnen kann — neben der selbstverständlichen Allergen-Ausschaltung — eine entsprechende örtliche Behandlung im allgemeinen nicht entbehrt werden.

Im Gegensatz zu LOCKEY hatten wir bisher den Eindruck, daß die Antihistamin-Mittel bei chronischer Urticaria auf diese selbst ohne jede Wirkung sind. Beeinflußt wird lediglich der Juckreiz und auch dieser nur, solange die Wirkung des Mittels anhält. BRETT hat sich in gleichem Sinne geäußert.

Während für das akute Stadium einer Affektion zunächst die parenterale Zuführung (intravenös bzw. intramuskulär) am erfolgreichsten ist, wird man anschließend zur oralen Behandlung mit Tabletten oder Dragees übergehen. Bei chronischen Affektionen ist dieses Vorgehen von vornherein, namentlich in der ambulanten Praxis das Gegebene. Vielfach genügt es auch, namentlich zur Erzielung einer ungestörten Nachtruhe, wenn die Antihistamin-Mittel-Gabe nur am Abend erfolgt. Besonders bewährt hat sich dafür Pyribenzamin, dem zweifellos ein leichter narkotischer Effekt innewohnt.

Es darf daher bei Kraftfahrern untertags nur mit Vorsicht angewandt werden. Gelegentlich hat es allerdings auch die gegenteilige Wirkung und führt zur Erregung (bei Kindern ?)

Recht zweckmäßig ist es auch in solchen chronischen Fällen, bei denen die Allergenausschaltung aus irgendwelchen Gründen auf Schwierigkeiten stößt, das Antihistamin-Mittel in kleinen Dosen über den Tag verteilt zu geben. Wir verwenden hierzu mit Vorliebe Dabylen 0,025 und geben dies etwa alle zwei Stunden 6—8mal täglich. Wir handeln also bewußt prophylaktisch, um bei der anzunehmenden fortdauernden Allergenzufuhr das Auftreten von Juckreiz zu verhindern oder wenigstens diesen herabzusetzen.

Welches Mittel im Einzelfalle angezeigt ist, muß jeweils ausprobiert werden. Auf die „Launenhaftigkeit" der Antihistamin-Mittel war oben schon hingewiesen worden. Allgemeingültige Regeln lassen sich bisher weder hinsichtlich der graduellen Wirksamkeit der einzelnen Präparate noch bezüglich der speziellen Indikation für bestimmte allergische Erkrankungen aufstellen und sind vorerst wohl auch nicht zu erwarten. Aus den Ergebnissen von Tierversuchen lassen sich jedenfalls auf den kranken Menschen einfach zu übertragende Schlußfolgerungen nicht ableiten. Es wird uns, wie oben schon ausgeführt wurde, bei längerer Erfahrung immer zweifelhafter, ob die Wirkung der Antihistamin-Mittel beim Menschen überhaupt oder in erster Linie eine örtliche ist. Bei diesem ist uns in der Mehrzahl der Fälle ein zentrales Angreifen sowohl im Hinblick auf die minimalen Wirkungsdosen wie auf die klinische Beobachtung viel wahrscheinlicher.

Als Ausnahme muß allerdings die zuweilen sehr prompte Wirkung eines A.M. als Spray bei Asthma erwähnt werden.

So möchten wir auch die Eigenschaft der „Schutzwirkung" eher unter dem Gesichtswinkel der zentralen Wirkungsweise auffassen. Wir machen von ihr heute vielfach vorbeugend Gebrauch, wenn wir gezwungen sind, einem Allergiker wegen einer interkurrenten Affektion ein Arzneimittel zu geben, von dem unter Umständen eine allergische Reaktion zu erwarten ist (z. B. Sulfonamide) oder von dem bereits feststeht, daß es nicht „vertragen" wird. In diesem Zusammenhange muß auch erwähnt werden, daß wir in gleicher Weise wie Brett uns bisher von einer Schutzwirkung gegenüber Kontaktallergenen (Salben, Puder usw.) nicht überzeugen konnten.

Bezüglich der sog. *Nebenerscheinungen* lassen sich bisher wesentliche Unterschiede unter den uns in Deutschland z. Z. zur Verfügung stehenden Antihistamin-Mitteln nicht feststellen. Wir kennen das Gesetz der Serie zu gut, um uns verleiten zu lassen, aus einer Reihe von günstigen oder ungünstigen Beobachtungen vorschnell Gesetzmäßigkeiten ableiten zu wollen. Es bleibt vorläufig nur der Rat, in jedem Einzelfalle auszuprobieren, welches Mittel bei guter Wirksamkeit die wenigsten Beschwerden hervorruft.

Auf die Möglichkeit, daß die Antihistamin-Mittel gelegentlich auch *selbst als Allergene* wirken können, war oben schon hingewiesen worden. Es empfiehlt sich, in Fällen, wo dies vermutet wird, einen Wechsel des Präparates vorzunehmen. Ist auch dann noch der Verdacht auf Allergenwirkung vorhanden, ist die Testung mittels des leukopenischen Index angezeigt.

Bezüglich der praktischen Anwendung der Antihistamin-Mittel wäre hinsichtlich der *Dosierung* noch nachzutragen, daß sich diese je nach dem vorliegenden Fall individuell zu gestalten hat. Obwohl die Antihistamin-Mittel bei hoher Dosierung anscheinend nicht zu schweren Organschädigungen führen, ist doch durch die dann auftretenden Nebenerscheinungen eine Grenze gesetzt, die nicht überschritten werden sollte. Die Höhe der „normalen" Dosierung ist, mindestens bei den z. Z. erhältlichen Präparaten, praktisch bei allen ungefähr die gleiche. Es erübrigt sich daher, hier ins einzelne gehende Angaben zu machen. Als Beispiel sei nachstehend die Dosierung und Anwendungsweise von Antistin, welches als erstes auf dem deutschen Markt erschien, wiedergegeben. Anschließend bringen wir noch Angaben über Aspasan, da dieses Mittel infolge seiner komplexen Zusammensetzung aus dem Rahmen der sonstigen Antihistamin-Mittel etwas herausfällt.

Ausdrücklich sei bemerkt, daß mit der besonderen Erwähnung der beiden genannten Mittel keinerlei Werturteil verbunden ist. Dies ist schon deshalb gar nicht möglich, da im Vorhergehenden bereits auf die ganz individuelle Wirksamkeit der Antihistamin-Mittel hingewiesen wurde.

Antistin kann sowohl intravenös, wie oral und auch intramuskulär zugeführt werden. Die subcutane Einspritzung ist nicht zu empfehlen, da sie zur Bildung schmerzhafter Knoten führt (SCHÜCKLER). Die Einzeldosen für Tabletten bewegen sich zwischen 100 und 200 mg, 3mal täglich während des Essens zu nehmen. Bei Säuglingen wird von SACHS 25 mg zweimal täglich empfohlen, nach 3 Monaten kann auf 50 mg zweimal täglich gegangen werden. Bei Erwachsenen wird man dagegen ohne Bedenken erheblich höhere Tagesgesamtdosen geben können. So gab SCHINDLER bis zu 300 mg intravenös und 600 mg oral. SARRE ging bis zu 12—16 Tabletten p. d. (= 1,2 — 1,6 g!). Diese werden in Abständen von 3—4 Stunden gegeben, da nach dieser Zeit die Wirkung des Mittels infolge der Ausscheidung aus dem Organismus nachläßt.

Die Zuführung als Spray, die sich auch im Tierversuch als erfolgreich erwiesen hat, ist wohl ausschließlich bei Asthma angezeigt.

Bei stärkeren allergischen Erscheinungen wird man gewöhnlich zunächst mit der parenteralen Behandlung (eine Ampulle = 100 mg/2 cm³) beginnen, nach 2—3 Tagen geht man dann zur oralen Behandlung mit Tabletten über, vorausgesetzt, daß eine deutliche Wirkung der Anfangsbehandlung bemerkbar war. In vielen Fällen wird es möglich sein, die anfänglichen Dosen allmählich herabzusetzen, es genügt dann zuweilen 1 Tablette am Tage um eine genügende Schutzwirkung zu entfalten. — *Aspasan* (Höchst) steht in Ampullen, als Tabletten und Inhalationslösung zur Verfügung. Es enthält einen neuartigen Körper, das Diphenylpiperidinopropan. In der Inhalationslösung ist dieser kombiniert mit Dioxyephedrin, welches zwar krampflösend, aber nicht gefäßverengend wie das Suprarenin wirkt. Die Tabletten enthalten dagegen Pyramidon (für den Nachtgebrauch) oder Coffein (für den Tag). Alle Präparate haben außerdem einen Zusatz von Suprifen zur Förderung der Expectoration. Die Dosierung ist ähnlich wie bei Antistin.

Die spezielle Behandlung einzelner allergischer Affektionen.

Vorbemerkung.

Nachstehend soll der Versuch gemacht werden, für die Praxis einige Richtlinien über die Behandlung der hauptsächlich in Betracht kommenden Krankheiten zu geben. Es ist selbstverständlich, daß nur die eigentlich antiallergischen Maßnahmen Erwähnung finden können. Hierbei wird die gleiche Reihenfolge innegehalten werden, wie sie sich im klinischen Teil findet. Wir setzen ferner voraus, daß die im ersten Abschnitt dieses Teiles enthaltenen Ausführungen gebührend beachtet werden.

Haut.

Pruritus. Auf die vielfältige Genese dieses Symptoms muß immer wieder hingewiesen werden. Daß hierbei auch die Allergie eine nicht unbedeutende Rolle spielt, ist schon länger bekannt, aber vielfach — namentlich in der Praxis — noch nicht hinreichend gewürdigt. Als relativ neu und wichtig war von uns die Erkenntnis herausgestellt worden, daß Pruritus, *universeller* wie *lokaler* (Anus, Vulva), durch Nahrungsallergene verursacht sein kann. In erster Linie muß also in Fällen, bei denen eine andersartige Genese auszuschließen ist, mittels eines Testverfahrens (Ausschaltungsdiät, leukopenischer Index) die

Ermittlung der in Betracht kommenden Nahrungsallergene und damit die Aufstellung einer entsprechenden „Eliminationsdiät“ angestrebt werden. Kommt man damit nicht zum Ziele, oder will man dem Patienten zunächst einmal eine gewisse Ruhe verschaffen, ist die Anwendung eines antiallergischen Mittels angezeigt. Vielfach genügen dann Gaben von z. B. Antistin 100 bis 200 mg (= 1—2 Tabletten pro dosi), 3—4mal täglich im Beginn, dann absteigend bis einmal täglich, insgesamt etwa 7 bis 10 Tage, um den lästigen Zustand zu beseitigen. Für besonders schwere und hartnäckige Fälle wird sich, namentlich für den Anfang, intravenöse Zuführung empfehlen (2—3mal täglich 1 Ampulle = 100 mg).

Urticaria. Bei der akuten Form wird man, in der Sprechstunde besonders, eine der nachstehend beschriebenen „Sofortbehandlungen“ ins Auge fassen. Anschließen muß sich jedoch unbedingt, und das gilt vor allem auch für die chronische Form, die Fahndung auf Allergene. Außer Nahrungsmitteln und Arzneistoffen kommen auch Eingeweidewürmer in Betracht.

Als Mittel der Wahl möchte ich für die Praxis die intramuskuläre Einspritzung von 10 bis 20 cm³ *Eigenblut* empfehlen. Man wird in vielen Fällen die Freude haben, beinahe schlagartig zunächst das Aufhören des quälenden Juckreizes und anschließend das Verschwinden der Quaddeln festzustellen.

Um das lästige Koagulieren des entnommenen Blutes zu vermeiden, empfiehlt es sich, vor der Blutentnahme aus der Vene etwa 1 Teilstrich einer 3,8% Natrium-citrat-lösung in die Spritze aufzuziehen, wie dies für die Anstellung der Blutkörperchensenkungsreaktion üblich ist. Langjährige Erfahrung hat uns gelehrt, daß die günstige Wirkung der Einspritzung hierdurch in keiner Weise berührt wird. — Anstelle von Eigenblut kann man auch das homologe Serumpräparat *Homoseran* (Asid) 10—20 cm³ verwenden. Die Wirkung steht allerdings dem des Eigenblutes nach.

Kommt man, auch nach Wiederholung (höchstens 3—4mal), mit dieser Behandlung zu keinem Erfolg, wird man zu Einspritzungen von Calciumpräparaten übergehen. Es muß darauf hingewiesen werden, daß die subcutane, besser intramuskuläre Einspritzung *nur* für *Calcium gluconicum* in Betracht kommt, von dem es eine ganze Reihe Markenpräparate gibt. *Calcium chloratum* darf hingegen *nur intravenös* verabfolgt werden. An Stelle des reinen Calcium kann auch die als *Tecesal* bekannte Kombination mit Natriumthiosulfat oft mit Erfolg benutzt werden. Man verabfolgt von den genannten Mitteln 10 bis 20 cm³ 1—2mal am Tag i.v. und wiederholt das anfangs täglich, später in Zwischenräumen von 1—2 Tagen. Wenn nach 8 bis 10 Einspritzungen kein eindeutiger Erfolg vorhanden ist, sollte die Behandlung abgebrochen werden, da selbst eine wochenlange Fortsetzung, wie das leider nicht selten geschieht, keinen Erfolg mehr verspricht.

Von der innerlichen Anwendung von Kalkpräparaten ist im allgemeinen abzuraten, ihre Wirkung kann nur als sehr unsicher bezeichnet werden.

Erstaunliche Erfolge sieht man bei hartnäckigen Formen zuweilen durch die Zuführung von *Salzsäurelösung* in Form etwa der Mixtura acidi hydrochlorici RF, 1 Eßlöffel nach jeder Mahlzeit. Die Säure kann auch nach einer älteren französischen Vorschrift mit Sirupus Rubi Idaei gegeben werden (Acid. hydrochl. dilut. 7,0/Sirup. Rub. Id. 20,0/Aqu. dest. ad 200,0).

Erwähnt seien auch die unten näher beschriebene Schwitzbehandlung (siehe Serumkrankheit), ferner die subaqualen Darmbäder. Diese sowie die Behandlung mit lebenden Colibacillen (Mutaflor, NISSLE) scheinen regelwidrige Verhältnisse im Colon (Obstipation, falsch gebildete Coliflora) zu normalisieren und damit endogen entstehende Allergene zu beseitigen.

Zu den vorgenannten älteren Methoden ist als neueste die Anwendung von Antihistamin-Mitteln getreten. Über die Dosierung wurde bereits an anderer Stelle das Nötige gesagt. Es gilt auch hier, im Einzelfalle zu variieren und sich nicht an ein starres Schema zu halten. Wie nun bereits zahlreiche Autoren festgestellt haben, ist die Wirkung der A.-M. oft ganz ausgezeichnet, aber es laufen doch noch recht viel Versager unter, denen man weder durch Erhöhung der Dosis bis zur Grenze der Verträglichkeit noch durch längere Ausdehnung der Behandlung beikommen kann.

Bei *Kälte*urticaria scheinen sich die A.-M. ebenfalls zu bewähren. — Mit der von CERNEA angegebenen Medikation mit *Keimdrüsen*präparaten, welche männliche und weibliche Hormone zugleich enthalten (Bisexon), sahen wir bisher keinen eindeutigen Erfolg.

In den Fällen, wo alle die genannten Mittel erfolglos waren, sollte ein Versuch mit dem *Insulinschock* gemacht werden (HENSELMANN, Verf.). Die Methodik wurde oben (S. 140) näher beschrieben.

Über gute Erfolge mit *Apicosan* (Bienengift) bei anderweitig nicht beeinflußbarer Urticaria berichtete WOLPE; BLACK, ferner KALLÓS desgleichen mit *Vitamin K* (Karanum = 2-Methyl-naphthohydrochinon-(1,4)-dibutyrat, MERCK). 3mal täglich 1 Tablette (= 15 mg) oder 1—2 Ampullen (= 7,5 mg). *Hemodal Höchst* hat eine ähnliche chemische Struktur und Dosierung. Bei Bienen- und Wespenstichen scheint auch nach eigener Erfahrung die Zuführung eines A.-M. (Antistin, Avil) sowohl prophylaktisch (Tabletten) wie bei bereits eingetretener entzündlicher Reaktion (Ampullen) sehr empfehlenswert.

In Fällen, bei denen möglicherweise Infektionsallergie zugrunde liegt, sollte ein Versuch mit Penicillinbehandlung nicht unterlassen werden. Von der Verwendung von Depotpenicillin ist allerdings abzuraten. Die Gefahr, daß der Procain- (Novocain-) Gehalt oder die als Emulgatoren fungierenden Substanzen als Allergene wirken, ist nach unseren Erfahrungen durchaus gegeben.

Serumkrankheit. Hier konkurrieren heute in der Praxis zwei verschiedene Behandlungsmöglichkeiten. Steht *Antistin* oder dergl. sofort zur Verfügung, gibt man am besten zunächst eine Ampulle intravenös und wiederholt das nach 3—4 Stunden noch 1—2mal, je nach Schwere der Erscheinungen. In leichteren Fällen geht man bald zur oralen Behandlung (2 Tabletten alle 4 Stunden) über oder beginnt sofort damit. Länger als 2—3 Tage braucht man die Behandlung kaum je fortzusetzen, da der Behandlungseffekt meist sofort bzw. sehr bald einsetzt. Es muß allerdings damit gerechnet werden, daß lediglich die Hautsymptome (Jucken, Quaddeln) verschwinden, während etwa vorhandene Myalgien oder Arthralgien unbeeinflußt bleiben (FEINBERG u. a.). Immerhin kann man in einem sehr hohen Prozentsatz der Fälle einen raschen und durchschlagenden Behandlungserfolg erwarten.

Sind A. M. nicht sofort verfügbar, ist das Mittel der Wahl die *Eigenblutinjektion*, über die oben (S. 152) bereits gesprochen wurde.

Kommt man mit einer der vorgenannten Methoden nicht zum Ziel, empfiehlt sich die von mir (1917) angegebene *Schwitzbehandlung*, die sich auch bei Urticaria bewährt hat.

Man geht am besten so vor, daß man zunächst ein heißes Bad nehmen läßt. Anschließend wird der Kranke unabgetrocknet ins Bett unter einen Lichtbügel gelegt und reichlich schweißtreibender Tee (Lindenblütentee oder Species diureticae DAB) verabreicht, bis Schweißausbruch erfolgt. Das dauert unter Umständen recht lange. Eine Kollegin, die nach erfolgloser Behandlung von anderer Seite soeben dieser Prozedur unterzogen wurde, kam erst nach 3 Stunden (!) zum Schwitzen. (Es lassen sich daraus interessante Rückschlüsse auf die Tonuslage im vegetativen Nervensystem und der übergeordneten Zentren ziehen. Wir hatten bereits im klinischen Teil auf das Versiegen der Schweiß- und Harnsekretion hingewiesen). Das Schwitzen sollte $^1/_2$—1 Stunde unterhalten werden, dann lauwarmes Bad und leichtes Nachschwitzen. Der Erfolg dieser einfachen Methode ist immer wieder erstaunlich, er blieb auch in dem erwähnten Falle nicht aus und — was die Hauptsache ist — war von Dauer.

Wie die zuweilen günstige Wirkung des *Vitamin B* (Komplex oder als *Nikotinsäureamid*) zu erklären ist, muß hier dahingestellt bleiben. W. W. KRAUSE empfiehlt folgendes Vorgehen: 1 Ampulle subcutan an der Stelle der Seruminjektion. Dann halbstündlich eine Tablette bis der Juckreiz verschwunden ist. Dann stündlich, bis die Hauterscheinungen weg sind. Zur Vorbeugung noch 3—5 Tage 3mal täglich 1 Tablette. LEITFRITZ empfiehlt die Injektion von Hypophysin (3 Voegtlin E) in Kombination mit „Scophedal (SEE) einfach" als sehr wirksam. Über die von GOHRBANDT u. a. empfohlene Anwendung der *Narkose* liegen eigene Erfahrungen nicht vor.

Von sonstigen Behandlungsmethoden sind alle die bereits für Urticaria angegebenen zu erwähnen.

Die Prophylaxe der Serumkrankheit. Der alte Grundsatz „Vorbeugen ist besser als heilen" hat besonders Gültigkeit für die Serumkrankheit. Man kann in verschiedener Weise vorgehen. Eine recht einfache Methode ist die von H. SCHMITZ angegebene: Aufziehen von *Eigenblut* zur gleichen Menge Serum. Wir können sie auf Grund reichlicher Erfahrung empfehlen. Wenn sie auch nicht in allen Fällen voll wirksam ist, so scheint uns doch dadurch das Auftreten der Symptome wesentlich gemildert zu werden. Bedrohliche Zustände haben wir seitdem nicht mehr erlebt. Auch andere Autoren haben sich, z. T. allerdings mit Einschränkungen, in günstigem Sinne geäußert.

Eine ältere Methode ist die von BESREDKA angegebene: Man gibt etwa $1^1/_2$ bis 3 Stunden vor der eigentlichen Injektion eine Vorlage von 0,5 cm^3 Serum. Nach STOLTE kann man das Serum auch in Abständen von $^1/_2$ Stunde wie folgt geben: 0,5—1—2—5—10—15—20 cm^3. REINER MÜLLER rät als allgemeine Regel, es solle bei *prophylaktischen* Einspritzungen *Rinder*serum gegeben werden (falls dies in Apotheken nicht vorrätig, telegraphisch bestellen). Sind danach *therapeutische* Injektionen notwendig, gibt man bei der ersten Pferdeserum, bei der zweiten Hammelserum. Zu beachten ist natürlich, daß in den Fällen, in denen die Patienten schon früher einmal Pferdeserum erhalten haben, die Sensibilisierung gegen dieses noch nach Jahren vorhanden sein kann, wie das im ersten Teil bereits erwähnt wurde. In derartigen Fällen wird man zunächst 0,1—0,2 cm^3 einer Mischung von 0,1 Serum mit 9 Teilen physiologischer NaCl-Lösung intracutan als Test einspritzen. Tritt nach ca. 20 min eine gegen eine Kontrollquaddel mit NaCl-Lösung verstärkte Hautreaktion (Rötung, Pseudopodien) auf, so ist das Serum einer anderen Tierart zu verwenden.

Über die prophylaktische Wirkung der Antihistaminica liegen bei der Serumkrankheit Erfahrungen an einem größeren Material noch nicht vor. SARRE erwähnt z. B. in seiner 21 Fälle von Serumkrankheit umfassenden Statistik überhaupt nichts davon.

Schließlich sei noch einmal früher Gesagtes wiederholt: *Vor* Anwendung jeder Art von heterologem, also nichtmenschlichem Serum ist die Anamnese des Kranken auf Allergievorkommen zu überprüfen. Finden sich Anhaltspunkte für eine erbgebundene allergische Disposition, früher überstandene allergische Affektionen oder empfangene Seruminjektionen, wird man unbedingt die geschilderten vorbeugenden Maßnahmen ins Auge fassen müssen. Vor allem aber ist zu überlegen, ob man die Serumanwendung nicht umgehen kann. Ein leichtfertiges Handeln könnte in forensischer Hinsicht nicht anders denn als ärztlicher Kunstfehler ausgelegt werden, das sollte stets bedacht werden.

QUINCKE*sches Ödem.* Wie bei der Besprechung der Pathogenese dieser Affektion (S. 75) auseinandergesetzt wurde, verstehen wir unter dieser Bezeichnung nur die als allergisch bedingt anzusehenden Fälle von akutem umschriebenem Ödem. Soweit Allergene idiosynkrasischer Natur, also in erster

Linie Nahrungs- und Genußmittel, in Frage kommen, wird nach deren Ausschaltung (LPI) eine weitere antiallergische Behandlung kaum nötig sein. Anders liegen die Verhältnisse bei der infektionsallergischen Form. Hier wird versucht werden müssen, einen Infektherd ausfindig zu machen. Gelingt dies nicht oder ist dies ohne Erfolg, so ist die Anwendung von *Penicillin* angezeigt. Wir sahen davon in einer Anzahl von Fällen nahezu schlagartiges Verschwinden der Erscheinungen und zwar auch für die Dauer (s. a. S. 92). Dosierung: 40000 bis 50000 E alle 3 Stunden, Gesamtdosis nicht unter 2, besser 3 Mega-E. Sollte ein Rückfall eintreten, wäre die Kur zu wiederholen.

Über die Wirkung antiallergischer Mittel liegen z. Z. zwar noch nicht allzuviel Berichte vor (ROLL, KALLÓS, HALPERN und HAMBURGER, WALDBOTT und YOUNG u. a.). Ihre versuchsweise Anwendung etwa in der für die Serumkrankheit bzw. Urticaria angegebenen Weise ist zu empfehlen.

Von KALLÓS u. a. ist auch das synthetische Vitamin *K* (Hemodal, Höchst) als wirksam erwähnt worden (Ampullen zu 10 mg/1 cm³; Tabletten zu 10 mg. Dosierung 1—2mal täglich 1 Ampulle intramuskulär bzw. 3mal täglich 1 Tablette. Erstere 1—3 Tage lang, letztere 8 Tage).

Dermatitis und Ekzem. Als erste Forderung ist zunächst die Fahndung nach etwa in Betracht kommenden Allergenen und deren Ausschaltung zu erheben, das bedarf keiner näheren Begründung. Von älteren antiallergischen Maßnahmen kommen zunächst die Methoden in Frage, welche bei den mit Juckreiz verbundenen Hautkrankheiten erwähnt wurden. Neben der parenteralen Calciumzufuhr sind da vor allem die Eigenblut- und Homoseran-Injektionen, 1—2mal täglich i.m., hervorzuheben. — Was die Wirkung antiallergischer Mittel anlangt, so ist diese in vielen Fällen ganz unbestreitbar, und zwar schon bei einer Dosierung von 100 bis 200 mg, 3—4mal täglich, alle 4 Stunden. Aber auch hier steht sehr oft die Beseitigung des Juckreizes im Vordergrunde, während die entzündlichen Hauterscheinungen wenig oder gar nicht beeinflußt werden. Wir können nur den heute schon recht zahlreichen Autoren darin beipflichten, daß durch A.-M. in dem einen Falle eine günstige Wirkung unverkennbar ist, während sie in einem anderen, anscheinend ähnlich gelagerten Falle vollkommen versagt. Es bleibt nach dem heutigen Stande nichts anderes übrig, als im Einzelfalle einen Versuch zu machen, der aber nicht über mehr als eine Woche ausgedehnt werden sollte.

Eine unbestreitbar günstige Wirkung wird bei *akuter universeller* Entzündung der Haut (Dermatitis acuta universalis) durch *Penicillin*-Einspritzungen erzielt. Verf. hat hierüber im Frühjahr 1948 auf Grund der an einer größeren Anzahl von Fällen gesammelten Erfahrung berichtet. Es empfiehlt sich mindestens 2—3 Mega E zu verabfolgen, in Einzeldosen von 40000 bis 50000 E alle 3 Stunden. Vor der Anwendung von Depotpenicillin ist dagegen aus den oben angeführten Gründen zu warnen.

Für subakute und chronische Formen von Dermatitis und Ekzem, insbesondere die lokalisierten, durch Allergen*kontakt* entstandenen, ist die *Röntgenbestrahlung* unbedingt angezeigt. Daß wir ihre Wirkung — mindestens teilweise — als antiallergisch auffassen möchten, war oben schon erwähnt worden. Als Dosierung empfehlen wir je Feld 100 r, 0 Filter bei 65 bis 80 KV, HWS = 0,07—0,14, im ganzen 3 Behandlungen in Abständen von 6—8 Tagen.

Während bisher beim *spätexsudativen Ekzematoid* (atopic disease) die Ergebnisse mit der A. M.-Behandlung im ganzen als unbefriedigend angesehen werden müssen, scheint dies bei der Frühform, dem *exsudativen Ekzematoid* vulgo *Säuglingsekzem* besser zu sein. SACHS (Kinderklinik *Kiel*) berichtet über gute

Erfolge, die wir auch nach eigenen Erfahrungen bestätigen können, allerdings mit der Einschränkung, daß bei Säuglingen die orale und parenterale Zuführung meist schlecht vertragen wird. Für diese Affektion sei auch an die von STOLTE schon vor längerer Zeit angegebene *Tannin*behandlung (Rotwein, durch längeres Kochen alkoholfrei gemacht und der Nahrung zugesetzt) erinnert. Es kann angenommen werden, daß das Tannin eine Eiweißfällung im Darm bewirkt, so daß es nicht als Allergen wirken kann. Eine ähnliche Wirkung infolge Denaturierung des Eiweißes, das damit den Allergencharakter verliert, liegt wohl auch der Verwendung *gesäuerter Milch* zugrunde.

Von sonstigen Maßnahmen sei auch hier wieder für sehr hartnäckige Fälle der Insulinschock (HENSZELMANN) empfohlen. Auch von Nicotinsäureamid sahen wir gelegentlich Gutes und deuteten es als antiallergische Wirkung.

Erwähnt sei schließlich noch, daß in bestimmt gelagerten Fällen neben allen sonstigen Maßnahmen als unterstützend eine fachärztlich geleitete Psychotherapie von Nutzen sein kann (s. a. S. 80). Auch Verbringung in eine andere Gegend, insbesondere See- oder Gebirgsaufenthalt sind oft recht wirksam. Leider halten die damit erzielten Erfolge meist nur kurze Zeit an.

Purpura allergica. Soweit es sich um die durch Nahrungs- oder Arzneiallergene bedingte Form handelt, wäre nach Auffindung und Ausschaltung der in Betracht kommenden Allergene ähnlich wie bei den oben besprochenen Affektionen zu verfahren. Eine Wiederholung erübrigt sich daher.

Schwieriger liegen die Verhältnisse bei der infektionsallergisch bedingten Form, die ich zu den „rheumatoiden“ Hauterkrankungen rechne. Die dort besprochenen therapeutischen Maßnahmen kommen daher auch hier in Betracht

Die rheumatoiden Hauterkrankungen. Wie im klinischen Teil auseinandergesetzt wurde, rechnen wir in diese Gruppe: Erythema nodosum und exsudativum multiforme, Periarteriitis bzw. Arteriitis nodosa, Purpura und Erythematodes beider Formen. Da für alle diese Affektionen in erster Linie eine infektionsallergische Pathogenese angenommen werden kann, müssen sich die diesbezüglichen therapeutischen Maßnahmen naturgemäß auch zunächst nach dieser Richtung orientieren. Daß bei einigen im Einzelfalle zugleich, namentlich im Sinne der Auslösung, auch idiosynkrasische Allergene in Frage kommen, muß selbstverständlich auch bei der Behandlung berücksichtigt werden. Wie dies zu geschehen hat, ist in früheren Abschnitten mehrfach dargelegt worden.

Bezüglich der Infektionsallergie ist auch hier wieder die Aufsuchung und Beseitigung etwa vorhandener Infektherde die Grundforderung. An Stelle derselben (bei Unauffindbarkeit) oder daneben ist die Anwendung bakterizider Mittel das Gegebene. Hierfür stehen die Sulfonamide und das Penicillin zur Verfügung. Die Möglichkeit, daß beide auch als Allergene wirken können, ist dabei zu berücksichtigen. Sie ist insbesondere bei den Sulfonamiden recht groß. Aber auch da gibt es Unterschiede. So scheinen die Marfanil (salzsaures Salz des 4-Aminomethylenzolsulfonamids) enthaltenden Präparate erheblich stärker zu allergischen Reaktionen zu führen, als die Marbadal (4-Aminobenzolsulfothiocarbamidsalz des 4-Aminomethylbenzolsulfonamid) enthaltenden. Von Badional (p-Aminobenzolsulfo-thiocarbonat) haben wir nach langer Erprobung den bestimmten Eindruck, daß es seltener zu allergischen Reaktionen Anlaß gibt.

Daß alle Sulfonamide in Form der Stoßbehandlung gegeben werden sollten, darf als bekannt vorausgesetzt werden, ebenso die Kenntnisse über die Variation der Dosen je nach Art des Präparates und des Einzelfalles. Penicillin in nicht zu gering bemessenen Dosen, 3—5 Mega-E, kommt besonders für die Behandlung der akuten Form des Erythematodes in Betracht. Wir sahen mehrfach davon sehr günstige Wirkung, die auch anderwärts bestätigt sind. Aber auch da gibt es, wie nicht anders zu erwarten, Versager.

Ähnlich wie beim Rheuma ist für Erythema exsudativum multiforme und nodosum nach meiner langjährigen Erfahrung die Anwendung von Salicylsäure sehr angezeigt. Wir verwenden sie in Form des Cylotropin (Urotropin-Salicyl) und verabfolgen 1—2mal täglich eine Ampulle (5 cm^3) intravenös.

Über die Wirkung der antiallergischen Mittel liegen z. Z. weder in der Literatur noch bei uns selbst genügend Erfahrungen vor. Immerhin wird die Anwendung in der oben mehrfach erwähnten Dosierung namentlich bei der akuten Form des Erythematodes versucht werden können.

Respirationstrakt.

Rhinitis, Heuschnupfen bzw. Heufieber. Soweit Rhinitis durch Nahrungsallergene hervorgerufen wird (Stundenschnupfen) genügt in den meisten Fällen die Ausschaltung der in Betracht kommenden Allergene zur Beseitigung der Symptome. Für die durch Pollenallergene erzeugte Form, dem Heuschnupfen bzw. Heufieber ist, wenn irgend möglich, ebenfalls die Ausschaltung pollenhaltiger Luft die Idealforderung. Das kann auf verschiedene Weise erreicht werden. Die an sich einfachste und nächstliegende ist der Aufenthalt in einer Gegend, in der die für den Kranken in Frage kommenden Pflanzenpollen fehlen. Für den zahlenmäßig allerdings geringen Teil (ca. 10%), in welchem die Pollen von Bäumen (Linde, Akazie) die Faktoren darstellen, genügt meist schon ein entsprechender *Ortswechsel* in die nähere Umgebung während der Blütezeit. Anders dagegen bei dem viel häufigeren Gräserschnupfen. Für viele Patienten war in früheren Jahren die Insel *Helgoland* das Dorado. Nachdem dies weggefallen ist, sind z. Z. Bestrebungen im Gange, eine der Westfriesischen Inseln (Wangeroog?) als Ersatz zu nehmen. Sicheres ist darüber noch nicht bekannt. Zuweilen genügt schon ein Wohnen über 1800 m Höhe während der „Saison".

Eine andere Möglichkeit bietet die *allergenfreie Kammer* (s. S. 61). Das erfordert allerdings einen nahezu ständigen Aufenthalt in derselben während der gesamten „Heufieberperiode".

Aber auch dieses Verfahren ist, ebenso wie die vorgenannten, mit erheblichen Kosten verknüpft und mit anderen Unzuträglichkeiten behaftet, so daß die Anwendung immer nur auf Einzelfälle beschränkt bleiben wird.

Einen gewissen Ersatz würde die Allergolix-Maske (Fränkel und Levy) bieten, die nach Art der Gasmasken konstruiert ist. Allgemeine Einführung hat sie allerdings kaum gefunden und ist vorläufig auch wohl nicht erhältlich. Ihre Anwendung ist in praxi zudem nur bei Heimarbeitern u. dgl. zweckmäßig und möglich.

Relativ häufig wird bei Heufieber die *Desensibilisierungskur* angewandt. Ist diese allergische Affektion doch bisher die einzige, bei der dieser Methode ein gewisser regelmäßiger Erfolg nicht abzusprechen ist. Das Prinzip der Kur besteht darin, daß durch intracutane Zuführung eines Pollenextraktes in steigender Konzentration der allergische Organismus gegen die Pollenallergene unempfindlich gemacht wird. Die theoretische Begründung wurde bereits an anderer Stelle abgehandelt (S. 54).

Methodik. Oft wird bereits die Anamnese darüber Aufschluß geben, welche Pollenart im Einzelfalle in Betracht kommt. Wenn jedoch Unklarheiten bestehen, muß zunächst ein *Testverfahren* durchgeführt werden. Man verwendet hierzu den auch für die Therapie bestimmten Pollenextrakt. Derartige Extrakte sind als Markenpräparate im Handel (Helisen-Behringwerke; Allergiediagnostica-Sächs. Serumwerke u. a.). Es handelt sich bei diesen um plurivalente Extrakte aus Pollen von Gräsern Mitteleuropas. Zur Testung injiziert man 0,05 cm^3 von einer Helisen-Lösung 1:1000 in die Rückenhaut und legt zugleich eine Kontrollquaddel mit der gleichen Menge von physiologischer NaCl-Lösung an. Tritt nach 10 bis 15 min eine deutliche Vergrößerung und Rötung an der Peripherie der Helisenquaddel auf, so ist die Probe als positiv zu werten. Bei negativem Ausfall empfiehlt sich Wiederholung des Testes mit einer Helisen-Lösung 1:100. Diese entscheidet dann endgültig über das Vorliegen einer Pollenallergie. Bei positivem Ausfall schließt sich die therapeutische Anwendung an. Diese hat am besten einige Wochen vor Beginn der Grasblüte (April) anzufangen, also etwa Mitte Februar, damit beim Einsetzen jener bereits eine volle Desensibilisierung erreicht ist. Die Injektionen werden *subcutan* in das untere Drittel der Oberarmstreckseite verabfolgt in Abständen von 2—3 Tagen. Man beginnt mit einer Helisen-Lösung von 1:1000, davon wird zunächst 0,05 cm^3 gegeben, und dann ansteigend 0,1—0,2 usw. bis 0,8 in den angegebenen Intervallen. Anschließend Helisenlösung 1:100. Davon 0,1—0,2—0,35—0,5—0,7 bis 0,9 cm^3. Danach Helisen-Lösung 1:10 in gleicher Dosierung. Schließlich Helisen-Lösung 1:2, 0,1—0,2—0,3—0,4 cm^3. Die letztgenannte Dosis wird dann alle 14 Tage bis Ende Mai gespritzt.

Auf die — namentlich bei Fortschreiten der Kur und bei höheren Konzentrationen der Lösung — immer stärker werdende Gefahr des *Schockes*, auf die oben schon hingewiesen worden war, sei auch hier nochmals aufmerksam gemacht. Auch geringere Reaktionserscheinungen (Rötung der Bindehäute oder der Injektionsstelle, Schwellung derselben oder Juckreiz) sind sorgfältig zu beachten. Treten sie auf, so ist zunächst für die weiteren Injektionen die gleiche Dosis beizubehalten. In schweren Fällen wird besser eine Pause eingelegt und dann mit der nächstniederen Dosis als der letzten wieder begonnen. Es ist dringend anzuraten, den Patienten nach jeder Injektion noch mindestens eine halbe Stunde unter Beobachtung zu halten, da die Schockwirkung sich nicht sofort zu manifestieren braucht. Auch eine „Schockapotheke" (*47*) sollte stets zur Hand sein (s. a. S. 174).

Wichtig ist nun zu wissen, daß sich die erreichte Desensibilisierung nur auf etwa 6 Monate erstreckt. Grundsätzlich müßte daher jedes Jahr eine Wiederholung der Kur statthaben. Es wird demgemäß empfohlen, nach Abschluß der Standardbehandlung die Injektionen alle 3—4 Wochen zu wiederholen, um jene dauernd zu erhalten. Es bedarf kaum näherer Begründung, daß hiergegen erhebliche Einwände bestehen.

Angesichts der mancherlei Bedenken, welche gegen das Desensibilisierungsverfahren zu erheben sind, wendet sich die moderne Therapie mehr und mehr der Behandlung mit *antiallergischen* Substanzen zu. Hierüber liegen bereits eine große Anzahl Berichte, besonders aus USA vor, wo (s. Teil I, S. 26) diese Affektion erheblich größeren Umfang hat, als in Europa. Wie zu erwarten, sind die Erfolge je nach dem angewandten Mittel ungleichmäßig Während z. B. CRIEP und AARON bei Thephorin (75—250 mg pro die) 80—90%, ebenso MACGAVACK et al. 78%, PETERS sogar 97%, HALPERN und HAMBURGER mit Phanergan 80% Erfolg buchen, sahen REID und HUNTER mit Anthisan nur in ca. 50% ihrer Fälle eine günstige Wirkung. Die letzteren gaben 60 mg mehrmals täglich. KREISSL empfiehlt für Benadryl entweder Kapseln zu 25 mg oral oder Ampullen zu 10 mg subcutan (!) alle 3—5 Stunden, bei einer Tagesdosis von etwa 150 bis 200 mg. Steigerung auf 300 bis 400 mg ist möglich, führt aber zu Nebenerscheinungen. Nach 7 Tagen rät er, die Dosen allmählich zu vermindern bis auf 50 mg täglich. Dies genügt dann, um eine Schutzwirkung zu gewährleisten. Gut hat sich anscheinend auch Trimeton bewährt. Für Kinder ist die Standard-Dosis von Benadryl 25 mg, es kann auch als Elixier verabfolgt werden. WITTICH sah nach 3mal 25 mg täglich guten Erfolg. BERNSTEIN und FEINBERG rühmen Neohetramin als sehr wirkungsvoll in Dosen von 50 bis 100 mg mehrmals täglich. Auch für das in Deutschland erhältliche Antistin sind günstige Resultate berichtet worden. Für dies Mittel wird neuerdings neben oder an Stelle der oralen oder parenteralen Zuführung eine lokale Anwendung in Form des Antistin-Privin empfohlen. Hiervon werden mehrmals täglich einige Tropfen in jedes Nasenloch und evtl. in den Conjunktivalsack gegeben.

Antistin-Privin (*Ciba-Wehr*/Baden) ist eine Lösung von 5% Antistin, 0,25% Privin, einem anästhesierenden Imidazolabkömmling. Über günstige Erfolge mit Antistin-Privin allein sowie auch in Kombination mit Antistin-Tabletten hat FREDENHAGEN berichtet. — Über die Behandlung mit Spray liegen z. Z. keine Mitteilungen vor.

Abschließend kann heute schon festgestellt werden, daß die Behandlung des Heufiebers mit A.-M. als diejenige der Wahl gelten kann. Selbstverständlich sind die Dosen sowie, falls möglich, auch die Mittel im Einzelfalle zu variieren, wie sich das auch für die bisher schon besprochenen Affektionen als notwendig herausgestellt hat.

Eine gänzlich andere Art der Behandlung stellt die neuerdings von NIEMANN angegebene Anwendung von *Röntgenstrahlen* dar. Wir haben oben schon auseinandergesetzt, daß wir ihre so überaus günstige Wirkung auf allergische Hautaffektionen (Ekzem) mindestens teilweise als desensibilisierend auffassen möchten und auch schon auf die Möglichkeit einer Wirkung auf die nervalen Gebilde des Organismus hingewiesen. Diese Vermutung wird durch das von NIEMANN angegebene Verfahren der Bestrahlung der regionären Ganglienknoten bei Rhinitis vasomotorica gestützt. Da BREITLÄNDER über Erfolge bei Asthma (s. später) mit derselben Methode berichtet hat, verdient sie zweifellos Nachprüfung.

Methodik. Strahlung 90 kV, 3 mA, 2 mm Al-Filter, HWS 2,5, 30 cm FHA, Kreisfeld von 14 cm Durchmesser. Dosis: 130 r auf Nasendach und Kieferhöhlen. Nach 8 Tagen 180 r auf beiden Ohrgegenden, nach weiteren 8 Tagen 180 r wieder auf die Nase und nach nochmals 8 Tagen wieder auf die Ohrgegend.

Asthma. Wir weisen zunächst nochmals darauf hin, daß die Pathogenese des Asthma sicher in vielen Fällen eine recht komplizierte ist, deren Behandlung demgemäß durchaus nicht auf einen Generalnenner gebracht werden kann. Für uns kann es sich daher nur darum handeln, die Therapie des ausschließlich oder vorwiegend allergisch bedingten Asthma zu besprechen und auch diese nur insoweit, als es sich um die Beseitigung oder Vorbeugung der allergischen Reaktionen des Organismus handelt.

Zunächst sei nochmal daran erinnert, daß wir zwischen idiosynkrasisch und infektionsallergisch bedingtem Asthma unterschieden haben. Bezüglich des ersteren ist dann wieder daran zu denken, daß *nicht nur Luftallergene*, sondern *auch Nahrungsallergene* allein oder zugleich in Betracht kommen können. Diese letztere Unterscheidung ist für die Fälle wichtig, bei denen durch Ausschaltung der Allergene dem Auftreten von Anfällen vorgebeugt werden soll. Wie dies für Nahrungsallergene mittels der verschiedenen Testmethoden zu geschehen hat, ist bereits in anderem Zusammenhange ausführlich dargestellt worden (S. 60ff).

Kommen nur Luftallergene in Betracht, so ist auch hier wieder Aufenthaltswechsel das Nächstliegendste. Es genügt zuweilen schon Verlegung der Wohnung aus einer Stadtgegend in die andere, namentlich entfernt vom Wasser, um einen Umschwung herbeizuführen. Ja, gelegentlich kann bereits der Umzug in ein anderes Zimmer (Sonnenseite) genügen. Liegt eine ausschließliche Bettfedernallergie vor, ist der Ersatz aller federnhaltiger Kissen und Decken unbedingt erforderlich und erfolgreich. Kommen Teppiche, Pelze, Haustiere (Katzen, auch Kaninchen, Pferde, ferner Stubenvögel) in Frage, kann deren Entfernung u. U. vollkommen genügen, um Anfallfreiheit zu erzielen. — Als weitere Maßnahme käme die oben (S. 138) beschriebene Sanierung der Unterkunft sowie schließlich die Anschaffung einer allergenfreien Kammer in Betracht. Da es nach der gemachten Erfahrung meist genügt, wenn die Kranken sich nur nachts in der Kammer aufhalten, sind diese in ihrer Arbeitsfähigkeit nicht beeinträchtigt.

Diese letztere Maßnahme ist allerdings schon ziemlich kostspielig, ebenso ist dies bei einem zeitweiligen oder dauernden Aufenthalt im Hochgebirge oder an der See der Fall. Obwohl diese zweifellos in vielen Fällen zunächst vollständige Erleichterung bringen, ist ein Dauererfolg meist nicht zu erzielen, auch nicht zu erwarten.

Allem Anschein nach hat auch hier die Einführung der antiallergischen Mittel eine erhebliche Verbesserung und Erleichterung gebracht. Allerdings kann man entsprechend der bereits erwähnten komplizierten oder variierenden Pathogenese des Asthma nicht die hohe Zahl von Erfolgen erwarten, die wir bei vielen der oben genannten Affektionen buchen konnten. Immerhin sind erhebliche Fortschritte zu verzeichnen. Das bezieht sich sowohl auf das — häufigere — aerogene, wie das — seltenere — alimentärbedingte Asthma. Überblickt man die heute schon recht große, namentlich ausländische, Literatur, so ist für einen, vorläufig allerdings noch relativ kleinen Teil der Fälle (Halpern und Hamburger beziffern sie z. B. für Phanergan auf etwa $1/_3$), ein günstiger Effekt feststellbar. Andere Autoren äußern sich bedeutend skeptischer, wie z. B. Gay et al., die nur bei „milden" Fällen einen Erfolg sahen. Manche berichten auch wenigstens von einer wesentlichen Besserung, aber nicht von Heilung. Strengers et al. beobachteten bei Antergan zunächst anscheinendes Ausbleiben der Anfälle. Wurde wegen eines Rückfalls die Kur wiederholt, blieb sie ohne jeden Erfolg. Diese Aufzählung ließe sich noch beliebig fortsetzen. Das bisher angeführte dürfte schon genügen, einen ungefähren Überblick über den heutigen Stand zu geben. — Soviel läßt sich immerhin jetzt schon sagen, daß in allen den Fällen, die hinsichtlich ihrer allergischen Genese einigermaßen klargestellt sind, ein Versuch mit einem der A.-M. gemacht werden sollte. S. und A. S. Friedländer empfehlen bei Versagen der oralen Anwendungsweise einen Versuch mit intravenöser Zuführung von Benadryl-hydrochlorid (10 mg/cm^3). Die guten Erfolge scheinen allerdings zum Teil auf dem ausgesprochenen sedativen und hypnotischen Effekt des Mittels zu beruhen und nicht hundertprozentig auf dessen antiallergischer Wirkung. Von Antistin empfiehlt Sarre 3mal täglich 2 Tabletten (= 200 mg).

Vielleicht ließen sich die Ergebnisse noch wesentlich verbessern, wenn man der etwa gleichzeitig vorhandenen Nahrungsallergie mehr Beachtung schenken, auf Nahrungsallergene testen und diese, sowie etwaige Luftallergene, ausschalten würde. Nachdem wir die, früher nicht im entferntesten geahnte, große Rolle der alimentären Allergie bei allergischen Hautaffektionen einigermaßen kennen gelernt haben, glauben wir uns zu dieser Anregung berechtigt.

Liegt der Verdacht auf infektionsallergische Genese vor, ist Penicillinanwendung (wäßrige Lösung, nicht Depot) angezeigt.

Als neuestes Mittel für die Behandlung des Asthma hat sich anscheinend *Aspasan* (Farbwerke Höchst) bereits einen Namen verschafft (s. auch S. 151). Da das Aspasan in erster Linie krampflösende Eigenschaften entwickelt, würde es an sich nicht zu den hier allein zur Diskussion stehenden antiallergischen Mitteln zu rechnen sein. (Lt. Mitteilung der Farbwerke Höchst ist über den Angriffspunkt des Mittels nichts Sicheres bekannt). Es hat jedoch den Anschein, als ob ihm doch auch eine Wirkung in Richtung jener Mittel zukäme, da es sich außer bei Asthma auch bei Urticaria, Heufieber und Bienenstichallergie als recht wirksam erwiesen hat (Czech, Grosse, Martin, Neff, Schubert, Schulz).

Das Mittel wird bei Asthma als Aspasan-Inhalations-Lösung angewandt in möglichst feiner Zerstäubung. Schon nach wenigen tiefen Atemzügen tritt Erleichterung ein. Steht kein Inhalator zur Verfügung, genügt Einführung eines mit dem Mittel getränkten Wattebausches. — Zur intramuskulären, evtl. auch intravenösen, sehr langsam auszuführenden Anwendung dienen Ampullen zu 1 cm³. Die Injektionen sollen erst nach Ablauf mehrerer Stunden wiederholt werden. — Für die orale Anwendung sind Tabletten (Tag- und Nachttabletten) vorgesehen. Die „Schutzwirkung" der Tabletten ist bei rechtzeitiger Zuführung, d. h. bei den ersten Anzeichen eines Anfalles bzw. vor Beginn der Nachtruhe, relativ groß und sollte vom Kranken möglichst ausgenutzt werden.

Anschließend sei noch auf die von Rausch u. a. empfohlene Behandlung mittels *Insulin*schocks hingewiesen, deren Wirkung wir ebenfalls als antiallergisch im Sinne einer Tonusveränderung des vegetativen Nervensystems auffassen. Die Methodik wurde S. 140 näher beschrieben.

Verdauungstrakt.

Glossitis und Stomatitis. Entsprechend den Ausführungen im klinischen Teil (S. 101) ist bei diesen Affektionen in erster Linie die Allergen-Ausschaltung anzustreben. Es sind demgemäß Zahnpasten und Mundwässer, evtl. auch Prothesen und Amalgamfüllungen von Zähnen in Betracht zu ziehen. Weiterhin wäre auf Nahrungsallergene zu fahnden. — Behandlungsversuche mit A.-M. oder anderen Mitteln (Calcium, Tecesal, Eigenblut usw.) sind naheliegend, im Erfolg aber nicht sicher bzw. unbekannt. Uns scheint die erwähnte Allergenausschaltung bei weitem das Wichtigste.

Gastritis und Enteritis. Bei diesen Erkrankungen ist es zu empfehlen, Allergie als ursächlichen Faktor — evtl. neben anderen — in Erwägung zu ziehen, auch dann, wenn ihre Entstehung auf allergischer Basis nicht von vornherein sicher ist. Eliminationsdiät oder LPI werden öfters überraschende Aufschlüsse und wertvolle Hinweise für die Therapie in diätetischer Hinsicht ergeben.

Obstipation. Auch dieses so weit verbreitete Übel wird sich nicht allzu selten als allergisch bedingt herausstellen und durch Ausschaltung von Nahrungsallergenen günstig beeinflussen lassen.

Ulcus ventriculi. Wie bei der Besprechung der Klinik dieser Affektion (S. 103) dargetan wurde, ist es zwar nicht sicher, ob in gewissen Fällen Allergie, insbesondere gegen Nahrungs- und Genußmittel, als *alleiniger* ursächlicher Faktor in Frage kommt. Daß durch Ausschaltung von Nahrungsallergenen in vielen Fällen zu mindestens Schmerzfreiheit erzielt werden kann, ist außer durch ältere fremde und eigene Beobachtungen, neuerdings durch Kleine-Natrop an einem größeren Material nachgewiesen worden. — Zu empfehlen ist nach eigener Erfahrung die *Insulinschock*therapie (Rausch u. a.), am besten kombiniert mit Eliminationsdiät (s. Fallbericht S. 103).

Appendicitis. Inwieweit bei dieser Affektion im Einzelfalle Idiosynkrasie oder Infektionsallergie ursächlich eine Rolle spielt, wird bei dem heutigen Stande der Untersuchungsmethoden und Kenntnisse der Pathogenese wohl meist zweifelhaft bleiben. Immerhin möchten wir für gewisse Fälle (keine Temperaturerhöhung, Leukopenie, allergische Disposition, evtl. auch Bluteosinophilie) einen Versuch mit antiallergischen Mitteln für angezeigt halten. Das gilt selbstverständlich nur, solange noch keine ausgedehnteren peritonealen Symptome vorhanden sind.

Leber und Gallenblase.

Hepatitis—Cholecystitis. Unter Hinweis auf die im klinischen Teil besprochene Pathogenese dieser Erkrankungen und unter Bezugnahme auf das, was wir soeben über die Maßnahmen bei Magen-Darmaffektionen ausgeführt haben, können wir uns hier kurz fassen. Fahndung auf Nahrungsallergene, auf Infektherde und versuchsweise Anwendung von Antihistamin-Mitteln müssen als leitende Gesichtspunkte herausgestellt werden. — Daß mit den beiden erstgenannten Maßnahmen Günstiges erreicht werden kann, ist mehrfach berichtet worden (CORELLI, SCHMENGLER u. a.). Wieweit die A.-M. sich bewähren werden, wird erst die Zukunft lehren.

Urogenitalsystem.

Nephritis. Außer der — anscheinend seltenen — idiosynkrasischen Genese durch Nahrungsmittel, kommt hier hauptsächlich diejenige durch Infektionsallergie in Frage. Es wird demgemäß die Beseitigung der Infektion, meist wohl einer Fokalinfektion (Tonsillen!), die vordringlichste Aufgabe sein. Auf das im klinischen Teil Gesagte wird daher Bezug genommen (S. 108). Als weitere Maßnahme liegt die Anwendung antiallergischer Präparate nahe. Nachdem REUBI schon vor längerer Zeit (1946) sowohl im Tierexperiment wie klinisch über günstige Wirkung mit Antistin berichtet hatte, sind in der Folge auch von anderer Seite Bestätigungen erfolgt. CRAIG et al. konnten mit Anthisan z. B. akute Nephritis (Serie von 8 Kindern) im Gegensatz zu einer gleichgroßen Kontrollgruppe sehr günstig beeinflussen. SARRE sah dagegen mit Antistin bei einigen Fällen akuter diffuser Glomerulonephritis zwar guten Einfluß auf die Albuminurie und Hämaturie, jedoch nicht auf den erhöhten Blutdruck. Einen wesentlichen Unterschied gegenüber der VOLHARDschen Hunger- und Durstbehandlung konnte er nicht konstatieren.

Nach STEINMANN und REUBI (zit. SARRE) konnten auch chronische Nephritiden teilweise günstig beeinflußt, aber nicht zur Abheilung gebracht werden.

Cystitis und Urethritis. Bei diesen Affektionen dürfte es sich in der Mehrzahl um eine idiosynkrasische Genese handeln. Das bedeutet, daß Allergenausschaltung im Vordergrund zu stehen hat. Inwieweit daneben oder an Stelle derselben auch A. M. wirksam sein können, kann zur Zeit noch nicht gesagt werden.

Nervensystem.

Kopfschmerz — Migräne. Soweit für diese Affektionen eine allergische Genese in Betracht kommt, wird sich das Hauptaugenmerk zunächst auf Nahrungs- usw. Allergene zu richten haben. Neben deren Ausschaltung liegt ein Versuch mit A. M. nahe. KALLÓS hatte bei Migräne mit Antistin allerdings Erfolg nicht erzielt, das kann daran liegen, daß dieses Mittel nicht den gleichen sedativen Effekt hat, wie dies SULZBERGER z. B. vom Benadryl beschreibt. Solange dieses letztere in Deutschland nicht erhältlich ist, käme ein Versuch mit Avil (Hoechst) oder Pyribenzamin in Frage.

MENIÈRE*sches Syndrom.* Wir hatten bereits im Kapitel Neuroallergie auf die gelegentliche allergische Genese dieses Leidens hingewiesen und auf einen einschlägigen Fall (SAVILLE PAUL) aufmerksam gemacht. Hier hatte sich Desensibilisierung mit Histamin ausgezeichnet und dauerhaft bewährt. In diesem Falle war durch Testung eine ausgesprochene Histaminallergie festgestellt worden, die nach Abschluß der Desensibilisierung negativ wurde. Es wird sich zweifellos in Zukunft lohnen, in allen Fällen, bei denen eine stärkere hereditäre Belastung in Richtung Allergie vorhanden ist oder die sich sonst als refraktär gegen Behandlung erweisen, vor allen auf Nahrungsallergie (auch Tabak) sowie auch Infektherde zu fahnden.

Encephalitis — Myelitis — Polyradiculitis — Neuritis — Polyneuritis usw. Die vielfach allergische Genese aller dieser Erkrankungen des Nervensystems ist heute nicht mehr umstritten und muß stets mit in Betracht gezogen werden. Von idiosynkrasischen Allergenen dürfte wohl der *Heilserum*-Anwendung (Diphtherie, Tetanus) die größte Bedeutung zukommen (BANNWARTH, PETTE u. a.), wie das an anderer Stelle bereits dargelegt wurde. Weiterhin möge die Tabakallergie noch erwähnt werden (HARKAVY). Bei der Mehrzahl der Fälle wird allerdings die Infektionsallergie in Betracht kommen. Daß für diese die Ausschaltung infektiöser Foci oft geradezu schlagartig wirken kann, war oben (S. 139) an einem Beispiel dargetan worden (Ischias). Außerdem wird in den Fällen, bei denen ein Focus nicht auffindbar ist, die Anwendung von Penicillin (etwa 3 bis 5 Mega E) angezeigt sein. Auch Sulfonamide sind in Betracht zu ziehen, allerdings besteht die Möglichkeit, daß sie als Allergen wirken. Ob und wieweit antiallergische Mittel wirksam sind, läßt sich zur Zeit noch nicht übersehen, ein Versuch, gleichzeitig oder nach der Penicillinbehandlung ist jedenfalls anzuraten.

Auge.

Blepharitis und *Conjunctivitis.* Bezüglich der Lidhautentzündung als einer Dermatitis allergica gelten die für diese angegebenen Vorschriften: Ausschaltung der in Betracht kommenden „exogenen" Kontaktallergene und evtl. Verabreichung eines A.-M. — Das gleiche gilt für die Conjunctivitis, soweit sie nicht durch Aeroplankton (Pollen bzw. Heuschnupfen) hervorgerufen ist. Wegen des letztgenannten siehe Heufieber bzw. Asthma (S. 157 ff.). Nicht verwechselt werden darf die Blepharitis mit dem Quincke-Ödem. Für dieses gelten die bereits in anderem Zusammenhange (S. 154) mitgeteilten Ratschläge.

Allergische Erkrankungen des Augapfels und N. opticus. Bei ihnen allen (s. S. 118) steht wohl die Infektionsallergie an erster Stelle. Es ist demgemäß anzuraten, in der bereits mehrfach erwähnten Weise vorzugehen (s. auch Rheuma). Da in gewissen Fällen, z. B. bei Glaukom, auch alimentäre Allergie in Frage kommt, ist evtl. Allergen-Ausschaltung kombiniert mit der Anwendung antiallergischer Präparate mindestens versuchsweise angezeigt. Daß darüber andere altbewährte Verfahren, insbesondere die Operation, nicht versäumt werden dürfen, ist wohl selbstverständlich.

Herz und Gefäße.

Allergischer Schock. Die Behandlung des allergischen Schocks erfordert größte Umsicht und zielbewußtes Handeln des Arztes. Erfolgreich handeln wird er allerdings nur können, wenn er auf die Möglichkeit des Auftretens vorbereitet ist. Diese besteht immer dann, wenn man gezwungen ist, Heilserum, evtl. auch Vaccine, anzuwenden. Auf die hohe Gefahr im Verfolg einer Desensibilisierungskur war bereits mehrmals hingewiesen worden. Ebenfalls wurde schon erwähnt, daß selbst bei Anstellung einer Läppchenprobe Schockgefahr bestehen kann. Sehr häufig werden diese Fälle allerdings im Vergleich zu den Vorgenannten nicht sein.

Das Beste ist, wie immer, die *Vorbeugung.* Die oben (S. 154) für die Prophylaxe der Serumkrankheit angegebenen Richtlinien gelten daher auch hier, auf sie sei nachdrücklich verwiesen.

Für die Behandlung des Schockes selbst ist folgendes anzuraten: Sofortige Einspritzung von Suprarenin bzw. Adrenalin (1:1000) 1 cm^3 subcutan, evtl. mehrmals zu wiederholen. Bei besonders bedrohlichen Erscheinungen kann das Mittel auch intravenös (langsam einspritzen!) gegeben werden. Ist die Kreislauftätigkeit bereits am Erliegen, darf man auch vor intrakardialen Injektionen nicht zurückschrecken. Daß daneben auch Analeptica ausgiebig angewandt werden müssen, ist selbstverständlich. Es empfiehlt sich, ständig eine sog. *Schockapotheke* (47) in Bereitschaft zu halten. — Tritt der Schock im Anschluß an eine subcutane Einspritzung (Serum) auf, so sind perifokale Injektionen von Suprarenin (s. o.) sehr zu empfehlen. Bei Sitz der Injektionsstelle an einer Extremität (Arm) wird sofort oberhalb dieser Stelle eine Abschnürung vorgenommen und ähnlich wie etwa bei Schlangenbissen verfahren.

Sehr wichtig ist, daß der Kranke noch längere Zeit unter ärztlicher Beobachtung bleibt. Die Nachwirkungen des Schocks können sich u. U. noch nach mehreren Stunden bemerkbar machen. Insbesondere ist ein nachträglicher akuter Zusammenbruch des Blutkreislaufes nie ganz auszuschließen, genügend lange Stützung desselben ist demnach dringendes Gebot.

Daß auch mit antiallergischen Präparaten ausgezeichnete Wirkung bei Schock zu erzielen ist, beweist ein kürzlich von CUNZ mitgeteilter Fall. Hier waren im Anschluß an eine Läppchenprobe, welche Nicotinstoffe in verdünnter NaOH enthielt, äußerst bedrohliche Schocksymptome aufgetreten. Die sofort angewandten Analeptica waren ohne jede Wirkung und bereits Anzeichen von Lungenödem und damit Exitusgefahr vorhanden. Auf die Einspritzung von 100 mg Antistin (1 Ampulle) intramuskulär trat bereits nach einer Viertelstunde eine deutliche Besserung des Zustandes ein. Nach 1 Stunde waren sämtliche Erscheinungen verschwunden und blieben dies auch in der Folge. Auf Grund dieser, bisher allerdings in anderen Fällen noch nicht bestätigten, Beobachtung kann demnach die sofortige intramuskuläre oder intravenöse Injektion eines A.-M. nur dringend angeraten werden.

Angina pectoris — Paroxysmale Tachykardie. Soweit bei diesen Affektionen Allergie als ursächlicher Faktor allein oder in Kombination mit anderen in Frage kommt, ist in erster Linie an alimentäre Allergie zu denken. Daraus ergibt sich die Forderung nach Aufdeckung und Ausschaltung etwaiger Nahrungs- usw. Allergene. — Ob im Einzelfalle auch antiallergische Mittel von Erfolg sein können, läßt sich zur Zeit nur vermuten. Ein Versuch gegenüber diesen quälenden und chronischen Affektionen kann gelegentlich immerhin angezeigt sein.

Organische Herz- und *Gefäßerkrankungen.* Entsprechend dem derzeit noch geringen Stand der Kenntnisse über evtl. allergische Genese einzelner Affektionen kann hier nur Aphoristisches mitgeteilt werden. Wenn nach HARKAVYS Untersuchungen für die Pathogenese der *Thrombangitis obliterans* (BUERGERsche Krankheit) vielfach Nicotin als Allergen in Frage kommt, so ist die Ausschaltung desselben durch Rauchverbot, insbesondere des Inhalierens („Lungenrauchen") geboten. Diese Maßnahme wird allerdings wohl nur in beginnenden oder mehr lokalisierten Fällen von Erfolg sein. Für sie, aber auch für fortgeschrittenere Fälle kann ein Versuch mit einem antiallergischen Mittel über einen nicht zu kurz zu bemessenden Zeitraum sehr wohl ratsam sein.

Das gleiche gilt auch für die wohl stets infektionsallergisch bedingten Veränderungen des Herzmuskels (*Myocarditis*). In Konkurrenz dazu steht die Anwendung von Penicillin und Sulfonamidpräparaten. Wird es doch in solchen Fällen zunächst auch darauf ankommen, die bestehende latente oder manifeste Infektion (allgemein oder fokal) zu bekämpfen. Um Wiederholungen zu vermeiden, sei auf die Behandlung des Rheuma verwiesen.

Tuberkulose.

Soweit sich im Augenblick übersehen läßt, ist bisher eine ausgesprochene antiallergisch eingestellte Methodik der Tuberkulose-Behandlung in praxi nicht in Übung, nachdem sich die früher vielfach versuchte Behandlung mit den verschiedenen Tuberkulinen nicht bewährt hat. Es soll damit nicht geleugnet werden, daß unter den zahlreichen Methoden, welche zur Behandlung der Tuberkulose verschiedenster Organe angegeben wurden, nicht auch solche mit antiallergischer Wirkung sein mögen, wie wir gleich noch an einem Beispiel zeigen werden. Was wir ausdrücken wollen, ist, daß ihre Anwendung bisher aus therapeutischen Erwägungen anderer Art, jedenfalls nicht als antiallergische Maßnahme gedacht ist.

Zu dieser Gruppe therapeutischer Methodik möchten wir die *kochsalzfreie Kost* nach GERSON-SAUERBRUCH rechnen. Die ganz uneinheitlichen Erfolge der einzelnen Autoren sind nach unserer Ansicht am ehesten so zu erklären, daß bei dem gegen NaCl-empfindlichen Allergiker Kochsalz als Allergen und daher schädigend wirkt, allgemein und in loco morbi. Für den gegen NaCl nicht Allergischen hat seine Zuführung dagegen keinerlei unerwünschte allergische Reaktionen und somit auch keine Schädigung im Gefolge.

Wie aus unseren Ausführungen im klinischen Teil (S. 125 ff.) hervorgeht, unterliegt es für uns jetzt schon keinem Zweifel mehr, daß auch für die Tuberkulose aller Organe eine antiallergische Behandlung Forderung der Zukunft sein muß. Aus unserer Auffassung der Pathogenese dieser Erkrankung geht aber auch klar hervor, daß es uns fernliegt, in antiallergischen Maßnahmen das alleinige Heilmittel zu sehen. Wir betrachten sie lediglich als eines der den Organismus in seinem Kampfe gegen die Infektion unterstützenden Verfahren. Unsere Gedankengänge sind, um früher Gesagtes nochmal zu wiederholen, etwa so: wir stellen uns vor, daß insbesondere nach der Beseitigung der perifokalen Gewebsreaktion, die im wesentlichen als seröse Entzündung anzusprechen sein dürfte, der Organismus in den Stand gesetzt wird, den tuberkulösen Infektherd leichter und erfolgreicher unschädlich zu machen. Zu dieser Auffassung waren wir auf Grund der von uns gemachten klinischen Beobachtungen gekommen.

Für das praktische Handeln ergeben sich hieraus folgende Konsequenzen: Bei jeder Form von Organtuberkulose sollte durch Testung versucht werden, festzustellen, ob eine Idiosynkrasie gegen Nahrungs-, Genuß- oder Arzneimittel, evtl. auch gegen Aeroplankton, vorliegt. Bei positivem Ausfall wäre die Ausschaltung der als Allergene gefundenen Substanzen anzustreben. Das kann zwar in bestimmten Fällen zur Verordnung kochsalzfreier Diät führen, vielfach werden aber auch ganz andersgeartete Allergene (selbst Rhabarber, s. S. 128) in Betracht kommen.

Unsere Anregung, diese Forderung an einem größeren Material bei Lungentuberkulose nachzuprüfen, sind leider — bei allem Verständnis der dafür in Betracht kommenden Kollegen — an der Ungunst der bisherigen Ernährungslage gescheitert. Es liegt auf der Hand, daß die eventuelle Ausschaltung hochkalorienhaltiger Nahrungsallergene (Milch, Eier, Butter, Fleisch) nur vertretbar ist, wenn ein gleichwertiger Ersatz dafür geboten werden kann.

Für gewisse Formen der Hauttuberkulose, insbesondere den Lupus, glauben wir, wie schon früher (S. 130) dargelegt wurde, sowohl durch die Therapie mit Vitamin D_2 (Vigantol, Calciferol), wie durch fokale Penicillin-Einspritzungen einen antiallergischen Effekt bewirken zu können. Aber auch hierüber müssen noch weitere Erfahrungen gesammelt werden.

Wie die Antihistamin-Mittel bei Tuberkulose wirken, ist an einem ausreichend großen Material bisher anscheinend nicht studiert. Es ist aber anzunehmen, daß dies bald nachgeholt werden wird.

Für solche Fälle von Tuberkulose, bei denen ein sympathicotoner Reizzustand (s. Anmerkung [44] S. 171) anzunehmen ist, dürfte das Vagotonicum Prostigmin *(Roche)* angezeigt sein.

Rheuma.

Unabhängig davon, ob die moderne Konzeption von der Pathogenese des Rheumaleidens, d. h. Sensibilisierung durch eine voraufgegangene (Streptokokken-)Infektion, Auslösung durch die homologe Infektion oder durch eine andersartige Noxe, auf die Dauer zu Recht besteht, ist doch folgendes heute schon festzustellen: An vielen Tausenden Fällen wurde bisher schon durch die Eliminierung der Infektion, insbesondere von Infektherden, eine Heilung oder mindestens erhebliche Besserung des Leidens erzielt. Darüber besteht kein Zweifel.

Ob durch die neuerdings von HENCH et al. an der *Mayo*-Klinik *(Rochester, Mi.)* entwickelten Hormonpräparate Cortisone (Compound E) und ACTH (Adrenocorticotrophic hormone) eine grundlegende Änderung der Therapie erfolgen wird, muß abgewartet werden. Es ist immerhin bezeichnend, daß MUNCH, wie schon früher erwähnt wurde, auf die Ernährung und das Verhalten der Darmfunktion (Obstipation) unmittelbar im Anschluß an den Vortrag von HENCH aufmerksam macht. Die günstige Wirkung des genuinen Nebennierenpräparates Pancortex bei Psoriasis arthropathica ist schon länger bekannt (GRÜNEBERG 1933) und von uns bestätigt worden.

Mindestens vorläufig wird daher die Forderung zu Recht bestehen bleiben, daß beim Rheumaleidenden die *Sanierung von Infektherden* eine erste Forderung darstellt. Die Methoden zu deren Aufdeckung und Ausschaltung brauchen hier nicht im einzelnen abgehandelt zu werden, sie gehören fast ganz in das Gebiet der chirurgisch orientierten Fächer. Für die Fälle, bei denen eine Aufdeckung von Foci oder deren Entfernung nicht möglich ist, kommt die parenterale Behandlung mit *Penicillin* in nicht zu gering bemessenen Gesamtdosen zunächst in Betracht. Auch Sulfonamide sind evtl. indiziert, müssen aber wesentlich vorsichtiger angewendet werden, da im Hinblick auf die anzunehmende Allergielage unerwünschte allergische Reaktionen nie ganz auszuschließen sind.

Von sonstigen antiallergischen Behandlungsmaßnahmen stehen zwei verschiedene Wege zur Verfügung: die Anwendung der Antihistamin-Mittel und die Beseitigung oder wenigstens Abschwächung der allergischen Reaktionslage durch Desensibilisierung. Über Erfolge durch Anwendung von A.-M. liegen z. Z. Erfahrungsberichte nicht vor, sind aber wohl zu erwarten.

Was die Desensibilisierung betrifft, so sind am gebräuchlichsten die Anwendung von Bienen- oder Schlangengift mittels intracutaner Injektionen. Es würde zu weit führen, auf die zahllosen auf den Markt gebrachten sonstigen Desensibilisierungsmittel einzugehen, von denen die Goldpräparate als nicht ungefährlich (infolge Toxergie ?) besonders erwähnt werden müssen.

Für die Praxis sei zunächst die Bienengiftkur mit Apicotoxin empfohlen. Uns und anderen (O. LUDWIG, KIRCHNER, WOLPE, BALDERMANN u. a.) hat sich Apicosan (*Wolff*- Bielefeld) als sehr brauchbar erwiesen. Die Anwendung vollzieht sich in der ähnlichen Weise, wie sie schon bei anderen Desensibilisierungskuren beschrieben worden ist.

Es werden an der Außenseite des Unterarms je 3 Quaddeln mit 0,3 cm^3 Apicosan gesetzt, und zwar 1mal mit Stärke I (= 3 Bienengifteinheiten), 4mal Stärke II (= 9 E) und 4mal Stärke III (= 27 E). Das Intervall zwischen den Injektionen beträgt 2—3 Tage. — Wiederholung der Kur nach 2—3 Monaten oft angezeigt. Es wird dann sofort mit Stärke II begonnen. (Näheres ist in den Vorschriften enthalten, welche jeder Kurpackung beiliegen.)

Das gleiche bezieht sich auch auf die Anwendung von Schlangengift. Sehr bekannt und auch von uns als wirksam befunden ist das unter dem Namen *Viprasid* gehende Gift der Vipera ammodytes (Sandotter). Es wird sowohl intracutan wie intramuskulär in steigenden Dosen verabfolgt.

Schlußbetrachtung.

Überblicken wir abschließend noch einmal das im Vorhergehenden Gebrachte so darf vielleicht folgendes festgestellt werden:

Wenn der Begriff Allergie als solcher auch zweifellos nur eine theoretische Vorstellung ist, dessen eigentlicher „Mechanismus" noch weitgehend in Dunkel gehüllt ist, so dient er uns doch vom Standpunkte der Klinik aus bestens dazu, eine Reihe von Phänomenen „dem Verstande leichter zugänglich zu machen".

Zu diesen Phänomenen gehören die „allergischen Auswirkungen" von Nahrungsmitteln (im weitesten Sinne) und der Infektionen, die in ihrem ganzen Umfange heute sicher noch nicht voll erkannt sind. Durch weitere Forschungen sie zu klären, ist eine der Zukunftsaufgaben. Das bezieht sich unter anderem auch auf das Zusammenwirken von Infektionsallergie und Idiosynkrasie. Die Bedeutung der letzteren für infektionsallergisches Geschehen ist noch kaum beachtet, geschweige denn planmäßig bearbeitet worden. Daß dies u. a. für die Tuberkulose, besonders der Lunge, von Bedeutung sein kann, ist vom Verf. schon mehrfach betont worden. Es dürfte sich, wie ausgeführt wurde, auch eine Erklärung für die unterschiedliche Wirkung der kochsalzfreien Kost (Gerson-Sauerbruch) daraus ableiten lassen.

Von der Zukunft kann ferner erwartet werden, daß sich mit dem Ausbau der Lehre von der serösen Entzündung und ihrer Anwendung auf allergische Reaktionen, wie dies vom Verf. hier versucht worden ist, auch die Möglichkeit eröffnet, diese Reaktionen histologisch besser zu erfassen.

Als wichtigste Frucht der Allergielehre darf wohl die Erkenntnis bezeichnet werden, daß bei einer Reihe von Affektionen, die bisher nur an *einem* Organ lokalisiert erschienen, auch andere Organe auf Grund der gleichen Genese miterkranken. Während diese „anderen" Affektionen früher als konkomittierende Zufallsbefunde angesehen wurden, können sie jetzt unter dem einigenden Bande des allergischen Geschehens als essentiell zum Krankheitsbilde gehörig aufgefaßt werden. Wir verweisen diesbezüglich auf die Pathogenese des Erythematodes, der rheumatischen und tuberkulösen Erkrankungen. Der Forschung nicht nur, auch der Klinik eröffnen sich hier völlig neue Aspekte, die für Diagnose wie für Therapie gleich fruchtbringend sein werden.

Wenn sich heute in der gesamten Pathologie das Bestreben geltend macht, die peripheren krankhaften Vorgänge mehr als bisher als zentral reguliert aufzufassen, so ist die moderne Allergielehre zweifellos berufen, diese Bestrebungen nachhaltig zu unterstützen. Sie führt geradezu weg von der Einzelbetrachtung eines Organs zu einer Ganzheitsbetrachtung, von der *Pathologie des Organs zur Pathologie des gesamten Organismus.* Und damit auch zum ganzen Menschen, dem Kranken.

Diesem zu helfen ist das Ziel und der Sinn des Handelns des Arztes in der Praxis. Ihn bei dieser schweren Aufgabe zu unterstützen, war der Zweck meiner Darlegungen.

Verfehlen möchte ich nicht, dem Springer-Verlag für das an der Gestaltung dieses Buches gezeigte Interesse meinen verbindlichsten Dank auszusprechen. Sehr zu danken habe ich weiter Frau Dr. Ingeborg Niemand-Anderssen, Oberärztin meiner Abteilung, für vielfache Unterstützung und die Anfertigung des Sachverzeichnisses.

Anmerkungen.

(1) Schade, H.: Physikalische Chemie, 1923.

(2) Massenwirkungsgesetz (Guldberg und Waage 1867): „Die chemische Wirkung der an einem chemischen Vorgang teilnehmenden Stoffe ist proportional der wirksamen Masse".

(3) Kiese, M.: Dosis und Wirkung. Klin. Wschr. **1947**, 453.

(4) Arndt, R. (1835—1900) und R. Schulz (1853—1932), beide in *Greifswald. Grundgesetz:* „Schwache Reize fachen die Lebenstätigkeit an, mittelstarke fördern sie, starke hemmen sie, stärkste heben sie auf". Ob auch das Weber-Fechnersche Gesetz (psychophysisches Reizgesetz) in sinngemäßer Umdeutung Anwendung finden kann, soll hier unerörtert bleiben.

(5) „Normergie" bzw. „normergisch" ist ein Hybridenwort, da es aus „norma" (Lat.) = Richtmaß und dem griechischem Stamm ε ϱ γ zusammengesetzt ist. Gebraucht wird es in der Bedeutung normal „reagieren". Das entspricht in keiner Weise der Bedeutung des Stammes ε ϱ γ (siehe hierzu Ziff. 8). Daher lehnen wir auch die sprachlich richtiger gebildete Bezeichnung „orthoergisch" (Sézary) ab.

(6) Rössle und Fröhlichs *Versuch (1914):* Das Auftragen eines Tropfen Schweineserum auf das Netz des Frosches, der mit Schweineserum sensibilisiert war, ruft sofort eine stürmische Reaktion hervor, die unter dem Mikroskop beobachtet werden kann: Sofortiger Stillstand des Blutkreislaufes, Erweiterung der Capillaren um dieses Gebiet herum und Anfüllung derselben mit seröser Flüssigkeit; Leukocytenauswanderung an der Grenzzone. Ähnliche Beobachtungen am sensibilisierten Kaninchen wurden später von Gerlach (1923) veröffentlicht.

Rössle bezeichnete diese Reaktion als *Hyperergie.* Es kann strittig sein, ob man diese — übrigens sprachlich ebenfalls falsch gebildete Bezeichnung (siehe Ziff. 8) — für eine allergische Reaktion anwendet. Das Ausbleiben der Reaktion wurde von Rössle — sprachlich ebensowenig korrekt — als *Anergie* bezeichnet. Jadassohn sprach dann von positiver und negativer Anergie, Huebschmann übernahm diese Bezeichnung, deutete sie aber gegensinnig. Für die Zwecke dieses Buches schien es mir geraten, ganz auf diese Bezeichnungen zu verzichten. Ich glaube nicht, daß das Verständnis für die zu Grunde liegenden Vorgänge darunter leiden wird.

(6a) Das *Sanarelli-Shwartzman-Phänomen* beruht auf folgender Beobachtung: Wird eine bestimmte Menge Kulturfiltrat eines bestimmten Erregers einem Versuchstier intra- oder subcutan eingespritzt, so entsteht lokal nur eine leichte Sofortreaktion. Wird dann am nächsten Tag eine kleine Menge des gleichen Kulturfiltrats intravenös gespritzt, so stirbt das Tier. Bei Verwendung sehr kleiner Dosen von Filtrat überlebt zwar das Tier, es kommt aber an den Injektionsstellen des Vortags zu schweren hämorrhagischen Nekrosen. Für die Reinjektion braucht nicht das Filtrat des homologen Erregers verwandt zu werden, es kann auch das eines anderen, also ein heterologes sein.

(7) Anaphylaxie (Richet 1902) = Schutzlosigkeit von griech. φ υ λ α ξ ι ς = Schutz und ἀ ν α. Ob diese Bezeichnung philologisch richtig gebildet ist, kann hier dahingestellt bleiben. Wir lehnen seinen Gebrauch zunächst schon aus demselben Grunde ab, wie wir es für den Begriff Immunität tun. Als weiterer Umstand kommt hinzu, daß dieser Begriff aus der tierexperimentellen Forschung stammt und daß sich seine Anwendung für die auf den Menschen orientierte Betrachtung erübrigt. Der Begriff Allergie ersetzt ihn — mindestens für die klinisch gerichtete Betrachtung — vollkommen. Ähnlich äußerten sich auch Tzank, A. R. Rich, ferner Fröhlich u. a.

Von R. Otto stammt der Begriff der *Antianaphylaxie.* Es wird darunter folgendes Phänomen verstanden: Durch unterschwellige Reinjektion eines Antigens kann ein Zustand geschaffen werden, bei dem der betreffende Organismus vorübergehend gegen das Antigen völlig unempfindlich ist (vgl. auch Desensibilisierung).

(8) Allergie von griech. ἀ λ λ ο ς = ein anderer und ἐ ϱ γ ο ν = Werk. Hier ist leider v. Pirquet insofern ein Irrtum in der Benennung unterlaufen, als er dem Stamm „ε ϱ γ" eine — man kann vielleicht sagen — passive Bedeutung unterlegte, während ihm tatsächlich eine aktive Bedeutung zukommt. Das geht aus der Verwendung des Wortes ἐ ϱ γ ο ν und seiner Ableitung im griechischen Schrifttum einwandfrei hervor (vgl. Pape, griechisches Handwörterbuch). Niemals kann mit diesem Stamm der Begriff eines Verhaltens, eines Zustandes verbunden werden. Das Wort Energie (ἐ ν ε ϱ γ ε ι α = Wirksamkeit) unseres Sprachschatzes läßt das deutlich erkennen, ebenso die aus der Physik stammende Bezeichnung „Erg" (= absolute Einheit der Arbeit und Energie). Allergie würde daher eigentlich die andersartige *Wirksamkeit* einer Substanz bedeuten, aber nicht das andersartige *Verhalten* eines Organismus. Nachdem nun aber das Wort und der Begriff seit über 40 Jahren in der Bedeutung „veränderte Reaktionsfähigkeit" in Gebrauch ist, kommt die Einführung einer anderen Bezeichnung nicht mehr in Frage (vgl. Elze: „In den biologischen Vorgang der Sprachentwicklung, auch der Fachsprache, läßt sich nicht mit Gewalt eingreifen, ohne Unheil anzurichten". Z. Anat. **114**, 184 (1948).

(9) „Idiosynkrasie“ (griech.) ἴδιος = eigenartig und κρασις = Säftemischung. Diese Bezeichnung stammt aus der Zeit der Krasenlehre, sie trifft insofern auf die allergische Reaktion zu, als auch bei ihr „humorale“ Veränderungen eine wesentliche Rolle spielen. Die cellulären Veränderungen werden damit nicht erfaßt. Trotzdem glaube ich dem Vorschlage DOERRs beitreten zu müssen, die nichtbakteriellen allergischen Reaktionen damit zu bezeichnen.

(10) Zu den *Ausnahmefällen,* bei denen eine allergische Reaktion sich nicht als schädigend, sondern als nützlich für den Organismus erwiesen hat, gehört der von JAKSCH beschriebene Fall: Schlagartige Heilung einer Chorea rheumatica im Anschluß an eine schwere allergische Reaktion der Haut (nach Art eines Erythema multiforme bullosum) infolge Aspirinallergie.

(11) ROST, G. A., PH. KELLER und A. MARCHIONINI: Diagnose und Therapie der Hauttuberkulose in der Praxis. Leipzig: J. A. Barth 1930.

(12) Überempfindlichkeit. Der Ausdruck setzt eine *normale* Empfindlichkeit — Reaktion — gegen eine Substanz voraus. Wie wir aber im Text bereits ausführten, ist die Voraussetzung in den allermeisten Fällen die, daß die „Vorbehandlung“ keine Reaktion bzw. Wirkung auslöst, daß also normalerweise überhaupt keine „Empfindlichkeit“ vorhanden ist. Wenn dies zu Recht besteht, kann man logischerweise auch von einer gesteigerten oder *Über*empfindlichkeit nicht sprechen. Vgl. PREISICH (Zbl. **70**, 4, 120): „Andersempfindlichkeit“.

(13) SCHULTZ-DALEscher *Versuch.* Zum Nachweis hat sich im Tierversuch die von W. H. SCHULTZ bzw. J. DALE angegebene Methode sehr brauchbar erwiesen: Der Uterus eines z. B. mit Eiklar oder Pferdeglobulin sensibilisierten Meerschweinchens wird in RINGER-Lösung suspendiert. Wird zu dieser Lösung das betreffende Allergen zugesetzt, so kontrahiert sich die Uterusmuskulatur.

(14) Histamin: Ein proteinogenes Amin (s. LEHNARTZ):

$$\begin{array}{l} \quad\;\; NH-CH \\ HC \langle \qquad \| \\ \quad\;\; N\text{——}C \\ \qquad\quad\;\; \| \\ \qquad\quad\; CH_2 \\ \qquad\quad\;\; \| \\ \qquad\quad\; CH_2-NH_2 \end{array}$$

(15) Einverleibung: Wir fassen auch eine Infektion als „Einverleibung“, nämlich der betreffenden Mikroben auf. Die Darstellung wird auf diese Weise vereinfacht.

(16) Acetylcholin: Essigsäureester des Cholins

$$\begin{array}{l} CH_2-N \begin{cases} \equiv (CH_3)_3 \\ -OH \end{cases} \\ | \\ CH_2O-OC\cdot CH_3 \end{array}$$

(17) Histaminhypothese: Ob diese reichlich einfach und mechanistisch klingende Hypothese tatsächlich zutrifft, bleibt abzuwarten. Es ist immer wieder zu konstatieren, daß die Theorien über die Erklärung eines Phänomens zunächst sehr einleuchtend und richtig erscheinen, sich aber unter dem Gewicht folgender Untersuchungen doch nicht als haltbar erweisen. „Eine Theorie wird selten älter als 25 Jahre“ (M. PLANCK).

(18) Erfolgsorgan: Wir ziehen es vor, diese Bezeichnung zu gebrauchen. Der von HANSEN vorgeschlagene Ausdruck „Schockorgan“, ist für den Dermatologen nicht annehmbar, da man z. B. bei einem Ekzem nicht von einem Schock sprechen kann. Auch die von ihm gebrauchte Bezeichnung „Schockfragmente“ für derartige örtliche allergische Erscheinungen führt zu unzutreffenden Vorstellungen.

(19) Adrenalin: Es ist neuerdings erwiesen, daß Adrenalin nicht nur in der Nebenniere, sondern — durch Sympathicuserregung — auch in anderen Geweben entstehen kann (REIN, briefliche Mitteilung).

(20) Bioelemente: Auch Spurenelemente. Hierzu rechnen u. a. Mg, S, Cu, Zn, Si, Mn, Fe, Ko, Br, J, Fl.

(21) DIEHL: Züchtete Kaninchenstämme, die entweder nur in der Lunge *oder* an anderen Organen an Tuberkulose erkrankten und zwar bei Zuführung gleicher Mengen der gleichen KOCHschen Bacillen.

(22) Status seborrhoicus: s. G. A. ROST, Lehrbuch der Haut- und Geschlechts-Krankheiten, 2. Aufl., 1948, S. 82.

(23) Vermehrung idiosynkrasischer Allergene im Organismus findet allerdings statt bei Wurmallergie (Askariden).

(24) Gruppenspezifität: Bezieht sich hier auf Hautteste bei gewissen Infektionen mit Fadenpilzen: Positive Teste z. B. bei Mikrosporie mit Trichophytin, einer Vaccine aus verschiedenen Trichophytonarten hergestellt, während der Erreger der Mikrosporie ein Mikrosporon *(Audouini)* ist.

(25) Allergische Entzündung: RATHERY und Mitarbeiter beschreiben diese wie folgt: Die Umwandlung des Collagens in Fibrin ist von ihnen an den von MEYNET schon 1875 beschriebenen rheumatischen Knoten studiert worden. Es handelt sich in der Hauptsache

um einen fortschreitenden Ersatz der collagenen Fasern durch ein fibrinöses Fasernetz, entstehend auf dem Boden einer pathologischen Hydrophilie des Collagens. Mittels der MALLORY-MASSON-Färbung konnten die Verff. zwei Zonen unterscheiden: eine fibröse, arm an zelligen Bestandteilen, charakterisiert durch dichte collagene Faserbündel mit eigenartigen Veränderungen der Nerven, eine zweite Zone mit auseinandergewichenen collagenen Fasern, an umschriebenes Ödem erinnernd, mit reicher Zellansammlung. Das Collagen ist hier aufgefasert, verdickt bzw. gequollen. Die Färbung ist verändert: An Stelle des reinen Blau sind die collagenen Fasern violett bis lila. Sie sind ferner zerbröckelt und man erkennt schließlich, daß dieser Zustand zurückzuführen ist auf das Auftreten sehr feiner Fibrillen, die einen noch blau gefärbt, die anderen schon rot, rigider, brüchiger, mit allen färberischen Eigenschaften des Fibrins. Schließlich sieht man ein vollkommen ausgebildetes Fibrinnetz entstehen. Zu gleicher Zeit werden die Fibroblasten und andere fixe Bindegewebselemente mobilisiert, sie verlieren ihre Protoplasmafortsätze, das Fibrocytennetz „mausert“ sich in isolierte Elemente, von denen einzelne mit eosinophilen Granulationen beladen sind, häufiger noch mit neutrophilen Granulationen (dargestellt nach der Methode von DOMINICI). Schließlich sieht man riesenzellartige, epitheloide Gebilde entstehen, welche teilweise collagene Fasern in sich aufgenommen haben. Trotz Capillarerweiterung *fehlen die perivasalen Infiltratmäntel sowie Leukocyten.*

Es handelt sich nach alledem um eine Umwandlung des Collagens durch Veränderung des p_H der Gewebsflüssigkeit und des Gleichgewichtes der mono- und bivalenten Kationen.

(26) Seröse Entzündung: Nach RÖSSLE (1943) handelt es sich um eine „Ausschwitzung von Blutflüssigkeit“ in das perivasculäre Gewebe ohne erhebliche Beimengung geformter Blutbestandteile (Leukocyten usw.) (s. Ziff. 25). Hierdurch kommt es zu einer Lösung der Verbindungen zwischen den Zellen dieses Gewebes (Entleimung) ferner zur Mobilisation der fixen Bindegewebszellen, der Retikuloendothelien der sinusoiden Capillaren und der syncytialen Gerüste (Umwandlung zu Monocyten). Von ihm als Desmolyse bezeichnet. Weiter führt die seröse Entzündung zu Veränderungen der Capillarwände, der Zellen und Stützsubstanzen bis u. U. zu ihrer Auflösung (Histolyse) als äußersten Fall. Daß die geschilderten Veränderungen gerade auch bei allergischen Vorgängen akuter (*Arthus*-Phänomen, akuter Rheumatismus) und chronischer Art vorkommen, wird von RÖSSLE mehrfach hervorgehoben.

Ein hierher gehöriger Fall von schwerster Leberschädigung infolge Arzneistoff-Allergie (jodhaltiges Nierenkontrastmittel) ist neuerdings von SCHUBERT beschrieben. Ausgesprochen pericapilläres Ödem, beträchtliche Abhebung der Gitterfasern und Anfüllung der DISSEschen Räume mit viel Flüssigkeit.

Erwähnt sei in diesem Zusammenhange, daß nach experimentellen Untersuchungen von HAXTHAUSEN die Lymphocyten als Träger der Antikörper bzw. der H-Substanzen wahrscheinlich in Frage kommen.

(27) Toxergie: Zusammengesetzt aus den griechischen Wortstämmen „τοξ“ und „εϱγ“. τοξον = Bogen sowohl wie Pfeil. το (φαϱμακον) τοξικον = Pfeilgift. — Bezüglich des Stammes εϱγ wird auf Ziffer 8) verwiesen. Während er im Wort Allergie — fälschlich — als ein Verhalten oder Zustand gebraucht ist, ist er hier in seiner ursprünglichen und richtigen = „Wirken“ bzw. „Wirksamkeit“ zu verstehen. Der Stamm τοξ = Gift (vgl. Toxikologie, toxisch) hat allgemeinen Eingang gefunden.

(29) Amizigaretten: = Amerikaner-Zigaretten, Sammelname volkstümlicher Art für alle Zigaretten, welche hauptsächlich Virginia-Tabak enthalten.

(29a) „Rangliste“ der Nahrungsallergene.

Nahrungsmittel	Anzahl der pos. Indices	Anzahl der Prüfungen	Nahrungsmittel	Anzahl der pos. Indices	Anzahl der Prüfungen
Salz	103	182	Nicotin	26	49
Schwarzbrot	86	169	Essig	25	53
Weißbrot	86	161	Süßstoff	25	49
Zucker	84	162	Schmelzkäse	23	36
Kartoffeln	77	149	Eigelb	22	47
Obst, roh	61	98	Tomaten	20	41
Milch	57	116	Tee, schwarzer	15	36
Kaffee-Ersatz	53	83	Tee, deutscher	14	28
Bohnenkaffee	43	94	Bücklinge	13	32
Fisch, gekocht	37	84	Zwiebel	12	20
Butter	33	61	Wasser, abgekocht	9	24
Eiklar	29	51	Margarine	9	19
Schmalz	28	54	Rindfleisch	6	17
Wasser, roh	28	45	Citrone	5	9

(30) Aeroplankton: Gebildet analog dem „Meeresplankton“ = das in der Luft Schwimmende“ vom griech. αηρ = Luft und πλαγγειν = schwimmen.

(31) Hyaluronsäure: Besteht nach LEHNARTZ aus gleichen Teilen Glucosamin, Glycuronsäure und Acetylgruppen, wobei die Art der Bindung zwischen diesen Gruppen noch unbekannt ist.

(32) Allergenfreie Kammer: Eine Neukonstruktion der Kammer, welche vor allem die Fortschritte in der Technik der Luftfilterung berücksichtigt und infolgedessen einfacher und billiger ist, wird z. Z. vom Verf. in Verbindung mit Dipl.-Ing. E. FIRMONT, einem bekannten Fachmann auf dem Gebiete der Raumbelüftung, ausgearbeitet.

(33) VAUGHAN, T. WARREN (gesprochen: woan). Internist in Richmond (Virginia), vor kurzem gestorben. Bekannter Allergieforscher, Begründer und langjähriger Herausgeber des J. of Allergy.

(34) Beschränkte Fähigkeit zu pathologischen Veränderungen: Hierauf hat kürzlich auch SCHMENGLER bezüglich der Leber hingewiesen. Aus den Ausführungen RÖSSLEs über die seröse Entzündung läßt sich eine Bestätigung ebenfalls ableiten.

(35) Sofortige Reaktion: Für die Röntgenstrahlen z. B. hat Verf. dies histologisch (schaumige Schwellung der Kerne der Capillarendothelien und Fibroblasten) nachgewiesen (1915). Die *Latenz* der Röntgenwirkung ist daher nur eine scheinbare.

(36) Hg-Exanthem: Durch Einatmung von Hg-Dämpfen: siehe G. A. ROST, Lehrbuch der Haut- und Geschlechtskrankheiten, 2. Aufl., 1948, S. 74.

(37) Infektionsallergische Hautkrankheiten: Siehe G. A. ROST, Lehrbuch der Haut- und Geschlechtskrankheiten, 2. Aufl., 1948, S. 54ff.

(38) Erythematodes: G. A. ROST, Lupus erythematodes als allergisch-hyperergische Systemerkrankung. Arch. Dermat. (D) **186**, 259ff (1947).

(39) Kapok: Bombax-, Eriodendron-, Chorisia- und Ochroma-Arten.

(40) PONCET: Antonin, Chirurg in Lyon, 1849—1913.

(41) Fall von Lungentuberkulose (STEINMEYER): Die genauen Aufzeichnungen sind durch Ausbombung vernichtet worden, ihre Wiedererlangung aus Görbersdorf durch den Verlust Schlesiens unmöglich.

(42) Causalgenetische Betrachtungsweise: Siehe G. A. ROST, Lehrbuch der Haut- und Geschlechtskrankheiten, 2. Aufl., S. 1ff. bzw. Arch. Dermat. (D) **138**, 309 (1922).

(43) Allergische Myokardveränderungen können nach Sensibilisierung durch Herzmuskelextrakt nicht nur durch Reinjektion des homologen Extraktes sondern auch durch Injektion von homologem Leberextrakt, in geringerem Maße auch durch Injektion von artfremdem Eiweiß erzeugt werden. JAFFÉ und HOLZ schließen daraus, daß jede den Herzmuskel schädigende Ursache imstande ist, den Körper gegen die eigne Herzmuskelsubstanz zu allergisieren und so myokardische Veränderungen hervorzurufen.

(44) Wie HÄNEL hervorgehoben hat, verlaufen exsudative und frische tuberkulöse Schübe vielfach unter dem Bilde eines sympathicotonen Reizzustandes. Sollte dieser „Reizzustand“ nicht mit allergischer Reaktion gleichzusetzen sein? In Analogie zu der von uns nachgewiesenen Pathogenese gewisser Eigenarten sowohl bei sympathicotoner wie bei vagotoner Konstitution liegt es nicht fern, auch bei der Tuberkulose an diese Möglichkeit zu denken. Man könnte also eine für den Einzelfall je nach seiner Konstitution sympathicotone oder vagotone Reaktionslage als endogenen Faktor ins Auge fassen. Diese würden auch bei der Behandlung entsprechend zu berücksichtigen sein (s. d.).

(45) MENIÈREscher *Symptomenkomplex, Allergie-Bedingtheit:* Einen eindrucksvollen Fall bei einem britischen älteren Fliegeroffizier hat kürzlich SAVILLE PAUL beschrieben. Histamin-Test positiv, nach Desensibilisierung mit Histamin negativ bei gleichzeitigem Verschwinden der Krankheitserscheinungen. Nachbeobachtung 2 Jahre; volle Dienstfähigkeit.

(46) Desensibilisierung (STAUFFER): Bei Brotallergie: 200 g Weißbrot werden mit 600 g Aqua dest. $^1/_2$ Std. zum Sieden gebracht. Der entstehende Brotkleister wird durch einen Sanax-Apparat gepreßt, mit 0,5% Phenol versetzt und $^1/_2$ Std. im strömenden Dampf sterilisiert. Es wird intracutan 0,1, 0,2 usw. bis 1,0 cm^3 gespritzt, jeden 2. Tag, allmählich ausschleichend.

(47) Schockapotheke. Cardiazol, Ampullen zu 0,1 g, Coramin, Ampullen zu 5,5 cm^3, Coffein Natr. Salicyl., Ampullen zu 0,2 cm^3, Sympatol, Ampullen zu 0,06 g, Veritol, Ampullen zu 0,02 g, Strophantin, Ampullen zu 1,4 mg, Lobelin, Ampullen zu 0,01 mg, Calcium Sandoz, Ampullen 20%, Traubenzucker, Ampullen 25%. *Lösung:* Suprarenin DAB 1:1000; Flasche zu 30 cm^3.

Anhang.

Alphabetische Liste der als *Allergene* in Betracht kommenden phanerogamischen Pflanzen (nach G. A. Rost, Hautkrankheiten, 1. Aufl. 1926 und K. Touton, Handbuch der Haut- usw. Krankheiten, Bd. IV, H. 1, S. 545, 1932) als Ergänzung zum Text, S. 40.

Acacia, Diverse Species	Akazien
Achillea millefolium L.	Schafgarbe, milfoil
Aconitum napellus L.	Eisen- oder Sturmhut, eine Ranunculacee
Ailanthus glandulosa	Götterbaum, Zierpflanze aus China
Alisma plantago	Froschlöffel, eine Sumpfpflanze
Allium sativum u. cepa L.	Knoblauch und Zwiebel
Ambrosia (versch. Arten)	Ragweed
Amygdaleen	Mandelarten
Anacardium officinale L.	(Fructus A.) sog. Elephantenläuse, enth. Cardol, oriental cashew, Acajou-Nuß
Anacardium occidentale et orientale L.	Auszug aus der Nuß-Schale, als Wäschetinte benutzt. Verwendung verboten. Auch Verfälschungsmittel für Nüsse- u. Mandelzubereitungen: Marzipan. „Vanillekrätze" bei Arbeitern.
Apium graveolens	Sellerie
Andira araroba	Goapulver = Chrysarobin
Anemone nemorosa	Osterblume, Windröschen, eine Ranunculacee
Angelica archangelica L.	Kuhpetersilie, cow-parsnip
Arnica montana	Wohlverleih, Mönchs- oder Mutterwurz
Arum maculatum	Aronstab, Sumpf- auch Zierpflanze
Asparagus officinalis L.	Spargel
Atropa belladonna	Tollkirsche
Avena sativa	Hafer
Borago officinalis	Boretsch, Gurkenkraut
Bryonia alba	Zaunrübe
Buxus sempervirens	Buxbaum (Blätter und Holz!)
Canapis indica Lam.	Hanf, „Haschisch"!
Cephaelis ipekakuanha	Brechwurzel
Chrysanthemum leucanthemum L.	Wucherblume
Chrysanthemum indicum S.	Chrysantheme
Cinchona calisaya Wedell	Chinarinde
Citrus medica L.	Citrone, Schale und Fruchtfleisch
Citrus vulgaris L.	Bigaradie, gemeiner Pomeranzenbaum
Colchicum autumnale	Herbstzeitlose
Comocladia P. Br.	versch. Arten, auf den Antillen vorkommend
Cydonia vulgaris	Quitte
Cypripedium L.	Frauenschuh
Dictamus fraxinella u. albus	Diptam
Euphorbiaceae Endl.	versch. Arten Wolfsmilch, s. a. Buxbaum
Ficus Tourn.	Feigen, versch. Arten: Ficus carica usw.
Geranium	versch. Arten: Pelargonium peltatum: Storchschnabel
Hedera helix L.	Efeu
Helleborus viridis L.	Nießwurz
Heracleum sphondylium L.	Bärenklau, common cow-parsnip
Humulus lupulus L.	Hopfen
Hyoscyamus niger L.	Bilsenkraut
Linum usitatissimum	Lein, Flachs
Lycopersicum esculentum Mill.	Tomate
Narcissus	versch. Arten
Nicotiana tabacum L.	Tabak, Blätter, Rauch (!)
Pastinaca sativa L.	Pastinak, versch. Arten
Phaseolus vulgaris L.	Bohne, „Bohnenkrätze"
Primulaceen	P. obconica Hance, P. sinensis Lindl., Primeln
Ranunculus bulbosus	Hahnenfuß
Raphanusarten	Rettich, Radieschen

Rhus	versch. Arten: Rh. toxicodendron Giftefeu, poison ivy, Rh. vernicifera, Lackbaum s. a. Hölzer
Ruta graveolens L.	Gartenraute
Salvia officinalis L.	Salbei
Scilla maritima L.	Meerzwiebel
Sinapis arvensis und nigra L.	schwarzer Senf (Samen)
Soja hispida Endl.	Sojabohne
Solanum L.	versch. Arten; S. tuberosum, Kartoffel; S. nigrum = Nachtschatten
Thuja occidentalis und orientalis L.	Lebensbaum
Vanilla planifolia Andrews	Vanille

I. Die wichtigsten *Holzarten* als Allergene und deren Verwendung.

A. Ausländische Hölzer.

Cocoboloholz	versch. Cocoboloarten: Flöten, Messergriffe, Wagenbau
Satinholz	Ferolia guianensis u. variegata; Möbelfurnier
Makassarholz	Möbel, Radiogehäuse
Teakholz	Tectonia L. fil. u. grandis: Schiffsbau
Padoukholz	sog. rotes Sandelholz: Kunstdrechslereien
Sandelholz	Santalum album L.: Kasetten, Möbel
Grenadillholz	versch. Herkunft, Flöten
Mahagoniholz	Swietenia mahagoni bzw. S. multijuga M. v. B.
Palisanderholz	Jacaranda brasiliensis Pers., brasilianisches Pockholz
Rhus toxicodendron	s. o. bei Pflanzen

B. Einheimische Hölzer.

Eichenholz	Quercus robur L.
Buchenholz	Fagus silvatica L.
Erlenholz	Alnus glutinosa Gaertn., Schwarzerle

II. Die wichtigsten heufiebererregenden Gräser Europas (nach HANSEN).

Agrostis stolonifera	weißes Straußgras
Alopecurus pratensis	Wiesenfuchsschwanz
Antoxanthum odoratum	Ruchgras
Arrhenathum elatius	hoher Glatthafer
Bromusarten	Trespe
Cynosurus cristatus	gemeines Kammgras
Dactylis glomerata	gemeines Knaulgras
Festuca pratensis	Wiesenschwingel
Holcus lanatus	wolliges Honiggras
Lolium perenne	englisches Raygras
Phalaris arundinacea	Rohrglanzgras
Phleum pratense	Timothegras
Poa pratensis	Wiesenrispengras
Secale cereale	Korn
Trisetum flavescens	gelber Wiesenhafer
Zea mays	Mais

Fragebogen für Allergie-Anamnese.

Name: Alter: Beruf: Datum:

Vorname:

Krankheit: Habitus:

Hautschrift: weiß — rot
rasch — verzögert

	Patient: Wann? wie oft? [1])	Familie: wer? [1])
1. *Haut:* Als *Säugling* und *Kleinkind:* Pockenimpfung. Hautausschläge: (Gneis, Milchschorf, Strophulus), *Spätere Jahre:* Moro-Reaktion. Urticaria, Serumkrankheit, Oedema Quincke, Pruritus: universalis — ani — scroti — vulvae; Dermatitis; Ekzem, insbes. Neurodermie; Purpura; Ichthyosis; Seborrhöe; Pilzerkrankungen; Reaktion auf Insektenstiche und Schutzimpfungen (Typhus usw.).		
2. *Atmungsorgane:* Rhinitis; Stundenschnupfen, Heufieber, Heuschnupfen; Laryngitis; Bronchitis; Asthma; Grippe; Tonsillitis; Pleuritis; Pneumonie; Hilusdrüsenvergrößerung; Tuberkulose.		
3. *Verdauungsorgane:* Zähne: Wurzelgranulom; Pulpagangrän. Cheilitis; Stomatitis; Glossitis; Sodbrennen; Magendruck; Brechreiz; digestive Supersekretion; Achylie; Ulcus ventriculi — duodeni; Pylorospasmus. Durchfall (habituell); Obstipation; Darmspasmen; Appendicitis; Colitis mucosa. Pankreatitis.		
4. *Leber:* Icterus simplex — infectiosus; Cholangitis; Cholecystopathie; Gallensteine, Cirrhose.		
5. *Harnorgane:* Nephritis; Pyelitis; Nierensteine. Cystitis; Blasensteine; Blasengeschwür (HUNNER), anfallsweise Poly- und Anurie; Urethritis nonspezifica; Gonorrhöe.		
6. *Geschlechtsorgane:* Mensesstörungen, Adnexitis; Operationen; Prostatitis.		
7. *Herz und Gefäße:* Essentielle Hypertonie; paroxysmale Tachykardie; vasomotorische Störungen. Endo- und Myokarditis. Thrombangitis obliterans; Periarteriitis nodosa.		
8. *Nervensystem:* Migräne; Neuralgien; Neuritis; Ischias; Schwindel; epileptiforme Anfälle; Encephalomyelitis.		
9. *Augen:* Blepharitis; Conjunctivitis; Keratitis; Iritis; Iridocyclitis; Chorioiditis; Glaukom; Katarakt.		
10. *Ohren:* Otitis — Mastoiditis.		
11. *Körpergerüst:* Arthritis; akuter Gelenkrheumatismus; subakutes und chronisches Rheuma; Gicht.		
12. *Infektionskrankheiten:* Masern; Scharlach; Diphtherie; Mumps; Varicellen; Ruhr; Typhus; Syphilis.		
13. *Infektionen, örtlich:* Furunkel; Panaritium; Phlegmone; Schweißdrüsenentzündung; Erysipel; Kriegsverletzungen.		
14. *Störungen der inneren Sekretion — Avitaminosen.*		
15. *Allgemeines:* Diabetes; Fettsucht; Wurmsucht; Allergie gegen: a) Nahrungsmittel — Genußmittel b) Arzneien — Desinfektionsmittel — Kosmetika c) Gewerbliche Stoffe d) Luftallergene e) Licht; Kälte — Wärme.		
16. *Sonstiges.*		

[1]) Krankheiten bei Blutsverwandten mit ———— unterstreichen.
Krankheiten des Patienten mit ～～～～ unterstreichen.

Literaturverzeichnis.

A. Monographien.

ADAMSON, CARL-AXEL: A Bacteriological Study of Lymph Nodes. Diss. Stockholm 1949. — ABDERHALDEN, RUDOLF: Vitamine, Hormone, Fermente. 2. Aufl. Berlin u. Wien: Urban u. Schwarzenberg 1944. Derselbe: Grundriß der Allergie. Basel: Benno Schwabe & Co. 1950. — ADELSBERGER, LUCIE, u. HANS MUNTER: Alimentäre Allergie. Halle: Carl Marhold 1934. — ASSMANN, H.: Lehrbuch der Inneren Medizin. 5. Aufl. Bd. I, 565. Berlin: Julius Springer 1942.

BERGER, W., u. K. HANSEN: „Allergie". Leipzig: Georg Thieme 1940. — BERGMANN, G. v., u. F. STROEBE: Lehrbuch der Inneren Medizin. Bd. I, 867. Berlin: Julius Springer 1942. — BERING, FR., u. J. BARNEWITZ: Handbuch Haut- und Geschlechtskrankheiten. Bd. IV/1, 128, Berlin: Julius Springer 1932. — BUMKE, O.: Handbuch innere Medizin. Bd. V/I, 1678. Berlin: Julius Springer 1939.

DOERR, R.: Handbuch der pathogenen Mikroorganismen. Bd. I/2, 759. Jena u. Berlin-Wien: Fischer u. Urban u. Schwarzenberg 1929. — DOMAGK, GERHARD: Pathologische Anatomie und Chemotherapie der Infektionskrankheiten. Stuttgart: Georg Thieme 1947.

EDERLE, W.: Allergie und Nervensystem. Stuttgart: Wissenschaftl. Verlagsges. 1947. — EICKHOFF, WILHELM: Die pathologisch-anatomischen Grundlagen der Allergie. Stuttgart: Georg Thieme 1948.

FLANDIN, CH., G. POUMEAU-DELILLE et P. SOULIÉ: Nouvelle Pratique Dermatologique. Bd. V, 1. Paris: Masson et Cie. 1936.

GASTINEL, P., et G. SOLENTE: Nouvelle Pratique Dermatologique Bd. VII, 325. Paris: Masson et Cie. 1936. — GRAFE, E.: Lehrbuch der Inneren Medizin. Bd. II, 171ff. Berlin: Julius Springer 1942.

HAMMER, F.: Handbuch Haut- und Geschlechtskrankheiten. Bd. VI/2, 529. Berlin: Julius Springer 1928. — HAMPERL, HERWIG: Lehrbuch der Allgemeinen Pathologie und der pathologischen Anatomie. 17. Aufl. Berlin: Julius Springer 1944. — HANSEN, K., G. A. ROST u. E. DEKKER: Praktikum der allergischen Krankheiten. Luzern u. Stuttgart: Montana-Verlag 1930. — HEILMEYER, Ludwig: Blutkrankheiten, Handbuch innere Medizin. Bd. II. Berlin: Julius Springer 1942. — HOFF, FERDINAND: „Medizinische Klinik". Stuttgart: Georg Thieme 1948. — HUEBSCHMANN, P.: Pathologische Anatomie der Tuberkulose. Berlin: Julius Springer 1928.

JADASSOHN, W.: Handbuch Haut- und Geschlechtskrankheiten. Bd. II, 353. Berlin: Julius Springer 1932.

KERL, WILHELM: Handbuch Haut- und Geschlechtskrankheiten. Bd. XVIII, 604. Berlin: Julius Springer 1928. — KRETSCHMER, ERNST: Körperbau und Charakter. Berlin: Julius Springer 1944.

LEHNARTS, EMIL. Einführung in die Chemische Physiologie. 7. Aufl. Berlin u. Heidelberg: Springer-Verlag 1947.

MARX, H.: Innere Sekretion, Handbuch innere Medizin. Bd. VI/1, 1. Berlin: Julius Springer 1941. — MEIER, R., u. K. BUCHER: In P. KALLÓS, Fortschritte der Allergielehre, Bd. II, 290. Basel-New York: Karger 1949.

NEXMAND, P.-H.: Clinical Studies of Besniers Prurigo. Kopenhagen: Rosenkilde and Bagger 1949. — NORRLIND, ROBERT: Acta dermato-vener. (Stockh.) **26**, Suppl. 13 (1946).

PAUTRIER, L.-M.: Nouvelle Pratique Dermatologique. Bd. III, 361ff u. 605 ff. Paris: Masson et Cie. 1936. — PERUTZ, ALFRED: Handbuch Haut- und Geschlechtskrankheiten. Bd. V/1, 26. Berlin: Julius Springer 1930. — PREISISCH, CORNELIUS: Das Problem der Andersempfindlichkeit. Allergie. Eine immunbiologische Studie. Budapest u. Leipzig: Wissenschaftl. Verlagsbuchhdlg. f. Med. 1941.

REIN, HERMANN: Physiologie des Menschen. 7. Aufl. Berlin: Julius Springer 1943. — ROST, GEORG ALEXANDER: Lehrbuch der Haut- und Geschlechtskrankheiten. 2. Aufl. Berlin-Göttingen-Heidelberg: Springer-Verlag 1948. — ROST, G. A., u. PHILIPP KELLER: Handbuch Haut- und Geschlechtskrankheiten. Bd. V/2, 1. Berlin: Julius Springer 1929. — ROST, G. A., PH. KELLER u. A. MARCHIONINI: Diagnose und Therapie der Hauttuberkulose in der Praxis. Leipzig: J. A. Barth 1930. — ROST, G. A., u. A. MARCHIONINI: Würzburger Abh. **27**, H. 12 (1932), Asthma-Ekzem, Asthma-Prurigo und Neurodermitis als allergische Krankheiten.

SABOURAUD, R.: Nouvelle Pratique Dermatologique. Bd. IV, 167. Paris: Masson et Cie. 1936. — SACK, W. TH.: Handbuch Haut- und Geschlechtskrankheiten. Bd. IV/2, 1341. Berlin: Julius Springer 1933. — SULZBERGER, MARION B., u. RUDOLF L. BAER: The 1947 Year Book of Dermatology and Syphilology. Chikago: The Year Book Publishers 1948.

THIBAUT, D.: Nouvelle Pratique Dermatologique. Bd. IV, 543. Paris: Masson et Cie. 1936. — TÖRÖK, LUDWIG: Handbuch Haut- und Geschlechtskrankheiten. Bd. VI/2, 145. Berlin: Julius Springer 1938. — TACHAU, P.: Handbuch Haut- und Geschlechtskrankheiten.

Bd. VI/2, 584. Berlin: Julius Springer 1928.—TOUTON, K.: Handbuch Haut- und Geschlechtskrankheiten. Bd. IV/1, 487. Berlin: Julius Springer 1928. — TZANK, A.: Nouvelle Pratique Dermatologique. Bd. I, 365. Paris: Masson et Cie. 1936.

ULLMANN, K.: Handbuch Haut- und Geschlechtskrankheiten. Bd. IV/1, 170. Berlin: Julius Springer 1932. — URBACH, ERICH: Klinik und Therapie allergischer Krankheiten. Wien: Maudrich 1935.

VEIL, WOLFGANG, H.: Fokalinfektion und Bedeutung des Herdinfektes für die menschliche Pathologie. 2. Aufl. Jena: Gustav Fischer 1042. — VEIL, W. H., u. A. STURM: Die Pathologie des Stammhirnes. 2. Aufl. Jena: Gustav Fischer 1946. — VOLK, R.: Handbuch Haut- und Geschlechtskrankheiten. Bd. 10/I. Berlin: Julius Springer 1931. — VOLKMANN, HERBERT: Medizinische Terminologie. 30. Aufl. Berlin u. Wien: Urban u. Schwarzenberg 1941.

WITTKOWER, ERIC: In R. M. B. MACKENNA, Modern Trends in Dermatology. London: Butterworth 1948.

B. Einzelarbeiten[1]).

ABRAMOWITZ, E. WILLIAM: Arch. Dermat. (Am.) **43**, 672 (1941).—ABRAMSON, HAROLD A.: J. Allergy **12**, 414 (1941). — ABRAMSON, LEOP.: Nord. Med. (Stockh.), **1943**, 129. — ACKERMANN, D.: Ber. physik.-med. Ges. Würzburg N. F. **63**, 32 (1940). — ACKERMANN, GEORG: Arch. Dermat. (D.) **186**, 596 (1947). — ALBUS, G.: Z. exper. Med. **108**, 352 (1941). — ALIKICHIBEKOV, M. M.: Vestn. Venerol. i. Dermat. **2/3**, 15 (1940). — ALLINGTON, H. V.: Arch. Dermat. (Am.) **40**, 507 (1939). — ANDERSON, H. B.: Canad. publ. Health J. **30**, 451 (1939). — ANDREWS, C. T.: Lancet **1941** I, 664 — ARNOLD, HARRY L. jr.: Arch. Dermat. (Am.) **43**, 607 (1941) — ARNONE, R.: Monit. ostetr.-ginec. **12**, 291 (1940). — ASCHER, MEYER S.: J. Allergy **12**, 607 (1941). — ASCHOFF, LUDWIG: Arch. Kinderheilk. **116**, 145 (1939). — ASHFORD, C. A., H. HELLER a. G. A. SMART: Brit. J. Pharmacol. **4**, 157 (1949). — AUBERTIN, CH., et MAY-DARHOVSKY: Bull. Soc. méd. Hôp. Paris **56**, 360 (1940).

BAEHR, G., P. KLEMPERER a. A. SCHIFRIN: Trans. amer. Phys. **50**, 139 (1935). — BÄFVERSTEDT, BO: Nord. Med. (Stockh.) **1942**, 1820. — BANNWARTH, ALFRED: Arch. Psychiatr. u. Z. Neur. **118—180**, 531 (1948); Arch. Psychiatr. **115**, 566 (1943). — BARNETT, E. H., a. H. D. CARNAHAN: Arch. Otolaryng. **30**, 247 (1939). — BARTHÉLEMY, RAYMOND: Bull. méd. **1940**, 11. — BEER, A. G., Med. Klin. **1948**, 409. — BENSON, ROBERT L.: Arch. int. Med. **64**, 1306 (1939). — BERENS, C., L. J. GIRARD a. E. CUMMINGS: Ann. Allergy **5**, 526 (1947). — BERGER, HERBERT: J. amer. med. Assoc. **112**, 2402 (1939). — BERGER, W.: Verh. dtsch. Ges. inn. Med. 51. Kongr. **1939**, 455. — BERLIN, CHAIM: Acta med. orient. **6**, 101 (1947). — BERNARD, A.: Arch. des Mal. Appar. digest. **31**, 223 (1942). — BERNSTEIN, T. B. a. S. M. FEINBERG: J. Allergy **19**, 393 (1948). — BIRKHAUG, KONRAD: Acta med. scand. (Stockh.) **109**, 250 (1941); **112**, 393 (1942). — BLACK, W. BYRON: Surg. etc. **68**, 406 (1939). — BLACK, J.: J. Allergy **1945**, 83. — BLITTERSDORF, FRIEDRICH, u. MAX MATTHES: Arch. klin. Chir. u. Dtsch. Z. Chir. **1948**, 207/260, 459 — BÖHM, FRANZ: Beitr. Klin. Tub. **101**, 54 (1947). — BOEHMIG u. SWIFT: Arch. Path. **15**, 611 (1933); zit. E. VOLHARD. — BÖRLIN, E.: Dermatologica **94**, 109 (1947). — BÖTTNER, HEINRICH: Med. Wschr. **1948**, 308. — BOHNER, C. B., J. M. SHELDON a. J. W. TRENIS: J. Allergy **12**, 290 (1941). — BOHROD, M. G.: Amer. J. Med. **1947**, 511; zit. ELLMAN a. BALL. — BOIDIN, L., et A. DE LIGNIÈRES: Bull. Soc. méd. Hôp. Paris **57**, 13 (1941). — BOLAND, EDWARD W.: Amer. J. Rheumatic. Dis. **6**, 195 (1947) u. **9**, 1 (1950). — BONGINI, ORESTE: Giorn. Clin. med. **21**, 795 (1940). — BOSHAMER, K.: Z. urol. Chir. u. Gynäk. **46**, 216 (1942). — BRACK, W.: Arch. Dermat. (D.) **144**, 490 (1923). — BRAUN, REINHARD: Graefes Arch. **145**, 397 (1943). — BRAUNBEHRENS, H. v.: Münch. med. Wschr. **1940 II**, 1203. — BREDT, H., u. L. STADLER: Arch. Kreisl.forsch. **7**, 54 (1940). — BREITLÄNDER, K.: Dtsch. Gesdh. wes. **1949**, 497. — BRILL u. GOYERT: Arch. Dermat. (D) **180**, 63 (1940). — BROOK, M. J. V., K. J. OLSON, M. F. RICHMOND a. M. H. KUIZENGA: J. Pharmacol. **94**, 197 (1948). — BRUUN, EGON: Acta path. scand. (Kobenh.) **18**, 558 (1941). — Nord. Med. (Stockh.) **1940**, 2308. — BÜCHLER, HANS: Z. klin. Med. **140**, 56 (1941). — BUSINCO, L., e L. RICCIARDI: Giorn. ital. Dermat. **83**, 757 (1942). — BUSINGO, L., e FELICE VISSALLI: Boll Soc. ital. Biol. sper. **16**, 147 (1941).

CAPELLARO, E.: Atti Soc. ital. Derm. e Sifilogr. **1**, 939 (1939). — CARRIÉ, D., u. H. SCHUMACHER: Dermat. Wschr. **1939 II**, 1027. — CARRIÉ, C., u. R. WÄHMANN: Dermat. Wschr. **1941 I**, 237. — CHANG, C.: Ann. of Otol. **48**, 783 (1939). — CHIARI, H.: Wien. klin. Wschr. **1941 I**, 151. — CHOBOT, ROBERT, HAROLD DUNDY a. NATHAN SCHAFFER: J. Allergy **12**, 46 (1940). — CHVARZBLATT, A. M., T. A. MORDKOVITCH, E. S. FEDOTJEVA et E. D. ORJEVSKAJA: Pediatr. **2/3**, 56 (1940). — CICHON, G., u. K. H. PARNITZKE: Z. ges. inn. Med. **2**, 248 (1947). — CIMBAL, ALEXANDER: Dtsch. med. Wschr. **1943 I**, 353. — CLARKE, T. WOOD: Psychiatr. Quart. **14**, 800 (1940). — COCA, ARTHUR F.: J. Labor. a. clin. Med. **26**,

[1] Die Arbeiten bis 1943 sind fast sämtlich im Zbl. Haut- u. Geschlechtskrkh. referiert.

1878 (1941). — COCA, J.: J. Invest. Dermat. 13, 17 (1949); zit. W. BURCKHARDT: Dermatologica (Basel) 100, 119 (1950). — COHEN, ABRAHAM, IVEL GOLDMANN a. ALFRED W. DUBBS: J. amer. med. Assoc. 133, 749 (1947). — COLOMBE, J., et P. DAVY: Bull méd. 1943, 225. — CONDORELLI, LUIGI: Riv. Malariol. 20, 8 (1941). — CONEJO MIR, J.: Actas dermo-sifiliogr. 32, 419 (1941; 32, 821 (1941). — CORELLI, FERDINANDO: Hippokrates 1942, 204; Dtsch. Arch. klin. Med. 185, 600 (1940); Quad. Allerg. 5, 113 (1939). — COSTE, F., L. MARCERON et R. J. MION: Ann. de Dermat. 2, 350 (1942). — COSTE, F., L. MARCERON et JEAN BOYER: Ann. de Dermat. 2, 491 (1942). — COTUL, GABRIEL u. ILIE NEAMTU: Rev. stiint. Otol. 6, 11 (1942). — CRAIG, JOHN, N. S. CLARK a. J. D. CHALMERS: Brit. med. J. 1949, 6. — CRIEP, L. H., a. T. H. AARON: J. Allergy 19, 304 (1948). — CULBERTSON, JAMES T., a. HARRY M. ROSE: J. clin. Invest. 20, 249 (1941). — CUNZ, HANS: Schweiz. med. Wschr. 1948, 159. — CURRY, J. J.: J. clin. Invest. 26, 430 (1947). — CYRIAX, JAMES: Brit. med. J. 1948, 251. — CZIBOR, PAL: Orv. Közl. 4, 17 (1943).

DAINOW, J.: Dermatologica 94 (1947). — DANIS, PETER G.: Urologic. Rev. 45, 126 (1941). — DEGOS, R.: Ann. de Dermat. 2, 150 (1942). — DEITERMANN, WILHELM: Dtsch. zahnärztl. Wschr. 1941, 23. — DELBRÜCK, M.: Naturwiss. 34, 301 (1947). — DENZER, B. S., a. S. BLUMENTHAL: Amer. J. Dis. Childr. 53, 525 (1937). — DIEDEY, M.: Dermatologica 96, 418 (1948). — DIEHL, KARL: Erbarzt 13, 1 (1945). — DISHOECK, H. A. E. VAN: Mschr. Kindergeneesk. 10, 232 (1941). — DOHLMAN, G.: Nord. Med. (Stockh.) 1943, 224. — DOMARUS, A. VON: Klin. Wschr. 1939 II, 1551. — DOMRICH, HERMANN, u. FRIEDRICH HUBERT: Zbl. Chir. 1940, 14. — DOSTROVSKY, A.: Arch. Dermat. (Am.) 55, 1 (1937). — DOUGRAY, F.: Brit. med. J. 1949, 1081. — DRAGSTEDT, CARL A.: Physiol. Rev. 21, 563 (1941). — DRESSLER, M. u. H. WAGNER: Acta dermatovener. (Stockh.) 22, 511 (1941). — DUTTON, L. O.: Ann. Allergy 5, 439 (1947).

EDENS, ERNST: Schweiz. med. Wschr. 1942 II, 1169. — EDERLE, W.: Z. Neur. 176, 742 (1943). — EDSTRÖM, GUNNAR: Z. Rheumaforsch. 3, 89 (1940). — EHRSTRÖM, M. CH.: Acta med. scand. (Stockh.) 106, 182 (1941). — EICKHOFF, W.: Virchows Arch. 315, 81 (1948). — ELLIS, RALPH V., a. C. A. MCKINLAY: J. Labor. a. clin. Med. 26, 1427 (1941). — ELLMAN, PHILIP: Proc. roy. Soc. Med. 40, 332 (1947). — ELLMAN, PHILIP, a. R. E. BALL: Brit. med. J. 1948, 816. — ESBJERG, H. O.: Acta ophthalm. (Kobenh.) 19, 286 (1941). —

FALCONER, ERNEST H., a. IRWIN C. SCHUMACHER: Arch. int. Med. 65, 122 (1940). — FANBURG, S. H.: Arch. Dermat. (Am.) 42, 53 (1940). — FANG, BRUNHILDE: Klin. Wschr. 1948, 141. — FEINBERG, SAMUEL M.: Arch. Dermat. (Am.) 40, 200 (1939). — FEINBERG, S. M., a. T. B. BERNSTEIN: J. Lab. clin. Med. 32, 1370 (1947). — FERNANDEZ OBANZA, R.: Rev. clin. españ. 3, 405 (1941). — FEY, MARIA: Z. Kreisl.forschg. 33, 689 (1941). — FIORIO, GIULIO, e RAFFAELE STIGLIANI: Arch. „De Vecchi" Anat. pat. 3, 613 (1941). — FISCHER, OTTO, u. WILHELM STAUPENDAHL: Med. Klin. 1941 II, 1201. — FISTER, GEORGE M.: J. Urol. (Am.) 40, 37 (1938). — FLECKENSTEIN, ALBRECHT, u. ANNEMARIE HARDT: Klin. Wschr. 1949, 360. — FLAGG, JEAN et MAX FROEHNER: Schweiz. med. Wschr. 1942 II, 922. — FLOOD, JAMES M., a. DANIEL J. PERRY: Arch. Dermat. (Am.) 55, 493 (1947). — FORSSMAN, OLOF: Acta med. scand. (Stockh.) 126, 393 (1946); 146, 393 (1947). — FORTUNATO, V.: Arch. ital. Otol. 53, 375 (1941). — FREDENHAGEN, H.: Schweiz. med. Wschr. 1946, 453; — „Praxis" 1947, 288. — FRESEN, OTTO: Beitr. Klin. Tub. 103, 45 (1950). — FREY, JOACHIM, u. HERBERT WALTERSPIEL: Med. Klin. 1948, 272. — FREY, J. R.: Dermatologica 97, 223 (1948). — FRIEDLAENDER, S., a. A. S. FRIEDLAENDER: Amer. J. med. 4, 863 (1948). — FRIES, JOSEPH H., a. JUDAH ZIZMOR: Amer. J. Dis. Childr. 54, 1239 (1937); — J. Pediatr. 16, 69 (1940). — FROBENIUS, M., u. G. GRÜNHOLZ: Med. Klin. 1946, 439. — FRÖHLICH, WALTER: Wien. klin. Wschr. 1941 I, 73. — FRUNDER, H.: Pflügers Archiv 250, 312 (1948).

GADDUM, J. H.: Brit. med. J. 1948, 867. — GALLEGO-BURIN, M., u. J. TROYA-VILLALVA: Actas dermo-sifiliogr. 31, 493 (1940). — GAMMELGAARD, ARNE: Ugeskr. Laeg. (dän.) 1941, 1370. — GARVER, W. P.: J. Allergy 11, 32 (1939). — GAY PRIETO J., J. M. LOPEZ DE AZCONA u. L. AZUA DOCHAO: Arch. Dermat. (D) 193, 287 (1942). — GAY, L. N., S. W. LANDAU, P. E. CARLINER, N. S. DAVIDSON, F. F. FURSTENBERG, N. B. HERMAN, W. H. NELSON, J. W. PARSONS, a. W. W. WINKENWERDER: Bull. Hopkins Hosp. 83, 356 (1948). — GHIGI, RENZO: Quad. Allerg. 7, 109 (1941). — GHITZESCU, C. J., u. J. ROBACKI: Arch. klin. Chir. 199, 100 (1940). — GIUDIZI, SANTE: Arch. Anat. pat. 2, 377 (1940). — GITLOW, SAMUEL, a. CARL GOLDMARK: Ann. int. Med. 13, 1046 (1939). — GODEL, ROGER: Presse méd. 1940 II, 798. — GOERTTLER, V.: Tierärztl. Wschr. 1948, 73. — GOHRBANDT, E.: Dtsch. Gesdh.wes. 1948, 548. — GOLDMAN, L., a. A. L. WEINER: Brit. J. vener. Dis. 14, 269 (1938). — GOUGEROT, H. et R. BURNIER: Ann. de Dermat. 2, 462 (1942). — GRAEBER, H.: Münch. med. Wschr. 1942 I, 122. — GRAU BARBERA, LUIS: Actas dermo-sifiligr. 32, 521 (1941). — GRAVE, G.: Med. Klin. 1939 II, 1078. — GRAY, IRVING, a. MATTHEW WALZER: Amer. J. digest. Dis. 3, 403 (1936); 4, 345 (1938); J. Allergy 11, 245 (1940). — GRÉGOIRE, RAYMOND: Arch. balkan. Méd., Chir. etc. 2, 113 (1940). — GREITHER, A.: Arch. Dermat. (D) 186, 536 (1947). — GREMELS, HANS: Klin. Wschr. 1947, 449. — GRIMMER, HEINZ: Z. Hautkrankheiten 3, 17 (1947). — GROLNICK, MAX:

Amer. J. Surg. **50**, 63 (1940). — GROSS L: Festschr. f. E. LIBMAN, New York, Internat. Press 1932; Schweiz. med. Wschr. **1948**, 7. — GROVE, R. CLARK, a. J. BROWN FARRIOR: J. Allergy **11**, 271 (1940). — GRÜNHOLZ, GERHARD, u. HANNELORE GRÜNHOLZ: Z. Kinderheilk. **65**, 540 (1948). — GUILLEMINET et P. MAZEL: Lyon chir. **36**, 458 (1939). — GUTMANN, M. J.: Münch. med. Wschr. **1932**, 149. — GUYE, S. C. PIERRE: Rev. méd. Suisse rom. **61**, 695 (1941).

HABELMANN, GERD: Klin. Wschr. **1940 II**, 1211. — HÄNEL, F.: Tuberkulosearzt **2**, 754 (1948). — HALPERN, B. N., a. J. HAMBURGER: Canad. med. Assoc. J. **59**, 322 (1948). — HAMBURGER, FRANZ: Münch. med. Wschr. **1940 II**, 1362; Wien. med. Wschr. **1940 I**, 87. — HAMPTON, STANLEY F.: J. Allergy **12**, 579 (1941). — HAN, ANNA KATHERINA: Z. Rheumaforsch. **2**, 409 (1939). — HANHART, E.: Gastroenterologica (Basel) **66**, 121 (1942). — HANSEL, FRENCH K.: Ann. of Otol. **49**, 579 (1940); J. Allergy **12**, 457 (1941). — HANSEN, K.: Dtsch. med. Wschr. **1941 I**, 197. — HANSEN, KARL: HNO **1**, 49 (1948). — HANSEN, K., H. FISAHN u. H. FEHRMANN: Z. Hyg. **123**, 486 (1941). — HANSON, JAMES FLETCHER: Amer. J. med. Sci. **201**, 11 (1941). — HARKAVY, JOSEPH: Arch. int. Med. **67**, 709 (1941). — HARTEN, MAX, u. MATTHEW WALZER: J. Allergy **11**, 68 (1939). — J. amer. med. Assoc. **1949**, 75. — HARTMANN, J.: Med. Welt **1941**, 393. — HAXTHAUSEN, H.: Acta dermato-vener. (Stockh.) **21**, 158 (1940); **23**, 348 (1943). — HECHT, OTTO: Zbl. Haut- usw. Krkh. **44**, 241 (1933). — HEGEMANN, GERD: Zbl. Chir. **1948**, 719. — HEIM, FRITZ: Ärztl. Wschr. **1948**, 326. — HEIM, F., u. RUETE: Klin. Wschr. **1946**, 86. — HEINILD, SVEND: Nord. Med. (Stockh.) **1943**, 49. — HELLERSTRÖM, SVEN: Acta dermato-vener. (Stockh.) **22**, 331 (1941). — HELLPAP, W.: Zbl. Chir. **1943**, 200. — HENNINGSEN, OTTO, u. HEINZ GRIESSMANN: Zbl. Chir. **1941**, 358. — HENSCHEN, C.: Schweiz. med. Wschr. **1941 II**, 1391. — HENSZELMANN, ALADAR: Orv. Hetil. **1941**, 454. — HEPP, WALTER: Münch. med. Wschr. **1940 II**, 1140. — HERRLIGKOFFER, KARL M.: Zbl. Gynäk. **1943**, 979. — HERTEL, H.: Z. klin. Med. **137**, 243 (1940). — HERZOG, W. E.: Klin. Wschr. **1948**, 641. — HEUCHEL, G., u. A. SUNDERMANN: Dtsch. Gesdh.-wes. **1949**, 1325. — HIGGINS J. H. jr.: US nav. med. Bull. **40**, 127 (1942). — HILL, LEWIS WEBB: J. Allergy **11**, **170** (1940); **18**, 181 (1947). — HILL, LEWIS WEBB, a. HENRY N. PRATT: J. Allergy **12**, 143 (1941). — HÖRING, FELIX OTTO: Ärztl. Forsch. **1948**, 1. — HOFBAUER, W.: Dermat. Wschr. **1941 II**, 821. — HOHMANN, W. J.: Proc. roy. Soc. Med. **40**, 255 (1947); ref. Tbk.arzt **2**, 331 (1948). — HOLSTI, ÖSTEN: Nord. Med. (Stockh.) **1942**, 427. — HOLTZMANN, IRVING N.: Arch. Dermat. (Am.) **43**, 1007 (1941). — HONECKER, KURT: Dtsch. med. Wschr. **1947**, 511. — HOREJŠI, J., u. A. PROŠEK: Čas lék. česk. **1939**, 955. — HORNECK, KARL, G.: Z. menschl. Vererbgs.- u. Konstit.lehre **24**, 161 (1940). — HÜLLSTRUNG, H.: Mschr. Kinderheilk. **80**, 1 (1939). — HÜLSE, W.: Z. ges. inn. Med. **1948**, 428. — HÜTTENHAIN, E.: Arch. Kinderheilk. **128**, 15 (1943). — HUTH, ERICH: Z. ges. inn. Med. **1948**, 65.

ICKERT: Dtsch. med. Wschr. **1939 II**, 1705; **1940 I**, 66. — INCEDAYI, C. K.: Dermatologica **80**, 199 (1939). — ITKIN, M. M., et K. ROSENTHAL: Vestn. Venerol. i. Dermat. **10**, 28 (1940). — IWAMA, MIKIO: Jap. J. of Dermat. **47**, 14 (1940).

JAFFÉ, RUD., u. ELLY HOLZ: Frankf. Z. Path. **60**, 309 (1949). — JAKSCH, HANNS: Arch. Kinderheilk. **132**, H. 3, — JANZEN, INGEBORG: Diss. Breslau 1940. — JARCHOW, S.: Bull. Hopkins Hosp. **59**, 262 (1936). — JEGOROW, BORIS: Zbl. Gynäkol. **58**, 2851 (1934); **59**, 465 u. 1455 (1935). — JENSEN, TAGE, u. K. G. HANSEN: Arch. Dermat. (Am.) **40**, 566 (1939). — JENTSCH, M.: Dermat. Wschr. **1943 I**, 126; **1943 II**, 282. — JESSERER, HANS: Dtsch. Arch. klin. Med. **190**, 193 (1943). — JIMENÉZ DIAZ, D., H. CASTRO MENDOZA, C. LAHOZ, L. RECATERO u. G. CANTO: Rev. clin. españ. **1**, 53 (1940). — JOHNSON, H. H.: Arch. Dermat. (Am.) **41**, 147 (1940). — JOHNSON, H. R., jr.: Arch. Dermat. (Am.) **43**, 575 (1941). — JONES, CHARLES A.: New internat. Clin. **3**, N. s. **2**, 258 (1939). — JOPPICH, GERHARD: Ther. Gegenw. **1948**, 6; Dtsch. Ärztebl. **1942 II**, 379. — JUHLIN-DANNFELT, C.: Nord. Med. (Stockh.) **1941**, 1 41. — JUNET, R., et P. ALPHONSE: Schweiz. med. Wschr. **1942 II**, 1152. —

KÄMMERER, H.: Wien. klin. Wschr. **1941 I**, 5. — KÄMMERER, HUGO: Ärztl. Forsch. **1948**, 10. — KAHLMETER, GUNNAR: Z. Rheumaforsch. **4**, 457 (1941). — KALBFLEISCH, H. H.: Ärztl. Forsch. **1948**, 169. — KALLÓS, PAUL: Nord. Med. (Stockh.) **34**, 1015 (1947); Gastroenterologia (Basel) **1946**, H. 3. — KALKOFF, K. W.: Arch. Dermat. (D) **186**, 144 (1947). Ärztl. Wschr. **1948**, 201. — KANAREWSKAJA, A. A.: Z. exper. Biol. u. Med. **22**, 44 (1946) (russ.). — KARDUNG, W.: Med. Welt **1941**, 739. — KARLINY, LAJOS: Arb. ung. biol. Forschgsinst. **12**, 296 (1940). — KARRENBERG, C. L., u. J. FRENKEN: Z. Haut- usw. Krankh. **1948**, 405. — KERN (Diskussion): J. Allergy **12**, 591 (1941). — KIBÉD, ALADAR VARGA VON: Dermat. Wschr. **107**, 1517 (1938). — KIESE, MANFRED: Klin. Wschr. **1947**, 453. — KIMBERLY, LESTER W.: J. invest. Dermat. **2**, 331 (1939). — KIRCHNER, E.: Med. Welt **1940**, 528. — KLEINE-NATROP, H. E.: Dtsch. med. Wschr. **1947**, 549. — KLEMPERER, PAUL, ABOU D. POLLAK, a. GEORGE BAEHR: Arch. Path. (Am.) **32**, 569 (1941). — KLINGE, FR.: Münch. med. Wschr. **1943 I**, 5. — KLOTZBÜCHER, EUGEN: Klin. Wschr. **1942 II**, 1058. — KNÜCHEL, FRITZ, u. WILLI KNÜCHEL: Klin. Wschr. **1948**, 307. — KOCH, FRANZ: Arch.

Dermat. (D) **187**, 213 (1948). — KOJIMA, RIICHI, u. MASARU FUKAI: Jap. J. of Dermat. **4**, 840 (1940). — KREBS, A.: Dtsch. Gesdh.wes. **1949**, 98. — KREISSEL, WILHELM: Dtsch. med. Wschr. **1949**, 342. — KRISTENSON, ANDERS: Nord. Med. (Stockh.) **1942**, 2105. — KULPE, W.: Dtsch. Gesdh.wes. **1949**, 194. —

LAHOZ, C., u. L. RECATERO: Rev. Clin. españ. **5**, 361 (1942). — LAMPEN, H.: Ärztl. Wschr. **1948**, 1040. — LANDAU, S. W., a. L. N. GAY: Bull. Hopkins Hosp. **83**, 330 (1948). — LANDAU, S. W., H. J. L. MARRIOTT a. L. N. GAY: Bull. Hopkins Hosp. **83**, 343 (1948). — LANG, MIHALY: Orv. Közl. **3**, 624 (1942). — LASCH, FRITZ: Münch. med. Wschr. **1940 II**, 821. — LEHNER, E., E. RAJKA, u. A. TÖRÖK: Arch. Dermat. (D) **153**, 375 (1927). — LEIDER, MORRIS: J. invest. Dermat. 8, 125 (1947). — LEITFRITZ, ERNST: Dtsch. Mil.arzt **7**, 548 (1942). — LEROY, A.: J. belge Neur. **39**, 551 (1939). — LEVIN, OSCAR a. HOWARD T. BEHRMAN: Urologic Rev. **44**, 114 (1940). — LEVISON, PH.: Ugeskr. Laeg. **1940**, 1148. — LIBMAN, E., u. B. SACKS: Arch. int. Med. **33**, 701 (1924). — LINDAAS, ANNANEUS: Nord. med. (Stockh.) **1942**, 949. — LINDEBERG-LINDVET V.: Nord. Med. **1947**, 203. — LINDEBOOM, G. A., u. G. ROYER: Acta dermato-vener. (Stockh.) **23**, 489 (1943). — LINNEWEH, FRIEDRICH: Med. Klin. **1948**, 265. — LJUNG, O.: Z. Tbk. **83**, 1 (1939). — LOCKEY, S. D.: Ann. Allergy **5**, 420 (1947). — LÖFGREN, SVEN: Acta tbc. scand. (Kobenh.) **19**, 240 (1945). — LÖFSTEDT, F.: Svensk. vet. Tidskr. **50**, 308 (1945). — LONGCOPE, WARFIELD T., a. A. MURRAY FISHER: Acta med. scand. (Stockh.) **58**, 529 (1941) — LUCCHESI, MARCELLO, u. OSWALDO LUCCHESI: Ann. Rheumatic. Dis. **5**, 619 (1947). — LUCKNER, HERBERT, u. ERICH MANN: Klin. Wschr. **1939 I**, 767. — LUDWIG, OTTO: Z. Rheumaforsch. **4**, 602 (1941). — LYNCH, FRANCIS W.: Arch. Dermat. (Am.) **55**, 101 (1947). — LUNCKENBEIN, HANS: Katarakt und Neurodermitis. Dis. Würzburg 1941.

MAERZ, F.: Dermat. Wschr. **1940 II**, 732. — MCGAVACK, T. H., J. WEISSBERG, A. SHEARMAN, A. U. FUCHS, P. M. SCHULMAN, I. J. DREKTER, a. L. J. BOYD: Amer. J. med. Sci. **216**, 437 (1948). — MCGAVACK, T. H., P. SCHULMAN, R. SCHUTZER, a. E. ELIAS: Arch. Dermat. (Am.) **57**, 308 (1948); ref. Abstr. World Med. **4**, 611 (1948). — MCPHERSON: Amer. J. Ophthalm. **31**, 35 (1948); zit. Brit. med. J. **1949**, 229. — MAIER, ERICH, u. HANS SCHAEFER: Klin. Wschr. **1948**, 606. — MALAGUZZI VALERI, ORAZIO: Arch. ital. Pediatr. **7**, 174 (1940). — MARCERON: Bull. Soc. franç. Dermat. **48**, 231 (1941). — MARCUSSEN, POUL M.: Nord. Med. (Stockh.) **1941**, 2507. — MARKEL, JOSEF: Arch. Dermat. (Am.) **39**, 992 (1939). — MATHIS HERMANN: Dtsch. zahnärztl. Z. **1948**, 873. — MATHIS, HERMANN, u. HERMANN SCHNETZ: Z. Stomat. **40**, 81 (1942). — MAYER, R. L., a. F. C. KULL: Proc. Soc. exper. Biol. a. Med. **66**, 392 (1947); Ann. Allergy **5**, 113 (1947).; Trans. New York Academy Sci. Ser. II. **9**, 207 (1947). — MAYERHOFER, E.: Wien. med. Wschr. **1939 I**, 659. — MAZZANTI, C.: Atti Soc. ital. Derm. e. Sifilogr. **3**, 484 (1940). — MEESMANN, A.: Klin. Mbl. Augenheilk. **97** (1936). — MELCZER, N., u. T. VENKEI: Arch. Dermat. (D) **186**, 107 (1946). — MEMMESHEIMER, ALOIS M.: Arch. Dermat. (D) **187**, 200 (1948). — MENKIN, V.: Lancet **252**, 660 (1947). — MERGELSBERG: Dermat. Wschr. **1940 I**, 281. — MEULENGRACHT, E.: Ugeskr. Laeg. **1941**, 291. — MEYER, CHARLOTTE: Pract. ot. etc. (Berl. u. Basel) **3**, 92 (1940). — MEYER, W.: Verh. dtsch. Ges. inn. Med. **1939**, 545. — MIALE, J. B., K. H. DOEGE, a. M. PIEHL: Arch. intern. Med. **80**, 791 (1947). — MIESCHER, G.: Bull. Soc. franç. Dermat. **46**, 1211 (1939); Schweiz. med. Wschr. **1943 I**, 521; Schweiz. med. Wschr. **1946**, 309; Trans. New York Academy Sci. Ser. II. **9**, 207 (1947); Dermatologica (Basel) **92**, 225 (1946); Acta dermato-vener. (Stockh.) **27**, 447 (1948); Schweiz. med. Wschr. **1948**, 269. — MITCHEL, DONALD S.: Arch. Dermat. (Am.) **41**, 402 (1940). — MÖLLER, G.: Z. Rheumaforsch. **3**, 282 (1940). — MONTGOMERY, HAMILTON: J. invest. Dermat. **2**, 343 (1939). — MORITZ, DÉNES: Orv. Hetil. **1939**, 827. — MORO, E., u. W. KELLER: Klin. Wschr. **1935 I**, 1. — MULLER, PAUL: Ann. Méd. lég. etc. **20**, 247 (1940). — MÜLLER, P.: Beitr. Klin. Tbk. **95**, 95 (1940). — MUMME, CARL: Z. klin. Med. **138**, 22 (1940). — MURANO, GIULIO: Riforma med. **1941**, 795. — MUTCH, N.: Ann. Rheumat. Dis. 8, 105 (1949).

NAEGELI, O.: Dermat. Wschr. **1939 II**, 1075. — NELSON, ARTHUR WRIGHT, a. A. J. REICHES: Arch. Dermat. (Am.) **44**, 218 (1941). — NIEDEREHE, H.: Tierärztl. Wschr. **1948**, 77. — NIEMANN, FRITZ: Strahlenther. **77**, 237 (1948). — NILES, HENRY D.: Arch. Dermat. (Am.) **43**, 698 (1941). — NOOJIN, RAY O., a. J. LAMAR CALLAWAY: Arch. Dermat. (Am.) **54**, 560 (1946). — NONNENBRUCH, W.: Wien. klin. Wschr. **1941 I**, 43; Ärztl. Wschr. **1947**, 1089. — NORDENFORS, B.: Nord. Med. (Stockh.) **1939**, 3626.

OBSTMAIER, JOSEF: Wien. klin. Wschr. **1942**, 981. — O'DONOVAN, W. J., a. J. KLORFAIN: Lancet **1947**, 139. — OLLERO DE LA ROSA, ERNESTO: Rev. españ. Tbc. **9**, 85 (1940). — OREO, GERARD ANTHONY DE: Arch. Dermat. (Am.) **40**, 332 (1939); **41**, 1176 (1940). — OTTO, R.: Münch. med. Wschr. **1907**. — OVERTON, JAMES: Brit. med. J. **1948**, 874.

PACKALÉN, THOROLF: Acta tbc. scand. (Kobenh.) **20**, 199 (1946). — PAILLARD, R., et F. WYSS-CHODAT: Schweiz. med. Wschr. **1942 I**, 442. — PALMER, ROBERT BRUCE: Arch. Dermat. (Am.) **44**, 13 (1941). — PANNHORST, R.: Klin. Wschr. **1942 II**, 909. — PARNITZKE, K. H., u. W. DÖHNER: Dtsch. med. Wschr. **1950**, 262. — PENNINGTON, EDNA S.: J.

Allergy 12, 388 (1941). — PETERS, L.: Dermat. Wschr. 1940 II, 354. — PILLAT, A.: Wien. klin. Wschr. 1940 II, 1005. — PINESS, GEORGE, u. HYMAN MILLER: J. amer. med. Assoc. 113, 734 (1939). — POLAK DANIELS, A.: Nord. Med. (Stockh.) 1939, 3629. — PRÖBSTEL, KARL, HEINZ: Münch. med. Wschr. 1939 II, 1608. — PRINCE, E. H., E. G. TALGE a. M. B. MORROW: Ann. Allergy 5, 434 (1947). — PYRIKI, CONSTANTIN: Z. Lebensmittel-Unters. u. -Forsch. 88, 254 (1948).

RACKEMANN (Diskussion): J. Allergy 12, 591 (1941). — RAIMAN, R. H., E. R. LATER a. H. NECHELES: Science (Lancaster, Pa.) 106, 368 (1947). — RAPPAPORT, BEN Z., a. MURRAY M. HOFFMANN: J. amer. med. Assoc. 116, 2656 (1941). — RANDOLPF, THERON G., a. FRANCIS M. RACKEMANN: J. Allergy 12, 450 (1941). — RATHERY F., S. DOUBROW, J. FERROW et R. TIFFENEAU: C. r. Soc. Biol. Paris 131, 1261 (1939). — RAUSCH, FRANZ: Z. klin. Med. 142, 142 (1943). — RAWLS, W. B., B. J. GRUSKIN a. A. S. GORDON: J. Labor. a. clin. Med. 24, 597 (1939). — REID, T. J., a. R. B. HUNTER: Lancet 1948, 806. — REYMANN, FLEMMING, u. MICHAEL SCHWARTZ: Acta path. scand. (Kopenh.) 24, 76 (1947). — RICH, ARNOLD RICE: Physiologic. Rev. 21, 70 (1941). — RICH, A. R., a. J. E. GREGORY: Bull. Hopkins Hosp. 73, 239 (1943); 78, 1 (1946) (zit. ELLMAN u. BALL). — RICH, A. R., a. J. E. GREGORY: Bull. Hopkins Hosp. 81, 312 (1947). — RIEDL: Čas. lék. česk. 1942, 88. — RINGERTZ, N., u. C. A. ADAMSON: Acta path. scand. (Kopenhagen) 25, 192. RIZZI, ITALO: Riv. tisiol 15, 105 (1942). — ROBLEDO, A.: Actas dermo-sifiliogr. 34, 327 (1943). — RÖLLINGHOFF, WERNER: Klin. Wschr. 1949, 553. — RÖSSLE, R:. Ver. dtsch. Ges. inn. Med., 51. Kongreß 1939, 423; Virchows Arch. 288, 780 (1930); 311, 252 (1943). — ROGERSON, C. H.: Brit. J. Dermat. 59, 6 (1947). — ROLL, HANS: Ärztl. Wschr. 1949, 97. — ROSE, BRAM: J. Allergy 12, 327 u. 441 (1941); J. clin. Invest. 20, 419 (1941). — ROSTENBERG, ADOPLH jr.: Arch. Dermat. (Am.) 56, 222 (1947). — ROTH, O.: Schweiz. med. Wschr. 1941 I, 89. — RUETE, A. E., u. H. THIELE: Med. Welt 1943, 145. — ROŬBIČECK, JIRI: Čas. lék. česk. 1943, 548. — ROWE, ALBERT H.: Arch. Dermat. (Am.) 54, 683 (1946). — RUBIN, MITCHELL J.: Amer. J. med. Sci. 200, 385 (1940). — RUGELEY, F. R.: Ann. Allergy 4, 374 (1946). — RUITER, M., u. C. H. BRANDSMA: Dermatologica (Basel) 97, 265 (1949). — RUSK, HOWARD A., T. E. WEICHSELBAUM a. MICHAEL SOMOGUI: J. amer. med. Assoc. 112, 2395 (1939).

SACHS, BURKHART: Ärztl. Wschr. 1948, 481. — SANCHEZ-CUENCA, B.: Medicina (Madrid) 9, 95 (1941). — SARRE, HANS: Dtsch. med. Wschr. 1949, 50. — SCOLARI, ERNEA: Atti Soc. ital. Dermat. e sifiliogr. 2, 283 (1939). — SCHÄFER, K.-H.: Mschr. Kinderheilk. 95, 18 (1948). — SCHALLOCK, GÜNTHER: Mschr. Kinderheilk. 83, 307 (1940). — SCHAPIRO, SAUL, a. MURRAY M. ALBERT: J. invest. Dermat. 4, 219 (1941). — SCHINDLER, O.: Schweiz. med. Wschr. 1946, 300. — SCHLIEPHAKE, ERWIN: Dtsch. med. Wschr. 1948, 478. — SCHMENGLER, FRIEDRICH-ERNST: Klin. Wschr. 1940 II, 1155; 1947, 417, 1949, 627. — SCHMIDT, WERNER: Z. ärztl. Fortbild. 37, 293 (1940); Med. Klin. 1948, 265; 1948, 269; HNO 1, 80 (1948). — SCHMIDT, WERNER, u. REINHART BRETT: Klin. Wschr. 1944, 23. — SCHMITZ, H.: Med. Klin. 1947, 553. — SCHNEIDER, HOWARD A.: Proc. Soc. exper. Biol. a. Med. 44, 266 (1940). — SCHNETZ, H.: Wien. Arch. inn. Med. 37, 27 (1943). — SCHÖNFELD, W.: Klin. Mbl. Augenheilk. 107, 589 (1941). — SCHÖTTLE, ALFRED: Zbl. Chir. 1940, 1342. — SCHOOG, M.: Z. ges. inn. Med. 1948, 296. — SCHOONHOVEN VAN BEURDEN, A. J. R. E. VAN: Nederl. Tijdschr. Geneesk. 1942, 2280. — SCHRAMM, HANS: Zahnärztl. Rdsch. 1946, 126. — SCHREUS, H. TH.: Dermat. Wschr. 1939 II, 1275. — SCHREUS, H. TH., u. E. FROWEIN: Dermat. Wschr. 1941 I, 161. — SCHRIMPF, MARGARETE: Mschr. Kinderheilk. 97, 24 (1949). — SCHRÖPL, E.: Arch. Dermat. 183, 545 (1943). — SCHÜMMELFEDER, NORBERT: Klin. Wschr. 1947, 405. — SCHUBERT, RENÉ: Z. Urol. 40, 76 (1947); Ärztl. Wschr. 1948, 410. — SCHUPPLI, RUDOLF: Dermatologica (Basel) 96, 73 (1948). — SELTER, H.: Dtsch. med. Wschr. 1941 I, 365. — SELTER: Münch. med. Wschr. 1929, 1498. — SEZARY, A.: Arch. mal. profess. 4, 19 (1942). — SHAWYER, R. A.: Brit. med. J. 1948, 547. — SHELDON, JOHN, HOMER HOWES a. GEORGE STUART: J. Allergy 11, 1 (1939). — SHELLOW, HAROLD: Arch. Dermat. (Am.) 44, 463 (1941). — SHERMAN, WILLIAM B., a. ROBERT A. COOKE: Amer. J. Med. 1947, 588. — SHIMKIN, N.: Ann. d'Ocul. 176, 198 (1939). — SIEGMUND, H.: Dtsch. med. Wschr. 1948, 357. — SIEGMUND, HERBERT: Dtsch. zahnärztl. Z. 1948, 359. — SIEMENS, H. W.: Nederl. Tijdschr. Geneesk. 1939, 5101; 1940, 2291. — SILVANI, A. G.: Med. sper. Arch. ital. 9, 521 (1941). — SIMON, FRANK A.: New internat. Clin. 4, 229 (1940); J. Allergy 12, 610 (1941). — SISTO, CARLO: Arch. Sci. med. 72, 155 (1941). — SLAUCK, A.: Med. Klin. 1948, 482. — SLIPYAN, ALVYN: Ann. Allergy 1948, 428. — SOKOLOWSKI, ROMAN: Polska gaz. lek. 1939, 677. — SOMMER, ERWIN: Beitr. Klin. Tbk. 99, 78 (1943). — SONCK, C. E.: Acta dermato-vener. (Stockh.) 21, 483 (1939). — SOUTHWELL, NEVILLE: Brit. med. J. 1948, 877. — SPAAR, R.: Arch. Psychiatr. (D.) 116, 1 (1943). — SPANGENBERG, JUAN JACOBO: Arch. argent. Enferm. Apar. Digest. 14, 489 (1939). — STAEHELIN, HANS RUDOLF: Virchows Arch. 309, 235 (1942). — STALLYBRASS, C. O.: Brit. med. J. 1949, 1293. — STOCKINGER, WALTER: Dtsch. med. Wschr. 1948, 42. — STÖHR, PH. jr.: Klin. Wschr. 1939 I, 41; Z. Anat. 114, 14 (1948). —

STOLDT, J.: Arch. Kinderheilk. **127**, 129 (1942). — STOLTE, K.: Mschr. Kinderheilk. **86**, 244 (1941). — STORCK, HANS: Schweiz. Z. allg. Path. **2**, 338 (1939). — STORM VAN LEEUWEN, W., u. P. N. TISSOT VAN PATOT: Klin. Wschr. **1929**, 986. — STRENGERS, T., I. C. M. VERSCHURE, a. A. C. M. LIPS: Acta med. scand. (Stockh.) **129**, 193 (1947). — STRÖDER, JOSEF, u. GÜNTHER STÜTTGEN: Z. Kinderheilk. **65**, 179 (1947). — STURM, ALEXANDER: Klin. Wschr. **1947**, 385. — SULZBERGER, MARION: Brit. J. Dermatol. **62**, 53 (1950). — SUTHERLAND, JOHN M.: Brit. med. J. **1948**, 832. — SYLLA, ADOLF: Klin. Wschr. **1940 II**, 753.

TAMPONI, M.: Atti Soc. ital. Derm. e Sifilogr. **3**, 786 (1941). — TARRAS-WAHLBERG, B.: Diss. Stockholm 1936; Acta dermatovener. (Stockh.) **18**, 284 (1937); **27**, 55 (1943). — TELLENBACH, HUBERT: Dtsch. Z. Nervenheilk. **163**, 40 (1949). — THIENEMANN, KARIN: Arch. Dermat. (D) **182**, 551 (1941). — THOMAS, J. WARRICK, a. CHARLES P. WOFFORD: Amer. J. digest. Dis. **8**, 311 (1941). — THOMAS, J. WARRICK, a. J. R. FORSYTHE: J. Labor. a. clin. Med. **26**, 1105 (1941). — TISCHENDORF, WALTER: Z. klin. Med. **137**, 787 (1940). — TISELL, F.: Nord. Med. (Stockh.) **1939**, 3629. — TÖRÖK, LAJOS: Orvossképzés **31**, Sonderh. 18 (1941). — TÖRÖK, LAJOS, DESZÖ KENEDY u. ÖDÖN RAJKA: Orv. Közl. **3**, 1 (1942). — TOSATTI, EGIDIV, e MARIO D'AGOSTINO: Clinica **5**, 697 (1939). — TOURAINE, A., J. THOMAS, et R. CALDÉRA: Presse méd. **55**, 654 (1947). — TRAUT, EUGEN F.: Arch. Dermat. (Am.) **40**, 368 (1939). — TRAUT, EUGENE F., a. EMIL G. VRTIAK: Ann. int. Med. **13**, 761 (1939). — TROPP, C.: Dtsch. med. Wschr. **1944**, 298. — TROSSIER, JEAN, SIFFERLEN et A.-G. MACLOUF: Presse méd. **1942 II**, 609. — TROSTDORF, ERICH: Dtsch. Z. Nervenheilk. **159**, 332 (1948). — TRUFFI, M.: Atti Soc. ital. Derm. e Sigilogr. **3**, 791 (1941). — TSCHIBROKOWA, D.: Vest. Mikrobiol. **19**, 524 (1940). — TURNER, C. E.: Amer. J. publ. Health **37**, 7 (1947). — TUSCHER, ROGER-MAX: Rev. méd. Suisse rom. **62**, 903 (1942).

UNGER, LEON: J. Allergy **12**, 197 (1941). — URBACH, ERICH: New internat. Clin. **2**, N. s. **2**, 160 (1939). — URBACH, ERICH, a. PHILIP M. GOTTLIEB: J. Allergy **12**, 485 (1941). — URBACH, ERICH, MAX F. HERMAN, a. PHILIP M. GOTTLIEB: Arch. Dermat. (Am.) **43**, 366 (1941).

VALLERY-RADOT, PASTEUR, et PIERRE BLAMOUTIER: Paris méd. **1941 II**, 256. — VEIL, WOLFGANG H.: Z. ärztl. Fortbild. **37**, 433 (1940); Wien. klin. Wschr. **1941 II**, 725. — VASILIU, TH., u. GH. DIACONITA: Rev. Ştiinţ. med. (rum.) **31**, 593 (1942). — VAUGHAN, WARREN T.: Mil. Surgeon **89**, 737 (1941). — VOGEL, P.: Dtsch. med. Wschr. **1943 I**, 293. — VOGT, E.: Med. Klin. **1940 I**, 266. — VOLHARD, ERNST: Ärztl. Forsch. **1949**, 16.

WALDBOTT, G. L., a. M. S. ASHER: Ann. int. Med. **14**, 215 (1940). — WALDBOTT, G. L., a. M. J. YOUNG: J. Allergy **19**, 313 (1948). — WALTHER, G., u. W. NORMANN: Dtsch. Arch. klin. Med. **194**, 474 (1949). — WALZER, MATTHEW: J. Labor. a. clin. Med. **26**, 1867 (1941). — WECHSLER, HARRY F., LAURENCE FARMER a. JEROME A. URBAN: J. Labor. a. clin. Med. **26**, 1090 (1941). — WEINGÄRTNER, L.: Kinderärztl. Prax. **12**, 39 (1941). — WEISSENBACH, P. FERNET, et LE BARON: Nourisson **27**, 97 (1939). — WEITZMANN, GEORG: Z. Rheumaforsch. **4**, 517 (1941). — WERLE, EUGEN, u. OTTO KOCH: Beitr. Klin. Tbk. **101**, 151 (1948). — WERLE, EUGEN, u. G. EFFKEMANN: Zbl. Gynäk. **64**, 722 (1940). — WERNER, E.: Dtsch. Gesdh.wes. **1948**, 766. — WESTERBORN, ANDERS: Sv. Läkartidn. **1941**, 1905. — WESTERGREN, ALF: Nord. med. (Stockh.) **1940**, 311; Sv. Lärkartid. **1935**, Nr. 11 Sv. Tandläkare Tidskr. **1939**, 367; Nord. Med. (Stockh.) **1943**, 285; Amer. Rev. Tbc. **54**, 364 (1946). — WESTERGREN, ALF, a. SVEN STAVENOW: Acta med. scand. (Stockh.) Suppl. **129**, 196 (1947). — WHITTERIDGE, D.: J. Neurol. a. Psychiatr. **11**, 134 (1948). — WIDAL, F., P. ABRAMI, ET. BRISSAUD, et ED. JOLTRAIN: Bull. Soc. med. Hôp. Paris **37**, 295 (1914). — WIESE, W.: Zbl. Gynäk. **71**, 128 (1949). — WILKINSON, A. G., a. K. ZINNEMANN: Brit. med. J. **1947**, 865. — WINER, NAHUM J., a. RUDOLF L. BAER: Arch. Dermat. (Am.) **43**, 473 (1941). — WINDORFER, A.: Med. Z. **1944**, 51. — WINKELMANN, N. W., a. MATTHEW T. MOORE: J. nerv. Dis. **93**, 736 (1941). — WITTICH, F. W.: J. Allergy **12**, 247 (1941); Ann. Allergy **6**, 497 (1948). — WOLPE, GERHARD: Wien. klin. Wschr. **1937**, Nr. 35. — WORINGER, PIERRE: Bull. Soc. franç. Dermat. **46**, 538 (1939); Mschr. Kinderheilk. **85**, 348 (1941). — WRIGHT, HENRY, P.: Ann. Rheumatic. Dis. **6**, 204 (1947). — WYSSMANN, ERNST: Schweiz. Arch. Tierheilk. **84**, 441 (1942).

YAMADA, SHIGEIYOSI: Trans. Soc. path. jap. **30**, 450 (1940). — YASUNA, ELTON: J. Allergy **12**, 295 (1941).

ZAKON, S. J.: Arch. Dermat. (Am.) **43**, 548 (1941). — ZINGSHEIM, M.: Erbarzt **8**, 207 (1940). — ZOLLNER, SIGBERT: Wien. klin. Wschr. **1940 I**, 111. — ZUCCARDO MERLI, FEDERICO: Quad. Allerg. **5**, 124 (1939).

C. Arbeiten des Verfassers und seiner Schüler über Allergie (außer Monographien).

G. A. ROST: Praktische Therapie des Gewerbeekzems. Dtsch. med. Wschr. **1927**, Nr. 46. — Beitrag zum Skrofuloseproblem, Extrapulmonale Tuberkulose **2**, 91 (1927). — Erfahrungen mit der allergenfreien Kammer nach STORM VAN LEEUWEN, insbesondere in der Spätperiode der exsudativen Diathese. Arch. Dermat. (D) **155**, 297 (1928). — Spätexsudatives

Ekzematoid und seine Behandlung in der allergenfreien Kammer. Schweiz. med. Wschr. **1928**, 1053. — Glykämie in ihren Beziehungen zu Dermatosen, Festschrift für Prof. Lo MONACO, Rom 1929. — Über die Spätperiode der exsudativen Diathese (gem. m. PH. KELLER), Mschr. Kinderheilk. **1929**, 49. — Allergische Disposition und Status exsudativus. Klin. Wschr. **1929**, 2009. — Die Ekzemfrage vom kausalgenetischen Standpunkt. Dtsch. med. Wschr. **1929**. — Über Belastungsproben bei Blutzuckeruntersuchungen. Schweiz. med. Wschr. **1929**, 1217. — Blutzucker und Haut. Dtsch. med. Wschr. **1929**, Nr. 5. — Asthmaekzem, Asthmaprurigo und Neurodermitis als allergische Hautkrankheiten (gem. m. Marchionini). Zbl. Haut- u. Geschlkrkh. **40**, 163 (1931). — Allergische Hautkrankheiten. Ärztl. Mitt. Baden, **1932**, 1. — Hyperglycaemia and Skin Diseases. Brit. J. Dermat. **44**, 58 (1932). — Über das Ekzemproblem. Münch. med. Wschr. **1933**, 287. — Nahrungsmittelprüfungen bei allergischen Hautkrankheiten. Der Leukopenische Index nach Vaughan. Klin. Wschr. **1939**, 187. — Arzeneistoffallergie und Blutbild. Z. klin. Med. **138**, 387 (1940). — Lupus Erythematodes als allergisch-hyperergische Systemerkrankung. Arch. Dermat. (D) **186**, 259 (1947). — Die SYMMERSsche Erkrankung. Arch. Dermat. **187**, 331 (1948). — Die Bedeutung der Allergie für die klinische Medizin. Ärztl. Wschr. **1949**, — Beitrag zu den Beziehungen zwischen Allergie und Konstitution, Med. Klinik 1950 (im Druck). — Erythematodes als rheumatoide Hauterkrankung. Med. Klin. **1949**, — ROST, G. A., u. M. HORNEMANN: Antiallergica als Allergene. Hautarzt **1**, (im Druck) (1950). Über allergische Hautkrankheiten und Konstitution. Z. Haut- u. Geschlechts-krankh. **1950**, H. 2. — ROST, G. A., u. M. HORNEMANN: Über Schutzwirkung der Antiallergica. Z. Haut- u. Geschl. krkh. **1950**, (im Druck). — KELLER, PHILIPP: Beitrag zu den Beziehungen von Asthma und Ekzem. Arch. Dermat. (D) **148**, 82 (1924) 1. Mitteilung. — Beitrag usw. 2. Mitteilung (gem. m. Marchionini). Arch. Dermat. (D) **150**, 41 (1926). — LOEB, MELITA: Über Blutzuckerwerte bei Hautkrankheiten. Arch. Dermat. (D) **152**, 653 (1926). — MARCHIONINI, ALFRED u. BERTA OTTENSTEIN: Schwitzurticaria. Arch. Dermat. (D) **163**, 61 (1931). — MÜLLER, ALFRED: Über Blutzuckerwerte bei Hautkrankheiten. Arch. Dermat. (D) **157**, 639 (1929). — Allergenproben bei Hauterkrankungen mit bes. Berücksichtigung der Früh- und Spätperiode des Status exsudativus. Arch. Dermat. (D) **159**, 491 (1930). — Zur Kenntnis der exsudativen Diathese: Die Stigmata des Status exsudativus. Arch. Dermat. (D) **159**, 25 (1930). — OTTENSTEIN, BERTA: Die Belastungsprobe mit intravenösen Zuckerinjektionen. Arch. Dermat. (D) **158**, 691 (1929). — SCHMIDT, P. W.: Allergische Hautproben bei Bäckerekzemen. Arch. Dermat. (D) **156**, 247 (1928).

Sachverzeichnis.

Acetylcholin 8.
—, Formel 169.
Adrenalin 9.
—, Entstehung 169.
Adventitiazellen 21.
Aeroplankton 41.
—, Definition 171.
— s. Luftallergene.
Ätiologie, komplexe 4.
Agglutinine 6.
Ahnentafeln, Abb. 1—3, 24.
Allergenausschaltung, allgemeine Richtlinien 137.
— s. a. unter Behandlung 137.
Allergene 5.
—, Aeroplankton 41.
—, —, Kulturen Abb. 4—7, 42/43.
—, allgemeines 31.
—, Antihistaminmittel 82.
—, Arzneistoffe 41.
—, —, Aminopyrin 41.
—, —, Anästhesin 41.
—, —, Antipyrin 41.
—, —, Aspirin 41.
—, —, Atebrin 41.
—, —, Barbitursäure 41.
—, —, Brunnenwässer 41.
—, —, Calciumpräparate 41.
—, —, Chinin 41.
—, —, Desinfizientien 41.
—, —, Eigenblut 41.
—, —, Goldsalze 41.
—, —, Heilserum 41.
—, —, Ipecacuanha 41.
—, —, Jodtinktur 41.
—, —, Kontrastmittel, jodhaltige 41.
—, —, Luminal 41.
—, —, Menthol 41.
—, —, MP-Puder 41.
—, —, Novocain 41.
—, —, Penicillin 41.
—, —, Pfefferminztee 41.
—, —, Phenolphthalein 41.
—, —, Quecksilberpräparate 41.
—, —, Resorcin 41.
—, —, Salvarsan 41.
—, —, Schwefelsalbe 41.
—, —, Sulfonamidpräparate 41.
—, —, Suprarenin 41.
—, —, Streptomycin 41.
—, —, Tuberkulin 41.
—, —, Wismut 41.
—, bakterielle 33.
—, —, Gruppenspezifität 33.
—, Bekleidung und Ausrüstung 40.
—, Brunnenwässer 101.
Allergene, Eintrittspforten 35.
—, —, Blutkreislauf 35.
—, —, Haut 35.
—, —, Respirationstrakt 35.
—, —, Urogenitaltrakt 35.
—, —, Verdauungstrakt 35.
—, Eiweißkörper 34.
—, I. und II. Ordnung 32.
—, gewerbliche, Tab. 2, 39.
—, —, Ammonium bzw. Kaliumpersulfat 39.
—, —, Antimon 39.
—, —, arsenhaltige Mittel 39.
—, —, Ata 39.
—, —, Benzin 39.
—, —, Benzoe- und Oxalsäure 39.
—, —, Blei 39.
—, —, Bohnerwachs und -öl 39.
—, —, Bohröle 39.
—, —, Chrom 39.
—, —, Chromsäure 39.
—, —, Eintrittspforten 39.
—, —, Fette und Ersatzstoffe 39.
—, —, H_2O_2 39.
—, —, Imi 39.
—, —, Ipecacuanha 39.
—, —, Kalisalze 39.
—, —, Kalk 39.
—, —, kresolhaltige Mittel 39.
—, —, Kunstharzlacke 39.
—, —, Liebhaberbeschäftigung und Sport, Exkremente 39.
—, —, — — — — Federn 39.
—, —, — — — — Haare 39.
—, —, — — — — Schuppen 39.
—, —, — — — — Schweiß 39.
—, —, Makassarholz 39.
—, —, Metol 39.
—, —, Nitrocellulose 39.
—, —, Paraphenylendiamin 39.
—, —, Penicillin 39.
—, —, Persil 39.
—, —, Sagrotan 39.
—, —, Salvarsan 39.
—, —, Seifen 39.
—, —, Soda 39.
—, —, Spargel 39.
—, —, Sublimat 39.
—, —, Teakholz 39.
—, —, Terpentin 39.
—, —, Thomasmehl 39.
—, —, Ursol 39.
—, —, Zement 39.
—, —, Zucker 39.
— s. a. unter Hauterkrankungen.
—, heterologe 11.

Allergene, homologe 11.
—, idiosynkrasische 9.
—, —, Allgemeines 34.
—, —, Einverleibung 35.
— im menschlichen Gebrauch Tab. 2, 40
— — — —, Acridin (Telephongriffe usw.) 40.
— — — —, Anilin (Stiefel und Schuhe) 40.
— — — —, Bakelit (Telephongriffe usw.) 40.
— — — —, Celluloid (Haarspangen) 40.
— — — —, Chrom (Uhrenarmbänder) 40.
— — — —, Chromleder (Stiefel) 40.
— — — —, Chromleder (Uhrenarmbänder) 40.
— — — —, Chrom-Schweißleder 40.
— — — —, Cocoboloholz (Musikinstrumente) 40.
— — — —, Druckerschwärze 40.
— — — —, Elastikglas (Uhrenarmbänder) 40.
— — — —, Faserhärtungsmittel (Kleiderstoffe) 40.
— — — —, Faserhärtungsmittel (Unterwäschestoffe) 40.
— — — —, Federhalter 40.
— — — —, Formaldehyd (Kleister) 40.
— — — —, Galalith usw. 40.
— — — —, Gewebsappreturen (Kleiderstoffe) 40.
— — — —, Gummi (Hosenträger) 40.
— — — —, Gummi (Strumpfhalter) 40.
— — — —, Igelit (Schuhe) 40.
— — — —, Imprägniermittel (Unterwäschestoffe) 40.
— — — —, Kohlepapier 40.
— — — —, Kunstleder (Hüte) 40.
— — — —, Lacke (Stock- und Schirmgriffe) 40.
— — — —, Mercaptobenzothiazol (Gummiüberschuhe) 40.
— — — —, Nickel (Schnallen) 40.
— — — —, Nickel (Uhrenarmbänder) 40.
— — — —, Nickelgestelle (Brillen) 40.
— — — —, Phosphorsesquisulfid (Streichholzschachteln) 40.
— — — —, Schuhkappensteife 40.
— — — —, Spielfiguren 40.
— — — —, Terpentin 40.
— — — —, Zahnprothesen 40.
—, körpereigene 46.
—, —, Hauttalg 46.
—, —, Hautschuppen 46.
—, —, Schweiß 46.
—, Kosmetika 41.
—, —, Haardauerwellenmittel 41.
—, —, Kopfwaschmittel 41.
—, —, Lippenstifte 41.
—, —, Mundwässer 41.
—, —, Nagellack 41.
—, —, Parfüme 41.
—, —, Puder 41.
—, —, Ursol 41.
—, —, Wimperntusche 41.
Allergene, Kosmetika, Zahnputzmittel 41.
—, Licht 53.
— s. a. Luftallergene.
—, Mikroben 124.
—, Nahrungs-, s. Nahrungsallergene.
—, Plurireaktivität 11.
—, Plurispezifität 10.
—, Plurivalenz 11.
— tierischer Herkunft 44.
— — — Tab. 5, 45.
— — —, Acarus equi (Räudemilbe) 45
— — —, Acarus gallinae 45
— — —, — siro (Krätzemilbe) 45
— — —, — tritici (Getreidemilbe) 45
— — —, Aedesarten 45.
— — —, Anophelesarten 45.
— — —, Apis mellifica (Honigbiene) 45.
— — —, Ascaris lumbricoides (Menschenspulwurm) 45.
— — —, — megalocephala (Pferdespulwurm) 45.
— — —, Cimex lectularius (Bettwanze) 45.
— — —, — rotundatus 45.
— — —, Culexarten 45.
— — —, Notonecta glauca (Wasserwanze) 45.
— — —, Pediculus capitis 45.
— — —, — vestimenti 45.
— — —, Phthirius pubis (Filzlaus) 45.
— — —, Pulex irritans (Menschenfloh) 45.
— — —, Schmetterlinge (div. Raupen) 45.
— — —, Tabanidae (Bremsen) 45.
— — —, Vespa crabro L. (Hornisse) 45.
— — —, — vulgaris (Wespe) 45.
Allergenfreie Kammer (Storm van Leeuwen) Abb. 8, 61.
Allergengruppen, Eintrittspforten Tab. 1, 35.
Allergie 20.
—, Behandlung, Allgemeines 137.
—, Blutveränderungen 17.
—, —, humorale 17.
—, —, celluläre 18.
— und Diabetes 30.
—, Definition 2, 168.
—, Diagnostik, Allgemeines 55.
—, — s. a. unter Diagnostik.
—, —, Anamnese 56.
—, —, Hämogramm 56.
—, Disposition 23.
—, dominante Vererbung 25.
—, endokrines System 16.
—, Eosinophilie 18.
—, Erbfaktoren 23.
—, erbliche Belastung 29.
— und Fokalinfektion 51.
— bei Gravidität 16.
—, Histologie 20.
— und Ichthyosis 26.
— — Immunität 3.
—, Klinik 66.
—, —, Komplexe, Ätiologie 66.
— und Körperbau 25.
— — Konstitution 28.
—, Magensaft 20.

Allergie, Menses 16.
—, Milz 16.
—, Nervensystem 13.
— und physikalische Faktoren 52.
—, psychische Belastung 26.
—, bei Säuglingen 27.
— bei Tieren 4.
— und Toxergie Tab. 8, 66.
— und Vagotonie 15.
—, Vitamine 16.
—, Zunahme bei Stadtbevölkerung 26.
Allergieproblem, allgemeine Übersicht 1.
Allergievorkommen in den USA 26.
Allergiezentrum 14.
Allergische Reaktion, Auge 117.
— —, Auslösung 7.
— —, Erfolgsorgane 35.
— —, Herz- und Gefäßsystem, Allgemeines 119.
— —, Histaminhypothese 7.
— —, Krankheit 3.
— —, Mechanismus, zentraler 15.
— —, Membranhypothese 7.
— —, multiple 11.
— —, Phasenschema 7.
— —, Unterdrückung durch Fieber 14.
— —, — — Narkose 14.
Allergischer Schock, Behandlung 163.
— —, Klinik 120.
— —, Pathogenese 120.
— —, Vorbeugung 163.
Anamnese, Bedeutung 56.
Anaphylaktischer Schock 120.
Anaphylaxie 2.
—, Definition 168.
Andersempfindlichkeit 4.
Anergie 168.
Angina pectoris, Behandlung 164.
— —, Pathogenese 122.
Antamin Tab. 10, 144.
Antergan Tab. 10, 145.
Anthisan Tab. 10, 145.
Antianaphylaxie, Definition 168.
Antigen-Antikörper-Reaktion 5, 7.
Antigene 5.
Antihistamin-Mittel 9.
—, Allgemeines 142.
—, Tab. 10, 144/145.
— als Allergene 148, 150.
—, Dosierung 150.
—, Gegenanzeige 148.
—, Nebenerscheinungen 150.
—, Nebenwirkungen 148.
—, Schutzwirkung 143, 148, 150.
—, Wirkung 148.
—, —, Schema Abb. 16, 146.
—, — am Gefäßapparat 147.
—, Wirkungsmechanismus 146.
Antikörper, Entstehung 6.
—, fixe 6.
—, heterogenetische 6.
—, komplementbindende 6.
—, Parabiose-Versuch 7.
—, spezifische 6.
Antistin Tab. 10, 144/145.
Apicosan-Kur, Methodik 166.
Appendicitis, Behandlung 161.
—, Pathogenese 105.
Arteriitis nodosa 123.
Arteriolitis allergica 21.
Arthussches Phänomen 2.
Arznei-Exantheme 77.
Arzneistoffe 40.
— s. Allergene.
— Tab. 3, 41.
—, Zuführung durch Respirationstrakt 78.
—, — oral 78.
Aschoffsche Knötchen 132.
Aspasan Tab. 10, 144.
Asthma, allergische Disposition 97.
—, Auslösung 94.
—, Behandlung 159
—, Insulinschock 161.
— und Konstitution 30.
— durch Nahrungs- und Genußmittel 96.
—, Pathogenese 93.
Asthmaschema Abb. 15, 98.
Atopic disease s. exsudatives bzw. spätexsudatives Ekzematoid 84.
Aufbaukost 62.
Auge, Behandlung 163.
—, Klinik 117.
Auslösung, Allgemeines 11.
—, Faktoren, geographische 15.
—, —, meteorologische 15.
— durch heterologe Allergene 5.
—, hirntraumatischer Reiz (Veil und Sturm) 14.
— durch homologe Allergene 5.
Avil Tab. 10, 144.

Bacillämie, latente 127.
Bakterien, Eintrittspforten 34.
bakterielle Gruppenspezifität 33.
BCG-Impfung 126.
Behandlung, Allergenausschaltung 137.
—, allergenfreie Kammer 138.
—, Allgemeines 137.
—, allgemein umstimmende Methoden 139.
—, antiallergische 139.
—, Antihistaminmittel 142.
—, Apicosan 153.
—, Auge 163.
—, Bellergal 139.
—, kausale 137.
—, Desensibilisierung 141.
—, Eigenbluteinspritzung 140.
—, Elimination 138.
—, Herz und Gefäße 163.
—, Homöseran 140.
—, Hormone 141.
—, Insulinschock 140.
—, calciumhaltige Mittel 140.
—, Karenzmethode 138.
—, Narkose 139.
—, Nervensystem 162.
—, Penicillin 139.
—, Respirationstrakt 157.
—, Röntgenstrahlen 142.

Behandlung, Sanierung der Unterkuntt 138.
—, spezielle 151.
—, —, Haut 151.
—, Verdauungstrakt 161.
—, Vitamine 141.
—, Vitamin K 153.
—, Urogenitalsystem 162.
Benadryl Tab. 10, 145.
Besnier-Boeck-Schaumannsche Krankheit 23.
Bewußtseinstrübungen, passagere 114.
Bindegewebe-Ödem 22.
Bioelemente 169.
Blasensteine 110.
Blepharitis 117.
—, Behandlung 163.
Blutkörperchensenkungsreaktion (Westergreen) 20.
Bluttransfusion 6.
Blutveränderungen 17.
—, humorale 17.
—, celluläre 18.
Bridal Tab. 10, 145.
Bromothen Tab. 10, 145.
Brunnenwässer als Allergene 101.

Calciferol 130.
Calcium, Wirkung 140.
Casantin Tab. 10, 144.
Chlorothen Tab. 10, 145.
Cholecystitis, Behandlung 162.
—, Pathogenese 108.
Cholinesterase 9.
Conjunctivitis 117.
—, Behandlung 163.
— phlyctaenulosa 130.
Cystitis, Behandlung 162.
—, Pathogenese 110.

Dabylen Tab. 10, 144 .
Darmbäder, subaquale 152.
Darmapoplexien 104.
Decapryn Tab. 10, 145.
Depolarisation 147.
Dermatitis acuta, Pathogenese 78.
— allergica, Pathogenese 78.
—, Behandlung 155.
— pratensis 53.
Desallergisierung 55.
Desensibilisierung 141.
—, Schema Abb. 16, 146.
—, Theorie 54.
Desensibilisierungsmethodik 157.
Diät, kochsalzfreie (Gerson-Sauerbruch) 128.
Diätproben 62.
Diagnostik, Aufbaukost 62.
—, —, Methodik 63.
—, Diätproben 62.
—, Eliminationsdiät 62.
—, Kammerprobe 60.
—, Karenzprüfung 62.
—, Leukopenischer Index, Ausführung 64.
—, — —, Auswahl der Prüfsubstanzen 65.
—, — —, Bewertung 64.
Diagnostik, Nahrungsmitteldiarium (food diary) 62.
—, Suchkost 62.
Diatryn Tab. 10, 145.
Diencephalon 14.
—, Umschaltstelle 14.
Dimetina Tab. 10, 145.
Diparcol Tab. 10, 145.
Disposition 5, 23.
—, tuberkulöse 127.

Eigenbluteinspritzungen, Wirkung 140.
Eiweißkörper 34.
Ekzem, Allergene 80.
—, —, gewerblich verwandte Stoffe 81.
Ekzematoid, exsudatives 28.
—, —, Behandlung 155.
—, — bzw. spätexsudatives, und Asthma 83.
—, — — —, Pathogenese 83.
—, spätexsudatives 28.
—, —, Behandlung 155.
Ekzem, Behandlung 155.
—, Disposition 80.
—, Fernauslösung 79.
—, Gesamtverlaut 79.
—, idiosynkrasische Allergene 80.
—, körpereigene Stoffe 80.
—, Pathogenese 78.
—, Sensibilisierung 79.
—, Springen 13, 81.
Ekzeme, symmetrisches Auftreten 12.
Eliminationsdiät 62.
Encephalitis, Behandlung 163.
—, Pathogenese 114.
— nach Salvarsan 116.
Endangitis obliterans 123.
Endokrines System 16.
Endothelaktivierung 21, 22.
Enteritis, Behandlung 161.
— und Colitis, Pathogenese 104.
Entmarkungs-Encephalomyelitis, Pathogenese 114.
Entzündung, allergische, Histologie 169.
—, perifokale 69.
—, —, bei Tuberkulose 130.
—, seröse 21, 170.
Eosinophilie 56.
Epilepsie 113.
Epitheloidzellen 22.
Erbfaktoren 23.
Erbliche Belastung 29.
Erfolgsorgan 11, 169.
—, Übertragung auf das 15.
Erkrankungen, allergische, obligat und fakultativ Tab. 7, 48.
Erstkrankheit 50.
Erytheme und Exantheme 77.
Erythema exsudativum multiforme, Pathogenese 86.
— nodosum, Pathogenese 86, 130.
Erythematodes acutus, Histologie 88.
— —, Klinik 88.
— —, Pathogenese 88.
Esophylaxie 125.

Exanthème 77.
Exsudatives Ekzematoid 26.
— —, Behandlung 155.

Faktoren, geographische 15.
—, meteorologische 15.
—, physikalische, mechanische 52.
—, —, Strahlen 52.
—, psychische, Auslösung 14.
Fibromatose, multiple, beim Pferd 4.
Fieber, Abschwächung allergischer Reaktion 14.
Fokalinfektion, Definition des Begriffes 51.
Follikulitis 70.
food diary 62.
Frühkatarakt 119.
Frühjahrskatarrh 117.
Furunkel 69.
—, allergische Reaktion 70.
—, Pathogenese 70.
Furunkelschema 69.
—, toxergische Reaktion 70.

Gastritis allergica 102.
—, Behandlung 161.
—, Pathogenese 102.
Gefäßendothelien 21.
Gefäßerkrankungen, organische 164.
Gelenkrheumatismus, akuter 132.
Gerson-Sauerbruch, kochsalzfreie Diät 165.
Gewebshormone 9, 16.
Gicht 136.
Gifte, tierische, Wirkung 44.
Glaukom, Pathogenese 119.
Glomerulonephritis 110.
—, Auslösung durch ultraviolettes Licht 110.
Glossitis, Behandlung 161.
—, Pathogenese 101.
Glucose 18.
Granulocyten s. Leukocyten.
Granulombildung 21.
—, Epitheloidzellen 22.
Granulome, tuberkulöse 131.
Großhirn, Rolle des 14.
Grundgesetz Arndt-Schulz 168.
Grundlagen, theoretische, generelle 5.
Grundversuch (R. Koch) 2.
Gruppenspezifität 169.
Guillain-Barré-Liquorsyndrom 111, 114.

Hämogramm 56.
Hämoklasische Krise (Widal) 63.
Halbantigene 34.
Haptene 34.
Harnorgane 108.
Hauterkrankungen, Aeroplankton 82.
—, Allergene, Arzneistoffe 82.
—, —, Einverleibung durch Respirationstrakt 81.
—, Allgemeines 71.
—, Gifte tierischer Herkunft 82.
—, rheumatoide Behandlung 156.
—, —, Pathogenese 85.
—, —, saisongebundenes Auftreten 87.
Hauterkrankungen, vorwiegend infektionsallergisch bedingt 71.
——, — — —, Allgemeines 84.
—, — idiosynkrasisch bedingte 71.
Hautproben, diagnostische, s. Teste, Allgemeines 57.
Haut, Behandlung 151.
—, Klinik 71.
Hautschuppen s. a. Allergene, körpereigene 46.
Hautsensibilität und allgemeine Sensibilität 10.
Hauttalg s. a. Allergene, körpereigene 46.
Hautteste 9.
—, Anwendungsbereich 58.
—, Bewertung 58.
—, unspezifische Reaktionen 58.
Hemiparesen 114.
Hemiplegien 114.
Hepatitis, Behandlung 162.
—, Pathogenese 106.
Herzerkrankungen, organische 164.
Herz und Gefäße, Behandlung 163.
Herz- und Gefäßsystem, Histologie 123.
— — —, Klinik 119.
— — —, organische Veränderungen, Klinik 122.
— — —, Pathogenese 119.
Herzveränderungen, allergische, beim Pferd 4.
Hesperidin Tab. 10, 145.
Heufieber, Behandlung 157.
—, Desensibilisierungskur 157.
—, Desensibilisierung, Methodik 157.
—, Testverfahren 157.
—, unechtes, Pathogenese 91.
Heuschnupfen 118.
—, Behandlung 157.
—, Heufieber, Pathogenese 90.
Hirntraumatischer Reiz (Veil und Sturm) 14.
Histadyl Tab. 10, 145.
Histamin 7.
Histaminausschüttung, Schema Abb. 16, 146.
Histaminformel 169.
Histamingehalt des Blutes, Erhöhung 8.
Histaminhypothese 7, 169.
Histaphene Tab. 10, 145.
Histologie, Adventitiazellen 21.
— bei Allergie, Allgemeines 20.
—, Arteriolitis allergica 21.
—, Endothelaktivierung 21, 22.
—, Entzündung, seröse 21.
—, Epitheloidzellen 22.
—, Gefäßendothelien 21.
—, Granulombildung 21.
—, —, Epitheloidzellen 22.
—, Infiltrate, perivasculäre 21.
—, Uferzellen 21.
Hormone, glanduläre 16.
Hornhaut-Ulcus, katarrhalisches 118.
H-Substanzen 8.
Hunnersches Geschwür 111.
Hyaluronidase 127.
— (spreading factor, Duran-Reynals) 51.

Hyaluronsäure 127, 171.
Hydrops articularis intermittens 75.
Hyperacidität 102.
Hyperergie 168.
Hypertonie, Pathogenese 122.
Hyposidorämie 18.

Ichthyosis 26.
— und Katarakt 84.
Icterus catarrhalis, Pathogenese 106.
— neonatorum 107.
— simplex, Pathogenese 106.
Idiosynkrasie 2, 3.
—, Definition 169.
Immunkörper 3.
Infektionsallergie 3, 33.
Infekte, stumme 33.
Infektionsallergie und Idiosynkrasie, Allergiebereitschaft 47.
— — —, alternierendes Auftreten 49.
— — —, pathogenetische Beziehungen 47.
Infektionskrankheiten, akute, Pathogenese 124.
—, chronische, Pathogenese, Allgemeines 124.
—, Pathogenese, Allgemeines 123.
Infiltrate, perivasculäre 21.
Insulinschock, Methodik 140.
Intracutanteste 59.
—, Gefahren 60.
—, Unzuverlässigkeit 59.
Iridocyclitis, Pathogenese 118.
Iritis rheumatica 118.

Jejunitis necroticans 105.
Juckreiz, s. Pruritus.

Kältestrahlung 53.
Kälte-Urticaria 54, 153.
Kammerprobe 60.
Karenzprüfung 62.
Katarakt 119.
Keratitis 118.
— punctata superficialis 118.
Klimaallergene, s. Aeroplankton.
Klinik, Herz- und Gefäßsystem 119.
—, Leber- und Gallenblase, Allgemeines 106.
—, Nervensystem, Allgemeines 111.
—, Respirationstrakt, Allgemeines 89.
—, Urogenitalsystem 108.
—, Verdauungstrakt, Allgemeines 100.
Kochsalzfreie Kost, Gerson-Sauerbruch 165
Körperbau 25.
Kollaps 121.
Konstitution 28.
Konstitutionstyp, leptosomer 31.
—, pyknischer 31.
Kontakt Dermatitis 79.
— -Ekzem 79.
Kopfschmerz, Behandlung 162.
Kopfschmerzen, Pathogenese 112.
Kosmetika, s. Allergene.
— 40.
—, Tab. 3, 41.
Krampfmittel, Abschwächung allergischer Reaktionen 14.
Krankheiten, allergische 4.
—, —, klassische 4.
—, fakultativ allergische 4.
—, obligat allergische 4.
Kupfersche Sternzellen 7.

Läppchenprobe 5.
Leber- und Gallenblase, s. Klinik.
Leukopenie 19.
—, relative 19.
—, Zustandekommen der 19.
Leukopenischer Index (Vaughan) 63.
— —, Ausführung 64.
— —, Bewertung 64.
Leukotest, Schema, Tab. 8, 97.
—, —, Tab. 9, 104.
Lichen scrophulosorum 130.
Licht, s. Allergene.
Lichtstrahlen, ultraviolette 53.
Luftallergene, s. Aeroplankton 41.
—, Tab. 4, 44.
—, chemische Substanzen, Farbstoffe 44.
—, — —, Terpentin 44.
—, — —, Gerüche 44.
—, — —, Eisenrost 44.
—, tierische Herkunft, Federn 44.
—, — —, Haare 44.
—, — —, Insekten 44.
—, — —, Milben 44.
—, — —, Tierexkremente 44.
—, — —, Tierhautschuppen 44.
—, — —, Wolle 44.
—, vegetabile Herkunft, Arzneien 44.
—, — —, Drogen 44.
—, — —, Holzstaub 44.
—, — —, Kapok 44.
—, — —, Kolonialwaren 44.
—, — —, Mehl- u. Verbesserungsmittel 44.
—, — —, Pflanzenhaare u. -pollen 44.
—, — —, Schimmelpilzsporen 44.
—, — —, See- u. Alpengras 44.
—, — —, Verbandstoffe 44.
Lupus 130.
— postexanthematicus 128.
— pernio 131.
Luvistin, Tab. 10, 144.
Lungeninfiltrate, eosinophile 23.
Lymphocyten 19.

Magen-Darmerkrankungen, Nahrungsmittelallergene 101.
Magensaft 20.
Massenwirkungsgesetz 168.
Mechanische Einwirkungen 54.
Membranhypothese 7.
Menière-Syndrom 113.
Menièrsches Syndrom, Behandlung 162.
Meningitis, allergische, Pathogenese 111.
—, lymphocytäre 115.
—, Pathogenese 114.
Mesenchym 7.
Migräneanfall, Auslösung 113.
Migräne, Behandlung 162.

Migräne, Pathogenese 112.
Mikroben, allergogene Eigenschaften 124.
Mikroklima 95.
Mikuliczscher Symptomenkomplex 129.
Mixtura acidi hydrochlorici R. F. 152.
Morbus Besnier-Boeck-Schaumann 131.
Multiple Sklerose, Pathogenese 116.
Mutaflor, Nissle 152.
Myelitis, Behandlung 163.
—, Pathogenese 114.
— nach Salvarsan 116.
Myokarditis, Behandlung 164.
Myokardveränderungen, allergische 171.

Nahrungsallergene 36.
—, Alkohol 38.
—, Austauschkaffee 38.
—, Apfelsinen usw.
—, Biere 38.
—, Bohnen 38.
—, Butter 37.
—, Citrusfrüchte 38.
—, Erbsen 38.
—, Eier 37.
—, Erdbeeren 38.
—, Erdnußöl 37.
—, Fette 37.
—, Fische 36.
—, Gemüse 38.
—, Gewürze 38.
—, Gruppenspezifität 36.
—, Hafermehl u. Haferflocken 37.
—, Hammelfett 37.
—, Hitzeeinwirkung 38.
—, Hülsenfrüchte 38.
—, Kaffee 38.
—, Kartoffeln 38.
— beim Kleinkind 37.
—, Kochsalz 38.
—, Kohlenhydrate 37.
—, Lauch (Porree) 38.
—, Linsen 38.
—, Maismehl 37.
—, Margarine 37.
—, Mehle 37.
—, Mehlstaub 37.
—, Mehlverbesserungsmittel 37.
—, Milch 37.
—, Obstmarmeladen 38.
—, Pfeffer 38.
—, Pfefferminztee 38.
—, Pferdefleisch 36.
—, Pflanzenfette 37.
—, Rangliste 170.
—, Räuchern 38.
—, Reis 38.
—, Roggenmehl 37.
—, Rotwein 38.
—, Sahne u. Weißkäse 37.
—, Spargel 38.
—, Sauerkraut 38.
— beim Säugling 37.
—, Schalentiere 37.
—, Schweinefleisch 36.
—, — und Speck 37.
Nahrungsallergene, Sojabohnen 38.
—, Sojabohnenöl 37.
—, Spinat 38.
—, Süßstoff 38.
—, Süßwasserfische 36.
—, Tabak 38.
—, Tee 38.
—, Tomaten 38.
—, Weintrauben 38.
—, Weißwein 38.
—, Weizenmehl 37.
—, Wild- u. Geflügelfleisch 36.
—, Ziegenfleisch 36.
—, Zubereitung 38.
—, Zucker 38.
—, Zwiebeln 38.
Nahrungs- und Arznei-Allergie 6.
Nahrungsmitteldiarium 62.
Narkosemittel, Unterdrückung allergischer Reaktionen 14.
Nephritis, Behandlung 162.
—, Pathogenese 109.
Nephropathie, chronische 110.
Nervensystem, s. a. u. Klinik.
— 13.
—, Behandlung 162.
Nesselsucht, s. Urticaria.
Neoantergan, s. Tab. 10, 145.
Neohetramin, Tab. 10, 145.
Neuritis, Behandlung 163.
—, Pathogenese 115.
— nach Salvarsan 116.
Neuroallergie, Pathogenese 111.
Neurotisches Ödem, s. Quinckesches Ödem 75.
Nierensteine 110.
Normergie 1.
—, Definition 168.

Obstipation, Behandlung 161.
Ödem, angioneurotisches, s. Quinckesches Ödem.

Parallergie 6, 11, 32, 34.
—, Erscheinungsformen 12.
Paroxysmale Tachykardie, Pathogenese 122
Pathergie 66.
Periarteriitis nodosa 85.
Phagen 33.
Phenergan, Tab. 10, 145.
Phenindamin, Tab. 10, 145.
Phlebitis nodularis multiplex 123.
— saltans 123.
Plasma 17.
Pleuritis exsudativa, Pathogenese 100.
Plurireaktivität, s. Allergene.
Plurispezifität, s. Allergene.
Plurivalenz, s. Allergene.
Pneumonie, Pathogenese 99.
Polyarthritis acuta 132.
Polyneuritis, Behandlung 163.
— diphtherica 115.
—, Pathogenese 111.
—, Pathogenese 115.
— nach Salvarsan 116.

Polyneuritis nach Serum-Einspritzung 116.
Polyradiculitis, Behandlung 163.
—, Pathogenese 111.
Polyserositis 100.
Polytendinitis 135.
Poncet-Rheumatismus, Pathogenese 129.
Porphyrin 18.
Praeikterische Periode 106.
Präzipitine 6.
Prausnitz-Küstner-Versuch 6, 9.
—, Methodik 60.
Pruritus 71.
—, ani 72.
— —, Behandlung 151.
—, Behandlung 151.
— essentialis 72.
—, lokaler , Behandlung 151.
—, universeller, Behandlung 151.
—, —, zentrale Genese 72.
—, vulvae 72.
— —, Behandlung 151.
P-Substanz 18.
Psychosen, periodische 114.
Purpura allergica 76.
— — mit arthritischen Erscheinungen 76.
— —, Behandlung 156.
— —, bedingt durch Arzneistoffe 77.
— —, idiosynkrasisch bedingt 76.
— —, Infektionsallergie 76.
— —, infektionsallergisch bedingt 77.
— cerebri 117.
— rheumatica 76.
— —, Pathogenese 88.
— —, — 85.
Pylorospasmus neonatorum 103.
Pyranisamin, Tab. 10, 145.
Pyribenzamin, Tab. 10, 144.
—, Tab. 10, 145.
Pyrrolazote, Tab. 10, 145.

Quinckesches Ödem, Behandlung 154.
— —, Klinik 75.
— —, Pathogenese 75.
— —, der oberen Luftwege, Pathogenese 92.

Reaktion, allergische 3.
—, —, s. a. u. Allergische Reaktion.
Reaktionslage, allergische 3, 5, 8.
—, —, Allgemeines 5.
—, —, Phasenschema 7.
Reaktionen, physikalisch-chemische 9.
Reaktionslage, rheumatische 133.
Reaktion, allergische, Wärme- und Kältestrahlung 53.
Reizblase, Pathogenese 110.
Reizstoffe 8.
Resensibilisierung 10.
Respirationstrakt, Behandlung 157.
—, Klinik 89.
Retikuloendotheliales System 7.
Rheuma, Behandlung 166.
—, —, Sanierung von Infektherden 166.
—, Disposition 133.
—, Histologie 134.
Rheuma, Infektkette 134.
—, Klinik 135.
—, Pathogenese 132, 133.
Rheumatismus, tuberkulöser 129.
Rheumatoide Affektionen 132.
— Hauterkrankungen, Behandlung 156.
Rhinitis allergica, Pathogenese 89.
—, Behandlung 157.
—, —, Röntgenstrahlen, Methodik 159.
Röntgenstrahlen, Wirkungsweise 142.
Rutin, Tab. 10, 145.

Säuglings-Ekzem, Behandlung 155.
Salvarsan-Encephalitis, Pathogenese 117.
— -Krankheit, Pathogenese 117.
— -Polyneuritis 117.
Sanarelli-Shwarzman-Phänomen 2, 168.
Sanierung der Unterkunft 61, 95, 138.
Sarcoides hypodermiques (Darier-Roussy) 131.
Sarkoide 131.
Schilddrüse, Allergieverstärker 16.
Schockapotheke 158, 164.
—, Zusammensetzung 171.
Schockfragmente 169.
Schockbehandlung, Abschwächung allergischer Reaktionen 14.
Schockorgan 11, 169.
Schultz-Dalescher Versuch 5, 8, 169.
Schwangerschaftstoxikosen 46.
Schweinerotlauf 4.
Schweiß, s. a. Allergene, körpereigene 46.
Schwitzbehandlung 152.
—, Methodik 153.
Schutzimpfungen, pathogenetische Bedeutung 50.
Sekundärreiz-Hypothese (Berger) 9.
Sensibilisierung 3, 5.
—, abgestufte 6, 7,12.
—, — bei Arzneistoff-Idiosynkrasie 75.
—, Bestandsdauer 10.
—, Disposition 27.
—, durch idiosynkrasische Allergene 12.
—, Latenz 9.
—, — Dauer der 10.
—, Mechanismus 6.
—, passive 7.
—, pränatal 27.
Sensibilisierungs-Vorgang 9.
Sepsis, kryptogene 52.
Serositis 100.
Serumkrankheit 74.
—, Behandlung 153.
—, Dauer 74.
—, Latenz 74.
—, Prophylaxe 154.
—, Sensibilisierung 74.
Sklerodermie, Gefäßveränderungen 123.
Spasmen des Rectum 104.
Spätexsudatives Ekzematoid, Behandlung 155.
spreading factor: Duran-Reynals 127.
Spurenelemente 169.
Status exsudativus 28.
— —, Stigmata 28.

Status seborrhoicus 26, 30.
Stigmata 28.
—, funktionelle 30.
Stomatitis, Behandlung 161.
— Pathogenese 101.
Streptomycose, chronische 51.
Stundenschnupfen s. Rhinitis allergica.
Suchkost 62.
Supersekretion, digestive 102.
Sympathische Ophthalmie, Pathogenese 119

Tachykardie, paroxysmale Behandlung 164
Tagathen, Tab. 10, 145.
Tephorin, Tab. 10, 145.
Teste 5.
— epidermale, Methodik 57.
— siehe Hautproben, Allgemeines 57.
— — —, Reaktionen unspezifische 57.
Testkombinat 59.
Thenylen, Tab. 10, 145.
Theobald Smithsches Phänomen 2.
Thephorin, Tab. 10, 144.
Thrombangitis obliterans 123.
Thrombocyten 19.
Torantil, Tab. 10, 144.
Toxergie 32, 66.
—, Definition 170.
Trichophytin-Injektion 5.
Trimeton, Tab. 10, 145.
Tuberkulide 130.
Tuberkulin-Allergie 126.
Tuberkulöse Infektion, Sensibilisierung 127
Tuberkulose-Allergie 126.
—, Auslösung 128.
—, Behandlung 165.
—, fokale Penicillin-Einspritzungen 165.
—, Vit. D 2, 165.
— Conjunctivitis phlyktaenulosa 130.
—, entzündliche (tuberculose inflammatoire) 129.
— Erythema nodosum 130.
— Fernwirkung 129.
— Histologie 131.
— Immunität 126.
— beim Kind 130.
—, Organ-Disposition 127.
—, Organ-Immunität 126.
—, Pathogenese 125.
—, perifokale Entzündung 130.
—, — Reaktionen 130.
Tuberkulose-Allergie, Pleuritis exsudativa 130.
—, sympathicotoner Reizzustand 171.
—, tuberkulo-toxische Exantheme 130.
Tuberculosis colliquativa 127.
— indurativa (Bazin) 130.
— lichenoides 130.
— luposa 130.
— papulonecrotica 130.

Ueberempfindlichkeit 4.
—, Definition 169.
Uferzellen 21.
Umwelt-Allergene 35.
Ulcus ventriculi, Behandlung 161.
— — et duodeni, Pathogenese 103.
Urethritis, Behandlung 162.
—, Pathogenese 111.
Urogenitalsystem s. Klinik.
—, Behandlung 162.
Urticaria, Behandlung 152.
—, chronische Form 74.
— factitia 54.
—, Histologie 73.
—, bei Hunden 4.
— und Konstitution 30.
—, Pathogenese 73.
— bei Rindern u. Ziegen 4.
—, solaris 54.
Urticariagenese, zentrale 13.
Uveitis 118.
Uveo-Parotitis chronica (Heerfordt) 129.

Vagotonie 15, 30.
— u. Allergie 15.
Vagotonus, Erhöhung in der Gesamtbevölkerung 16.
Verdauungstrakt, Behandlung 161.
—, Mechanismus des Ablaufs 100.
Vigantol 130.
—, Heilwirkung 131.
Viprasid 166.
Vitamine 166.
—, Ekzembehandlung 16.
Vollantigen 34.

Wärmestrahlung 53.

Zweitkrankheit 50.